小郎中学医记

——爷孙俩的中医故事 2

曾培杰　陈创涛　编　著

中国中医药出版社
·北　京·

图书在版编目（CIP）数据

小郎中学医记.爷孙俩的中医故事.2/曾培杰，陈创涛编著.—北京：中国中医药出版社,2023.6

ISBN 978－7－5132－6674－1

Ⅰ.①小… Ⅱ.①曾… ②陈… Ⅲ.①中医学—普及读物 Ⅳ.①R2－49

中国版本图书馆CIP数据核字（2021）第008429号

中国中医药出版社出版

北京经济技术开发区科创十三街31号院二区8号楼

邮政编码 100176

传真 010-64405721

山东华立印务有限公司印刷

各地新华书店经销

开本 710×1000 1/16 印张 14.5 字数 252 千字

2023年6月第1版 2023年6月第1次印刷

书号 ISBN 978－7－5132－6674－1

定价 58.00元

网址 www.cptcm.com

服务热线 010-64405510

购书热线 010-89535836

维权打假 010-64405753

微信服务号 zgzyycbs

微商城网址 https://kdt.im/LIdUGr

官方微博 http://e.weibo.com/cptcm

天猫旗舰店网址 https://zgzyycbs.tmall.com

如有印装质量问题请与本社出版部联系（010-64405510）

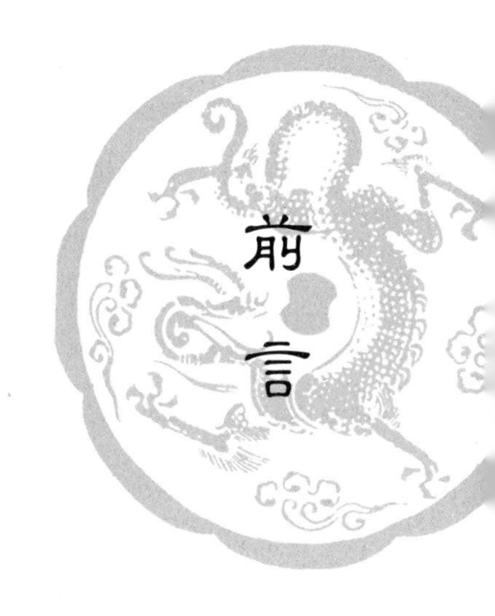

前言

有读者问，为什么把小说的主角名字叫作小指月呢？

如果把医道比喻成皓月悬空、光芒普照的话，那么古圣先贤乃至历代各家学说，都只是指向月亮的手指，引领大家得窥明月。

虽然在不同时代、不同地方、不同情境之下，产生了各种不同的作品、学说，它们或许各有差异，但共同指向医道本质的心却是一致的。所以中医一直以来都是兼容并包、博大精深的，都是毫不保守、求同存异的。

所以中医人都不应该认指为月，而执各家之偏，只要向上一指，能够引领大众接近医道本质，不管你是古圣典籍，还是今人作品，都有极大的社会价值。所以医人无须厚古薄今，亦不用崇尚今之发达，而抛弃古代典籍智慧。

希望以此小说作为指月之指，令大家能够因此而更加靠近明月。

如果大家能在这套系列小说的基础上，继续深入中医典籍智慧，长期熏修，不要只是在这手指上停留，这样我们这套系列小说真正的目的就达到了。

毕竟指月指非月，非指不见月！

其实每个人心中都有一个月亮，一个属于自己的月亮。

中医就像一把钥匙，我们学习中医，发现中医，品味中医，最后拿着这把钥匙推开身心这道门户，看到内在浩瀚无边的星空，发现皎洁纯净的月亮，这时我们才发现，心中的明月，真的很美很美，人生到此，一切俱足，再无遗憾！

也就是说，用外求的心去学中医，去学各种知识，就像用手指指着月亮一样，看上去虽然近在眼前，但却远在天边。

当我们停下脚步，放下执着，用心去品味中医，体验身心气血的流动变化时，那颗波动不安的心回复了正常，那个奔波忙碌的身影停了下来，渐渐地身心的月亮映照了出来，宁静，安详，自在，心不再追逐，所见皆是月，中医也是，西医也是，不再分别，皆是医道所显，为民众所需！

我们要做的是从生病吃药中走出来，在生活上就要往节制饮食、早睡早起、坚持锻炼、清心寡欲、知足常乐上走。这叫欲往下比，德往上比。

欲往下比是节流，是把精气神往外流失的阀门调小。德往上比是开源，是把精气神往内回流的力量加大。

这样消耗流失变小，而内收补充变大，形成气血能量良性循环，内聚内壮成为总趋势，有了强壮的身体，强大的内心，还有什么可害怕的呢？

本书看似是爷孙俩的中医传承故事，更是通过爷孙俩质朴自然、清静无为的生活，向大众传导古人的生活智慧，这是医道真正的月亮！

我们要从疾病走向健康，从体弱走向强壮，就要多了解这种生活，尝试去过这种生活，坚持好的生活方式，让中医的道融入自己的生活中去，做一个合道的人，在道上走，活成众人心中向往的月亮！

愿天下人皆能管住嘴，迈开腿，勤锻炼，惜精神，乐养生！

中医普及学堂
2022 年冬

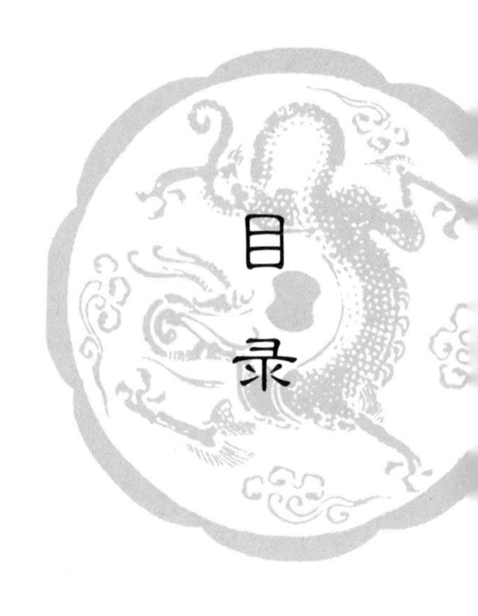

目录

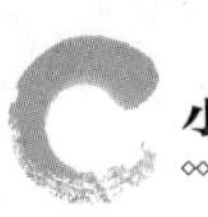

1、石膏

◎白虎四大症与兄弟不和

山脚下有一老农，两个儿子闹分家，田产都分好了，现在就差父母还没分。老父亲还能干活，大家都抢着要；老母亲体弱多病，是个药罐子，大家都不想要。两兄弟相互争执，吵得不可开交，差点就打起架来，如果不是邻居拼命拉住劝阻，这两兄弟估计都进医院了。做父亲的气得说不出话来，做母亲的更是伤心得整日以泪洗面。

正逢酷暑，天气大热，兄弟俩争了好几天，争得脸红脖子粗，争得眼胀，声音沙哑。结果做哥哥的头痛如裂，坐卧不得；做弟弟的牙肿如包，嘴都张不开，痛得连饭都吃不了。俩人见面如同仇人，眼神像箭一样，相互敌视，都恨不得把对方给吃了。生病了不能不看医生，他们先到医院里打吊瓶，打了三天热还不退，头痛如裂的照样头痛如裂，牙肿如包的还是牙肿如包，不但丝毫无减，反而有加重之势。这药液输进体内，就像杯水车薪，解不了渴，退不了热，救不了火，又过了三天，还是老样子。做哥哥的先去敲开了竹篱茅舍的门。

爷爷早有耳闻，因为山脚下的事情早就传得沸沸扬扬，有人说兄弟不孝，有人说家教不行，但不管怎么说，这家还是快要被分得七零八碎了。

爷爷说，身体发热，口渴，心烦，想要大量喝水，也不解渴，汗源源不断地出，脉又这么大，这是什么证呢？小指月笑笑说，这是白虎汤证，是阳明四大症，壮热、烦渴、汗出、脉洪大。爷爷点点头。

这时竹篱茅舍又有敲门声，原来做弟弟的也进来了。兄弟一见面，分外眼红，如同仇人，俩人眼睛立马红起来，但因为是在看病，也就没说什么。

小指月问这弟弟是怎么回事，他说这几天牙肿，嘴痛得都张不开。哥哥在旁边愤愤地说，吃不下东西，饿死你。弟弟反唇相讥，头痛痛得把你的头都裂开来。

爷爷看后，摇了摇头，便说：

同气连枝各自荣，些些言语莫伤情。
一回相见一回老，能得几时为弟兄。
弟兄同居忍便安，莫因毫末起争端。
眼前生子又兄弟，留与儿孙作样看。

兄弟俩听后，都觉得有点惭愧。小指月看兄弟俩默不作声，便故意问，爷爷

啊，这首诗讲的是什么呢？

爷爷笑笑说，这兄弟就像一棵树长出来的枝干一样，虽然大家一个向东边长，一个向西边长，但都靠树干、树根吸取营养，如果没有好的树干、树根，这树马上就枯萎了。如果没有一个好的家庭环境，这家人很快也就过到尽头了。

小指月又说，爷爷，为什么兄弟会不和呢？爷爷说，财物轻，怨何生，言语忍，忿自泯。把财物看得比兄弟感情还重，那就已经不是兄弟了。所有的争端大都源于语言，语言为祸福之门，一言不合，引起刀兵相见，最后导致不可挽回的后果，这样的教训，自古以来从未少过。

小指月又问，爷爷，那该怎么忍呢？爷爷说，忍分为很多种，比如强忍，情忍，义忍，道忍。小指月又问，这又有什么区别呢？

爷爷说，强忍，是打不过对方，勉强将自己压下去，这样忍会忍出病来。情忍就是看在大家是兄弟、夫妻或姐妹的份下，即使偶尔有不和，也能够一笑了之，毕竟亲情、感情才是最重要的。看在这份上，虽然有一时的不和，再重都可以调解。义忍就是朋友之间重义气，或者讲究一个仗义，而不会乱来。凡事讲一个法律和道德。道忍是修行之人做的，他们身心清静，一心向道，能忍常人所不能忍，无我无人无众生无寿者，心无挂碍，不起任何嗔恚。

小指月听后说，爷爷，我知道了，一般亲戚之间应该情忍，做兄长的应该负起教育弟弟的责任，做弟弟的应该尊敬兄长……

这兄弟俩人听爷孙两个一唱一和，顿时觉得脸红耳赤，这种脸红耳赤不是愤怒气上，而是羞愧气下难当。爷爷曾跟指月说，你能够让愤怒的人惭愧，那么你就治好了他的病，他也就回头了。

小指月不解地问，为什么呢？爷爷说，亢则害，承乃制，怒则气上，悲则气消，惭愧则气下。一个人如果懂得常内省，常惭愧，他身体的气机就不会犯上，不会脑充血，不会失眠，不会中风。如果事事都埋怨别人，常跟别人争斗，从不反省自我，气机就会一派逆乱，往大脑、心脏冲，心脑血管就容易充血破裂，人也容易中风、失眠、烦躁、脾气大，身体也差。

兄弟俩同时问，我这要吃什么药呢？爷爷笑笑说，吃什么药不要紧，如果缺少了一味药引子，那你们这病神仙也治不了。兄弟俩同时又问，什么药引子啊？

爷爷笑笑说，你们家门口不是有棵几十年的老樟树吗？你们分家时，怎么处理呢？是把树木左右劈成两半，还是上下锯成两截呢？兄弟俩默不作声，惭愧地低下了头，原来他们确实有这个想法。

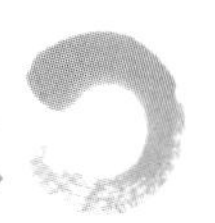

爷爷说，树不管怎么劈开分了都不能再活，人的感情如果彻底断裂了，那接下来还怎么相处下去呢？你们兄弟之间相互在世的时间是最长的，你的父母几十年后都会先你们而去，你们兄弟却可以走得更远。

你们这样做，逞一时之气，这气是逞不了的。你们想想，你们这样做，自己好像很有理，可如果你们的孩子也这样做，你们伤不伤心？不是你们在看，你们的孩子和周围的亲戚、邻居，通通都在看啊！家丑不可外扬，你们的孩子以后有样随样，还理直气壮地说，我父亲也是这样的，到时你们面子上好看吗？

这兄弟俩听后，更是默不作声，觉得自己确实闹得太离谱了，气上头来，确实没顾及自己整个家庭。

爷爷接着说，让你们老父母安度晚年，听你们老父母的安排，分家产并不能让你们富裕，自己有本事到外面闯出一片天地来，才是真正的富强。

两兄弟听后，异口同声地说，算了，不分了，都给老父母吧！父母给了我们的身体，就是给我们的最好的宝贝，我们如果还嫌不够，就是禽兽都不如。

爷爷看到药引子已到位，便说，白虎汤，兄弟都是一张方子，同气连枝。小指月说，一个头痛如裂，一个牙肿如包，都是这方子吗？

爷爷说，异病同治，都是阳明热火上攻，都是身大热，大烦渴，汗大出，脉洪大，这四证俱足，一方可解之，名曰白虎。

小指月一边念方歌，一边把白虎汤写了出来。

白虎汤用石膏煨，知母甘草粳米陪。
亦有加入人参者，躁烦热渴舌生苔。

爷爷把石膏用到 80 克，小指月说，会不会剂量太大了？爷爷说，治温病如擒虎，稍一放松，回噬伤人，故必用大剂量，使病邪无反袭之力。所谓治外感如将，如大将之用兵，兵贵神速，除恶务尽也。病愈后，仍须彻底清理，以免死灰复燃。

兄弟俩把药拿了回去，让老母亲熬了，当天吃下去，当天晚上头就不痛了，牙也不肿了，这几天吵得睡不着，疼得没法闭眼，现在都安然入了梦乡。

小指月说，爷爷，白虎汤这么厉害啊？爷爷说，白虎者，行秋金之令也，一派酷暑之象，一旦秋气到，暑热尽消，白虎秋气也，含有秋金肃杀之令，能把酷暑的炎热转为秋天的清凉，能让炎炎的夏日来一场甘霖雨露。

小指月点点头说，原来如此，所以不管这胃火上冲牙痛，还是头重胀痛裂痛，还是口中燥咳，一旦用了石膏，往下降，知母、甘草、粳米就能滋养肺胃津液，这样气降，津液下润，如此降本流末，百脉舒和，身心调畅。

随后小指月在小笔记本中写道：

王石清经验：石膏一物，味辛微寒，功能外解肌热，内清实热，为治热狂斑疹要药，医者多畏其寒而不敢用，间有自命胆识较大之医，遇有温病斑疹等险症，所投亦不过四五钱而已，岂不知里热炽或燔灼脏腑，想用数钱石膏，救此实热之大症，犹如杯水车薪，岂能见效？及至病不见愈，医者不责己之胆小识低，竟归咎于石膏之不效，可叹石膏之境遇，力不得伸，能不得展，不禁为之可惜！

近贤张锡纯先生，实有见地，以石膏之功用不可埋没，曾在《上海中医杂志》投稿，提倡石膏之功用。北京名医孔伯华先生善治温病，为国人所知，常见用生石膏至数两，均能随手奏效，看来张、孔二君，诚为石膏之知己。有人谓石膏乃大寒，恐服之后易败胃气，试问夏季暑热，是否可以多吃西瓜？西瓜能解渴利尿，清暑祛热，人人皆知，而西瓜在中医学上则喻以“天生白虎汤”，白虎则以生石膏为名，换句话说：吃西瓜就相当于吃生石膏，能说败胃吗？再者若无大热，岂能用石膏？若非夏暑之季，岂能吃西瓜？遇大热用生石膏，其性寒可清，其气辛可解，为辛凉重剂，是清肺胃要药，其味甘可以生津液，故能止渴，其质重还能镇逆而治烦躁。见《伤寒论》“太阳中风，脉浮紧，发热恶寒，身疼痛，不汗出而烦躁者，大青龙汤主之”。名“膏”，乃寓润泽之义，岂能与苦寒之药所可比？因每遇大热高热，凡属实热证，则放胆用之。

今夏司机郭某患高热，体温达41℃，按其脉尺肤热，其身灼热炽手，头痛如劈，神昏欲愦，亟投生石膏，重用250克，采余师愚《疫疹一得》拟清瘟败毒饮方义加减，投药即愈。(《名老中医用药心得》) ①

◎不耐药的中医复方

有个房地产商，天天晚上到外面应酬，喝酒，打麻将，不到两三点不回家。最近突然牙痛，随后咽痛，痰多咳嗽，甚至还咳痰带血。到医院一检查，发现是大叶性肺炎。他吓了一跳，以为肺里长了肿瘤包块。搞房地产投资，几百上千万的投入，他眉头都没皱过。现在这肺部咳痰带血，疼痛难受，他却被吓得冷汗淋漓。于是赶紧找最好的医院，用最好的抗生素，挂上吊瓶，两天以后热就退了，咳得也没那么厉害了，咳出来的痰也没那么黄了，也没有血丝。

---

① 本系列图书所引用名老中医经验，除非特别指出，均是引自原人民军医出版社出版的《名老中医用药心得》系列（本系列图书最新修订版将由中国中医药出版社出版），后续不再一一指出。

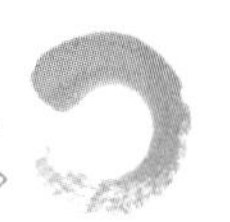

他心中放松了，暗暗自喜道，还好，老子有钱，能请到最好的医生，用最好的药。然后他以为这身体快好了，没什么了，他又陪朋友出去打麻将，喝酒，吃烤肉，第二天起来眼睛都红了，他也不管，照样晚上外出应酬。第三天一起床，就觉得咽喉难受，咳了两口痰，发现是黄痰夹血。这下他又吓坏了，又发病了吗？

于是再上那家医院，用上最好的抗生素，这次居然缓解不了，仍旧咳痰带血，身体还发热，连呼出来的气都是热乎乎的。医生说，这身体耐药了，最好的药都用了，没有比这更好的了。房产商这时才大惊失色，怎么办？有钱也买不到更好的药啊。没办法，只好找中医试试，于是敲开了竹篱茅舍的门。

爷爷得知了他前后治疗的情况，便笑笑说，你这病本来就快好了，但由于不注意，又让他复发了。这房产商说，为什么呢？

爷爷说，治病前后都要清斋淡饭少应酬，早睡早起不熬夜，这是最基本的保养身体原则，你每一条都违反了，而且违反得厉害啊！这房产商说，为什么我刚开始用药好了，过两天又发作了？

爷爷说，炉烟虽熄，灰中有火。看似熄灭了的烟火，如果不注意，往里面丢些干柴，它很快又烧起来了，所以你看着是热势退下来了，咳喘没那么厉害了，而你一旦熬夜，把自己身体熬成干柴，再丢进烤肉、烟酒，很快火又重新燃起来。你这不叫耐药，是身体运不动药，吃不消。即使用世界上最好的药，干柴碰上火星，还是一点就着。

这房产商是个聪明人，听了爷爷的比喻，点点头，知道了自己的短板。不听从医嘱，想一味依赖药物把病拿下来是不可能的。接着他又问，中药耐不耐药呢？

爷爷说，你不把饮食起居调回正常，中药也救不了你。他惭愧地点点头。在他这个圈子里，有不少老总四五十岁就得肺癌，熬夜、烟酒、烤肉熏得太厉害了。

这时爷爷说，指月，这肺部炎症，肺部壮热难耐，该怎么下手呢？小指月说，肺脉洪大亢盛，内有痰热挡道，外又有气机闭郁，还是外开肺盖，内清肺热。

爷爷又问，开肺盖用什么药呢？小指月说，用肺三药，麻黄、杏仁、甘草。

爷爷又问，哪味药清肺金实热，效果又快又好呢？小指月说，当然是石膏了，石膏又叫白虎，专门行肺金肃降之令，凡肺部实热痰浊壅盛，非石膏不能清降。

爷爷听后点点头说，合起来是什么汤呢？小指月说，就叫麻杏石甘汤，出自《伤寒论》，是治疗肺热咳喘，发热口渴，各类实热性肺炎的特效方。既能够辛寒撤其标热，又能够宣降肺中气机，治其根本肺气闭郁。爷爷点点头。

这房产商喝完麻杏石甘汤，觉得很奇怪，从咽喉到胸、肺、胃，好像有扫把在里面，把堵塞壅滞之处纷纷扫开来，气都顺了很多。连吃了 3 剂，痰热除，咳血止，身上发热也退了。

小指月便问，爷爷，这抗生素容易耐药，我们中药耐不耐药呢？爷爷笑笑说，张仲景用麻杏石甘汤治肺部实热，从没有耐药过。古今医家延续《伤寒论》的经验，用麻杏石甘汤治疗各类肺部实热，包括现代的大叶性肺炎、喘息性支气管炎，疗效显著，又没有耐药性，这正是中医汤方可贵之处。

小指月又问，为什么那些细菌病毒对中医复方没法耐药呢？爷爷说，我们中医的汤方，加减变化，随机应变，没有固定的出招、规定的药物，所以细菌病毒的变化怎么跟得上我们处方加减的变化呢？剂量稍微一调整，药物稍微一加减，汤药的味道就不同，功效就不一样，所以根本没法耐药。

小指月听后大受鼓舞，原来中医治疗各类感染性疾患也大有所长，而不是慢郎中，也不是只能调理。随后小指月在小笔记本中记道：

治疗大叶性肺炎，对肺热实喘证，但热无寒，咳逆，汗出，龚士澄老中医惯用石膏，合麻黄之开、杏仁之降、甘草之和，辛凉宣泄，清肺平喘止咳，确有殊功，再随证辅以他药，亦有必要。

余师愚清瘟败毒饮属大寒解毒之剂，重用石膏以清心肺之火于上焦，则甚者先平，而诸经之火自无不安矣。龚氏用石膏治肺热咳喘，多与紫花地丁同用，退热止咳平喘之效较捷，因紫花地丁所主热毒痈肿性质与肺炎一致，而“炎”乃红肿热痛之义也，故两药配伍应用较为切合病情。

◎石膏退热之秘

有个儿科医生，自家的 7 岁孩子发热，一连两三天烧到 40℃，脉势洪大。他用白虎汤也退不了。家人没有不担惊受怕的，因为孩子高热超过 40℃，很有可能会烧坏大脑，引起热极生风，神志昏迷。这该怎么办呢？他不得已，只好带着孩子敲开了竹篱茅舍的门，求教于爷爷。

爷爷一看这孩子面赤，舌苔黄，舌尖红，脉也洪数，便说，你可以给他用白虎汤啊。这儿科医生摇摇头说，白虎汤能治得好，我就不用送到您这里来了。我这孩子向来不喜欢吃药，给他喝了这白虎汤，大部分吐了出来，根本喂不进去。

爷爷便问，石膏你给他用了多少克呢？这儿科医生说，一般大人我用 20 克，小孩子我只用 10 克。

爷爷笑笑说，此病重药轻故也。这儿科医生又问，为什么呢？

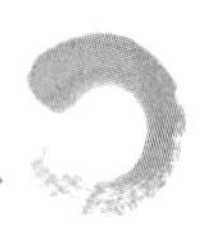

他心中放松了，暗暗自喜道，还好，老子有钱，能请到最好的医生，用最好的药。然后他以为这身体快好了，没什么了，他又陪朋友出去打麻将，喝酒，吃烤肉，第二天起来眼睛都红了，他也不管，照样晚上外出应酬。第三天一起床，就觉得咽喉难受，咳了两口痰，发现是黄痰夹血。这下他又吓坏了，又发病了吗？

于是再上那家医院，用上最好的抗生素，这次居然缓解不了，仍旧咳痰带血，身体还发热，连呼出来的气都是热乎乎的。医生说，这身体耐药了，最好的药都用了，没有比这更好的了。房产商这时才大惊失色，怎么办？有钱也买不到更好的药啊。没办法，只好找中医试试，于是敲开了竹篱茅舍的门。

爷爷得知了他前后治疗的情况，便笑笑说，你这病本来就快好了，但由于不注意，又让他复发了。这房产商说，为什么呢？

爷爷说，治病前后都要清斋淡饭少应酬，早睡早起不熬夜，这是最基本的保养身体原则，你每一条都违反了，而且违反得厉害啊！这房产商说，为什么我刚开始用药好了，过两天又发作了？

爷爷说，炉烟虽熄，灰中有火。看似熄灭了的烟火，如果不注意，往里面丢些干柴，它很快又烧起来了，所以你看着是热势退下来了，咳喘没那么厉害了，而你一旦熬夜，把自己身体熬成干柴，再丢进烤肉、烟酒，很快火又重新燃起来。你这不叫耐药，是身体运不动药，吃不消。即使用世界上最好的药，干柴碰上火星，还是一点就着。

这房产商是个聪明人，听了爷爷的比喻，点点头，知道了自己的短板。不听从医嘱，想一味依赖药物把病拿下来是不可能的。接着他又问，中药耐不耐药呢？

爷爷说，你不把饮食起居调回正常，中药也救不了你。他惭愧地点点头。在他这个圈子里，有不少老总四五十岁就得肺癌，熬夜、烟酒、烤肉熏得太厉害了。

这时爷爷说，指月，这肺部炎症，肺部壮热难耐，该怎么下手呢？小指月说，肺脉洪大亢盛，内有痰热挡道，外又有气机闭郁，还是外开肺盖，内清肺热。

爷爷又问，开肺盖用什么药呢？小指月说，用肺三药，麻黄、杏仁、甘草。

爷爷又问，哪味药清肺金实热，效果又快又好呢？小指月说，当然是石膏了，石膏又叫白虎，专门行肺金肃降之令，凡肺部实热痰浊壅盛，非石膏不能清降。

爷爷听后点点头说，合起来是什么汤呢？小指月说，就叫麻杏石甘汤，出自《伤寒论》，是治疗肺热咳喘，发热口渴，各类实热性肺炎的特效方。既能够辛寒撤其标热，又能够宣降肺中气机，治其根本肺气闭郁。爷爷点点头。

这房产商喝完麻杏石甘汤，觉得很奇怪，从咽喉到胸、肺、胃，好像有扫把在里面，把堵塞壅滞之处纷纷扫开来，气都顺了很多。连吃了 3 剂，痰热除，咳血止，身上发热也退了。

小指月便问，爷爷，这抗生素容易耐药，我们中药耐不耐药呢？爷爷笑笑说，张仲景用麻杏石甘汤治肺部实热，从没有耐药过。古今医家延续《伤寒论》的经验，用麻杏石甘汤治疗各类肺部实热，包括现代的大叶性肺炎、喘息性支气管炎，疗效显著，又没有耐药性，这正是中医汤方可贵之处。

小指月又问，为什么那些细菌病毒对中医复方没法耐药呢？爷爷说，我们中医的汤方，加减变化，随机应变，没有固定的出招、规定的药物，所以细菌病毒的变化怎么跟得上我们处方加减的变化呢？剂量稍微一调整，药物稍微一加减，汤药的味道就不同，功效就不一样，所以根本没法耐药。

小指月听后大受鼓舞，原来中医治疗各类感染性疾患也大有所长，而不是慢郎中，也不是只能调理。随后小指月在小笔记本中记道：

治疗大叶性肺炎，对肺热实喘证，但热无寒，咳逆，汗出，龚士澄老中医惯用石膏，合麻黄之开、杏仁之降、甘草之和，辛凉宣泄，清肺平喘止咳，确有殊功，再随证辅以他药，亦有必要。

余师愚清瘟败毒饮属大寒解毒之剂，重用石膏以清心肺之火于上焦，则甚者先平，而诸经之火自无不安矣。龚氏用石膏治肺热咳喘，多与紫花地丁同用，退热止咳平喘之效较捷，因紫花地丁所主热毒痈肿性质与肺炎一致，而“炎”乃红肿热痛之义也，故两药配伍应用较为切合病情。

◎石膏退热之秘

有个儿科医生，自家的 7 岁孩子发热，一连两三天烧到 40℃，脉势洪大。他用白虎汤也退不了。家人没有不担惊受怕的，因为孩子高热超过 40℃，很有可能会烧坏大脑，引起热极生风，神志昏迷。这该怎么办呢？他不得已，只好带着孩子敲开了竹篱茅舍的门，求教于爷爷。

爷爷一看这孩子面赤，舌苔黄，舌尖红，脉也洪数，便说，你可以给他用白虎汤啊。这儿科医生摇摇头说，白虎汤能治得好，我就不用送到您这里来了。我这孩子向来不喜欢吃药，给他喝了这白虎汤，大部分吐了出来，根本喂不进去。

爷爷便问，石膏你给他用了多少克呢？这儿科医生说，一般大人我用 20 克，小孩子我只用 10 克。

爷爷笑笑说，此病重药轻故也。这儿科医生又问，为什么呢？

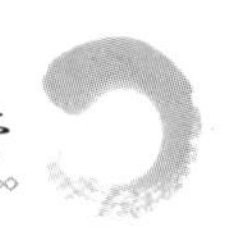

爷爷笑笑说，就像你派一个排去跟敌人一个团作战，你这一个排再勇猛，也打不过敌人一个团。这儿科医生听后觉得很有道理，便说，那该怎么办?

爷爷说，很简单，你派一个团去把他们拿下，重用石膏。这儿科医生说，小孩身体娇嫩，受不受得了啊?

爷爷说，有病则病受。何况这石膏又不是大寒之药，你用一小撮石膏想扑灭这燎原之热，如何能够称心如意呢?治疗外感实热，高热，脉数，我用生石膏，轻的必用一两；若实热炽盛，如燎原之势，必用四五两，或者七八两，或者单独用，单刀直入，或者跟其他药配合用。

这儿科医生听后还有点疑惑，说，这么大剂，我还是不敢拿我儿子以身试药。

爷爷又笑笑说，这样吧，你可以先用生石膏 60 克煎汤，凉药热服，趁着还温热，你不用给他一次服完，每次只给他服用 1/3，热如果退下来，后面的就不用服了，如果没退下来，再慢慢地增加，这样不就安全了吗!

这儿科医生听后，觉得也是，便依言而行。想不到自己用 10 克石膏退不下的高热，一用 60 克，孩子居然喝了一口没有吐，还想要继续喝，第二杯喝完，这热势明显就退下来了。再把剩下的喝完，晚上就没有再发热，睡了个安稳觉。第二天就彻底好了。

这儿科医生马上再次来到竹篱茅舍，真诚地道谢，并问，为什么老先生反复交代，必用生石膏，而不能用煅石膏来退热?

爷爷说，石膏生用清解阳明大热，煅后就变得收敛生肌，令热难清。清代陈修园说，今人畏石膏之寒而煅用，则大失其本来之性矣！煅石膏研末，用来治疗外伤出血或溃疡不敛、湿疹瘙痒还可以，若用来退壮热，则断不可用。

这儿科医生又问，为什么大剂量石膏分为三次服用也有效果?

爷爷笑笑说，这是我琢磨出来的。这样多次送服可以免除病家的疑惑和恐惧，他们既然怕药物剂量太大，又想治好病，那就不如先投石问问路，如果药中病所，病人就还想继续喝下去。而且这多次徐徐进服，可以使药力集中在上焦、中焦，而不至于一下子寒凉下走，导致滑泻。

所以石膏退热之秘，一在于生用，二在于剂量要大。只要是外感实热，生石膏重用，断无伤人之理，而且放胆用之，断无不退热之理。

张锡纯在《医学衷中参西录》中说，石膏凉而能散，有透发解肌之力，外感有实热者，放胆用之，直胜金丹。医者多误以为石膏大寒而煅用之，则宣散之性变为收敛（点豆腐者，必煅用，取其能收敛也），以治外感实热者，尽将其痰火敛住，凝结不散，用至一两即足伤人，是变金丹为鸩毒矣！

儿科医生又问，如果孩子高热，脉又有些虚弱，怎么办？爷爷说，这是壮火食气，热盛伤津，盈久必亏，热虽盛，而脉呈现虚软状态，照样用石膏，不过必须佐以人参，这样虚脉得以补益，壮热得以撤退，方是完全之举。

这儿科医生听后，再次拜谢说，老先生诚乃晚辈石膏之师也！

从此这儿科医生得此石膏秘传，再治疗各类小儿高热、外感湿热，都是应手取效，临床疗效大大提高，病人络绎不绝，当地人称“小儿石膏王”。

然后小指月在小笔记本中写道：

江苏老中医孙砚孚善用石膏。余师愚《疫病篇·论治疫》谓：“重用石膏，直入肺胃，先捣其窝巢之害，而十二经之患自易平矣。”1965年秋，酷热少雨，乙脑盛行，是年病人证状纯热无湿，并无暑必夹湿的见象。孙氏所订基本方中，重用生石膏60～120克。治疗乙脑，中西协作，用激素及物理降温，热度常一时性下降，故中药治疗，需无热作有热治，低热作高热治，仍以清热解毒重剂，俟热度真正下降后，亦需小其制，续服数剂，以免“反跳”。纪文达曾目击余师愚一剂石膏用至240克，而吴鞠通用石膏竟有一剂中用360克，甚至500克者。或谓石膏大寒，有无弊害？不知《神农本草经》谓石膏微寒，且宜于产乳，其性纯良可知。《金匮要略》竹皮大丸治“妇人乳中虚，烦乱呕逆”。可知石膏尽可大剂使用，分次温服，更无弊害。

◎石膏拾珍

张锡纯经验

奉天吕姓幼童，年五六岁，每年患眼疾六七次，皆治于东人医院。东人谓此关于禀赋，不能除根。后患瘟疹，毒热甚恣，投以托毒清火之品，每剂中用生石膏两半，病愈后，其眼疾亦从此不再反复。

指月按：虽曰肝开窍于目，目部热疾必清肝，然后古人说，厥阴不治，求之阳明。当肝中热盛难退时，可以总清阳明，则诸经之热亦平。因为阳明胃肠为海，十二经为江。若石膏直折阳明之火，诸经之热莫不随之而平。

穷极石膏之功用，恒有令人获意外之效者。曾治奉天马姓叟，年近六旬，患痔疮，三十余年不愈。后因伤寒证，热入阳明之腑，投以大剂白虎汤数剂，其病遂愈，痔疮竟由此除根。

指月按：疮为阳明热毒，石膏大清阳明，有利于诸热毒疮痈，况痔疮乃阳明

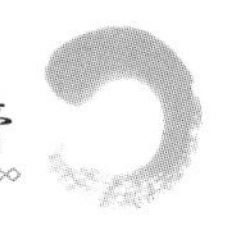

胃肠之下口，阳明清则疮热平。

石膏生用之功效，不但能治病，善于治疮，且善于解毒。奉天赵某之父，年过六旬，在脐旁生痈，大径三寸，五六日间烦躁异常，自觉屋隘莫容。其脉左关弦硬，右关洪实，知系伏气之热与疮毒俱发也。问其大便数日未行，投以大剂白虎汤加金银花、连翘、龙胆草，煎汤一大碗，徐徐温饮下，连服 3 剂，烦躁与疮皆愈。

指月按：胸中烦热天地窄，心怀清平一屋宽。石膏直清胸肺火盛，则毒疮解，烦热消，大便通，神志不再烦躁异常。

岳美中经验

郭某，男，47 岁。在烈日下劳作，致头昏心慌，大汗出，继则昏迷，面色潮红如酒醉貌，身热如焚，口渴饮凉，狂喝不止，心烦意乱，头昏头胀，小便黄，唇起皱裂，舌苔薄白而干燥，脉洪大有力。为暑热炽盛。拟人参白虎汤加减，党参 30 克，石膏 100 克，知母 20 克，甘草 10 克，粳米一撮（自加），鲜荷叶适量（自加）。服 1 剂后，病减五六，再剂病去七八，仅气虚乏力，食纳不佳，用沙参麦冬汤调理半月而愈。

指月按：石膏体重能泻阳明胃火，气清可以疗肌表浮热，味甘能生津液，解烦渴，若遇热证，放胆用之，起死回生，功同玉液金汁，往往有意外之效，而无偾事之虞。

陈慈煦经验

对眩晕（高血压）病人，有时用一般平肝潜阳之品，血压久缠不降，详查病人，若有头面烘热，脉洪大，而大便不溏，甚至干结，此系阳明胃火夹肝阳上冲，不除阳明胃火则肝阳上亢不平。方中加入生石膏、夏枯草，往往可以眩除脉静，血压迅速得降。

指月按：石膏乃金石质重之品，除凉降肺胃热炽外，尚能以金平木，直折肝阳上亢，缓解血压飙升。此外生石膏亦可通便，若肝胆胃热炽盛，而见高血压、便秘，用生石膏 30 ~ 60 克，能迅速泻热通便，压力自减。

王彦恒经验

石膏是临床上治疗热性病的常用药物，具有清热泻火、解肌除烦之功，主要用于阳明气分实热。精神科不同证型的精神疾病病人，由于长期服用氯丙嗪、奋乃静、氟哌啶醇等药，可产生不同程度的不良反应，严重者可导致肝肾功能损害。近年来，更为常见的不良反应还有不自主磨牙、咬牙、咬腮、咬舌、咬唇、咀嚼、努嘴，四肢有节律哆嗦，语言不清，口干，不喜饮水等。运用生石膏，取得了良好的效果。其用量 60～100 克为佳。如一病人服用氟哌啶醇后，舌头伸出唇外，长达 1 个月，经常用一块苹果堵住舌头，以防外纵，非常痛苦。选用生石膏为君药，服至第八天，舌头恢复正常。曾有一次将生石膏用量减至 20 克以试疗效，次日，病人感到舌头有伸出之势，再剂，恢复生石膏原用量即愈。

指月按：诸躁狂越皆属于火，舌为心火之苗窍。大清阳明可以肃降诸经之火。

徐嘉民经验 芭蕉根汁配合石膏治癫狂

芭蕉根同石膏性俱大寒，本为清热解毒之品，但亦有施治癫狂症者。徐氏尝见伯父之荪用芭蕉根汁同石膏治癫狂症，获殊效。

吕某，男，19 岁。因病后与母不睦，以致神志不宁，时痴呆不语，时狂走高歌，面目唇舌常赤，脉洪盛，神识乍有清时，与语则如常人。若发时，虽壮夫弗能执也，服中西安神镇静之药均未见效。后延徐氏诊之，以芭蕉根一握，捣汁约半碗，生石膏粉 60 克，先将石膏用三大碗水，煎至一大碗，滤出，和以芭蕉根汁，1 日服完，服 5 日全愈，后未见再发。

指月按：芭蕉根乃大寒清火泻肠之物，如农村养猪，凡见猪瘟，发热烦躁，速熬芭蕉根水或者割芭蕉心给猪嚼食，猪吃完后即大泻一番，清空肠腑，随后热退神清，不致病死。对于狂躁之人，必须用非常手段，而芭蕉根配合石膏，更能迅速扫平周身热火，使肠通腑畅，阳随阴降，周身上下热火随着肠腑浊阴排泄出去，神志自清。所以这属于清泻阳明，令神志得平的治法。

王景之经验

热痹，一般以起病急，肢体关节疼痛，痛处红肿灼热、胀痛剧烈为特点。王氏跟随其父临证 10 余年，每遇热痹病人，其父恒在辨证方中重用石膏 90～120 克，或金银花藤（忍冬藤）30～60 克，可迅速缓解病情，痹痛消失。王氏在临证中仿效斯法，屡试屡验。举病案如下。

白某，男，43 岁。病人天热出差步行数十里，途中涉水过河，下午又大量饮酒，当晚即感左脚趾关节红肿疼痛，次晨患处红肿灼热疼痛加剧，不能行走，呻吟不休，某医予服炎痛喜康，以及青霉素、地塞米松静脉滴注治疗无效。四诊合参，诊断为热痹，辨证热邪夹湿，痹阻关节。治法以清泻邪热为主，伍以利湿通络之品。方药以桑枝汤加味，石膏 120 克，知母 15 克，桑枝 30 克，防己 18 克，木瓜 15 克，忍冬藤 30 克，丝瓜络 10 克，薏苡仁 30 克，牛膝 15 克，定心藤 15 克，地龙 12 克，甘草 6 克。2 剂。煎服，日服 1 剂。二诊，左脚趾关

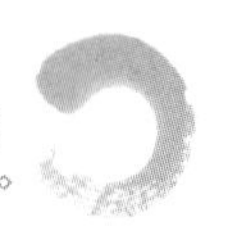

节红肿灼热明显消退，疼痛缓解，余症随消，出现心悸、乏力、汗出，随于上方减石膏量至60克，加太子参30克，麦冬15克，五味子10克，继服3剂，诸恙悉除。

指月按：天热劳累，加以汗出涉水，最易感受地之湿气，地之湿气感则害人皮肉筋脉，加以饮酒助湿毒下注，所以治疗上一方面要用善于清热的藤类药，如忍冬藤、定心藤、丝瓜络、桑枝；另一方面配以退壮热的石膏、知母，石膏在藤类药的带领下，能直达痹痛患处，大清其热。这正是为何白虎汤加忍冬藤可以治疗风湿热痹的道理。

郑卓范经验 六一散加石膏治疗小儿胃热流涎

六一散又名天水散，出于《伤寒标本心法类萃》，原为治疗暑湿证，身热汗出，口渴心烦，小便短赤等症而设。郑氏临床实践中，应用本方加石膏治疗小儿胃热流涎往往能获得满意的效果。方用生石膏18克，滑石18克，甘草3克，水煎服。本方为郑氏祖传秘方，专治小儿胃热流涎。中医认为心气通于舌，脾气通于口，胃热盛，热乘心脾，气冲于口与舌，故口角流涎。

王某，男，2岁。常流口水，夜啼，久治不愈，后服本方痊愈。雷某，女，半岁。经常流口水，衣服湿透，久治不愈，后服本方（指六一散加石膏）痊愈。

指月按：一般胃热流涎，涎水比较臭浊。如果脾寒流涎，涎水大多清稀，那就要用理中丸。所以流涎也得分寒热，不能见流涎就清热。六一散加石膏，乃治疗热盛流涎水，其脉亢盛之妙方也。石膏配合六一散，能迅速导上逆之涎水从膀胱下出，逆者得平，流涎遂愈。

2、寒水石

◎皮肤热炽如火烧

《神农本草经》记载，寒水石主身热，腹中积聚邪气，皮中如火烧，烦满，水饮之。

痰生百病食生灾，再加外感病易来。

小指月说，爷爷，怎么饮食吃饭也会生灾病啊？爷爷笑笑说，《千金方》里说，万病横生，年命横夭，多由饮食之患。

小指月又说，饮食怎么生万病呢？爷爷说，饮食不节得病多，吃得过饱、过快、过杂、过硬、过凉、过热、过酸辣、过辛咸、过油腻等，一切过度饮食皆是百病之源，故曰过犹不及。疾病以减食为汤药！

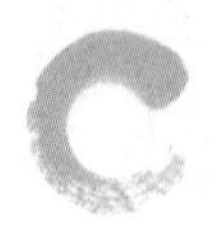

小指月从小就在爷爷良好饮食观的教导下成长，这些偏颇饮食带来的身心不调，他很少经历过。所以爷爷说的这些经验教训，指月也只能从字面上去理解，很难真正有身心的体证。

有个建筑工，天气酷暑，照样干活，而且从不喝稀粥，只吃干饭，人家问他为什么不喝稀粥呢？他说，稀粥喝了没劲，干活没力气。天气虽然酷热，他依旧吃各种炒粉、炒面，而且还喝酒。没过几天就心烦口渴，身上蒸蒸发热，皮肤就像火烧火燎一样，怎么喝水也不解渴。他不得已敲开了竹篱茅舍的门。

小指月一把脉，这正是一个夏季洪数之脉象，外面酷暑，体内更是暑热难耐。

爷爷说，你这几天都吃什么了？这建筑工很疑惑，怎么老中医都是这样，不问我怎么不舒服，总是问我吃的什么呢？在西医院里检查治病，大夫从来都不问这些东西。

他便说，炒粉，炒面，还有蛋炒饭，我最喜欢了，而且还搞点花生米来下酒。

爷爷按按他肚子说，这几天大便如何？他说，上个厕所，蹲很久才排出一点大便，比较干硬。这建筑工说完后，又问，大夫，你这里有没有水啊，我好想喝啊。刚从工地过来，我喝了一大碗，现在又渴了。

小指月说，这里有两杯水，一杯热水，一杯凉水，你想喝哪一杯呢？建筑工二话不说，端起那杯凉水来一饮而尽。当然凉的解渴，哪有喝热水的。

爷孙俩相视而笑，因为他们经常做这个试验，来测试病人身体的寒温。如果病人体寒，他就喜温饮，而且说话声音比较低微；如果病人体热，他就喜欢喝冷饮，而且说话声音亢盛。试验结果一出来，治法就随之出来了，中医称之为各随其所欲而治之。既然你体热，如同酷暑干旱，身体需要来一场甘霖雨露，我就给你用药制造一个天气下而为雨的肃降之象，让身体百脉得到水津滋布则不渴，皮肤得到津液灌溉则不火烧火燎。

爷爷接着又说，你这病可以治，但以后天气热，要喝些容易消化的稀粥，不要外面一团火，里面再吃这些炒面、炒粉、炒饭、炒花生米，这样里外热火一勾结，脏腑积热，配上这夏天酷暑，你身体就像鼎炉一样，能不大渴烦热吗？

这建筑工听了点点头说，以前家人也跟我这样说，看来我是要好好改改这习惯了。好，接下来我喝几天稀粥。

那边小指月已经开好了三石散，原来这三石散就是寒水石、石膏、滑石三味药，配上点甘草，打成粉，制成的散剂，专门治疗身体热盛如酷暑。靠这石类药质重，善于清热泻火，令天气降而为雨，把整个肺部气机肃降下来，这样肺气肃

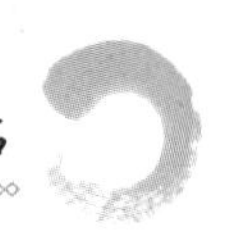

降，则诸经之气莫不服从而顺行。肺为水之上源，肺气肃降，下面五脏六腑莫不得到水津灌溉。

这建筑工回去吃了一次，身体就感觉清凉，晚上睡了个好觉。第二次吃后，口中不燥渴了，身上也没有了那种火烧火燎的感觉，老喝水不解渴的症状也消失了。

自己体内气机能升降对流，自然不需要狂饮凉水。如果不升降对流，都纷纷随着上亢的脉势蒸发出去，皮肤也热烫得像酷暑的地面一样，这样脉势不降，气不下收，你即使抱着水壶，也不解渴啊！

所以中医不是见渴止渴，而是调气机。气机肃降，五脏皆得到津液以灌溉；气机发越，六腑水津都往外耗散蒸发。

随后小指月在小笔记本中记道：

《方脉正宗》记载，寒水石治五脏六腑积热，天行时气疫热，以致烦满消渴。寒水石、石膏、滑石各五钱，甘草二钱，研末，每服一钱，白汤调服。

◎赌博引起的发狂

小指月又跟着爷爷出诊了。出诊有很多种原因，最重要的一条就是病人确实病重来不了。这次不是病重来不了，也不是病人家中富贵，把医生请到家中去。而是这病人本身就穷，又去赌钱，把唯一的田地都输了。然后这病人就急火攻心发狂，整天唱歌，脱衣服在街上走，甚至爬到屋顶上。

家人都很担心，于是采取措施把他关到屋子里，可关到屋子里也不是长久之计啊！他在屋子里面天天破口大骂，甚至以头撞墙要冲出来。

爷爷看后，摇摇头说，这赌博真是害人匪浅啊！旁边有邻居说，大赌伤身，小赌怡情。

爷爷听后，摇摇头说，久赌神仙输。你赢的虽然是钱，输的却是最宝贵的精神，这赌博养了不少游手好闲、不肯干活的人，甚至搞得倾家荡产，妻离子散。小赌赌久了也会变大赌。不要以为事情细小，就以为无关紧要。

这家人便一筹莫展，问爷爷，这该咋办？爷爷说，指月，你看这是什么症状？

小指月说，我看像个狂证。爷爷说，为什么呢？

小指月说，不用把他的脉，就可以看出来，这人脸色红赤，怒发冲冠，而且要往高处爬，对于这种往上走的动作，就可以看出他气机是往上越的。

爷爷听后，点点头，他知道中医需要四诊合参，但一些特殊情况，也可以用望诊来代切脉，甚至以问诊来推测出病人的脉势而用药。

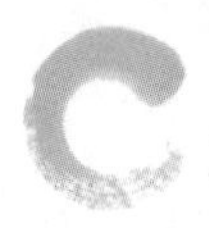

这家人说，这狂躁的病人喜欢把衣服脱掉，喜欢跳上屋顶去高歌，如果不是气机上越，气血并走于脑部，是不可能做出这种举动的。

小指月说，爷爷，这该怎么办？因为小指月第一次看到发狂的人，连靠近都不敢靠近。

爷爷说，大凡治病，先调其气，再疗诸疾。你不要被他表面的狂证吓倒，你要看他身体里的气机状态。

小指月说，我看到他身体一派大热，眼睛红赤，如同火烧。

爷爷点点头说，小热之气，凉以和之。大热之气，寒以取之。《内经》又说，热淫于内，治以咸寒。你看有哪味药是咸寒降火，又能够治疗阳明热盛狂躁的，而且最好属于矿石类药，因为重镇之物能够安其神，降其气。

小指月一想，马上有了答案，说，我知道了，爷爷，是寒水石。

爷爷点点头说，没错，寒水石是咸寒的，寒主降，治热以寒药，而咸又能够往下走。古人说，咸能降火，寒能清热，火热上扰，导致神志狂躁，所以这咸寒的寒水石正中病机。

于是小指月便写上寒水石，爷爷还加上黄连，两味药等份打粉，用甘草汤每次送服 6 克药粉。爷爷还交代说，记住要等药汤晾凉了再服用。

小指月说，爷爷，这是为什么呢？很多药都要趁热喝啊！爷爷说，本身这病人就心头狂热，这药汤如果再趁热喝的话，他未必想喝，只有等晾凉了，他能够一饮而尽，而且放凉了，清热降火之功更速，而不会助长他心头烦热。

小指月又问，爷爷，为什么还要配点黄连呢？爷爷说，黄连清心经之热火。心者君主之官，神明出焉。凡神志方面的疾患总离不开治心。而这人神志亢盛，就要用点降心火的药辅佐之，而黄连乃清降心火之正药也。

这药一喝下去，病人晚上就睡了会觉，没那么闹了。第二天再喝，居然开始能够跟家人说话，家人大喜。这病人还迷迷糊糊地说，为什么你们把我关在这里面呢？快点放我出去，田地里还有那么多活要干。这家人听后再次大喜，原来这气火降下来，神志居然恢复正常了。

小指月说，爷爷，为什么你用那么简单的两味药就治好了他的病呢？爷爷说，他这病是暂时性的气血逆乱，气血上走，疾病还不算顽固，所以稍微用点凉降之品，气火降下来，神志就清醒了。如果是顽固的狂证就不是那么简单了。

小指月听后点点头，马上在小笔记本中记道：

《普济本事方》鹊石散：治伤寒发狂，或弃衣奔走，逾墙上屋。寒水石、黄连

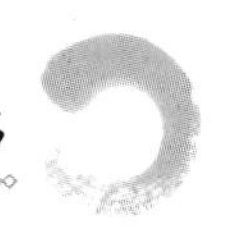

（去须）各等份。上细末，每服二钱，浓煎甘草汤，放冷调服。

◎寒水石治丹毒

有个小孩，3 岁了，家里还一直给他喝奶粉，而且奶粉一定要调到很浓稠很香，奶粉清稀了，味道不够，他就不喝。结果这孩子经常皮肤长疮。这次小腿上长了一大片鲜红的疮毒，他家人抱着孩子敲开了竹篱茅舍的门。

爷爷点点头说，这是丹毒，好发于颜面、小腿。丹者红也，红为火之色，是火毒炽盛外发的表现。指月，你摸摸他的皮肤，什么感觉？

指月一摸，手就缩回来，说，爷爷，这皮肤怎么这么热，好像火燎一样。

爷爷说，热为火之渐，火为热之极。他这身体随时都会发高热。这家人点头说，已经发热好几次了，用了退热针，热是退下来了，但这脚上的热毒却退不了。

爷爷点点头说，小孩的病和饮食关系很大。《内经》说，膏粱厚味，足生大疔。不要说是小孩，就算是大人，经常大鱼大肉，吃得肥甘厚腻，身体很快就会吃出问题来。你看那些身上好发疮肿的，有哪个饮食清淡的，都是肥甘厚腻的食物，消化不了往外透发啊！这家人说，那该怎么办呢？

爷爷说，你给孩子吃得清淡点，以后就不会发丹毒了。这家人为难地说，我家这孩子吃饭清淡不得，清淡一点，他就不往下咽。

爷爷说，那是因为他不饿，等他真正饿了，你给他白米稀饭，他都抢着吃。这家人听后，点点头，这个孩子确实太娇惯了，从来没有缺过吃的，结果不是因为缺衣少食而生病了，而是因为衣食富足，搞得经常发热，身上长脓疱。

爷爷说，回去搞点绿豆汤，不要放糖，给他喝，饿了就给他吃，不饿就不给他吃。平时就搞点白米稀饭，或者熬点山药粥。

然后爷爷又跟小指月说，皮肤如火烧，应当用何药？小指月随口把《神农本草经》中关于寒水石的论述背了出来，寒水石主身热，腹中积聚邪气，皮中如火烧。

爷爷听后点点头，就用寒水石调猪胆汁外擦丹毒患处。第一天擦了丹毒范围就缩小了，第二天再擦热也退了，孩子也不烦躁了，而且开始饿了，想吃东西。

这时家人没有再给他吃浓稠的奶粉，因为爷爷说，奶粉调得浓稠，看似营养高，也容易让血液变得黏稠凝滞，发为痈疮。所以这两天就搞点山药白粥或者绿豆粥，奇怪的是，这孩子见了这粥就喝，而且喝得很开心。

原来这家人听从爷爷的建议，就是家中不放任何零食，并且孩子不饿就不给他吃。而且每次只让他吃到七分饱，留个意犹未尽，绝不让他吃到打嗝、饱胀。

这样养出来的孩子，容易饿，胃口好，身体棒。尽吃这些粗糙的五谷杂粮，反而把身体养得健健康康。从此不仅这些疮毒少了，连感冒发热都少了。

这父母知道绿豆汤内服和寒水石外用退丹毒厉害，他们从中更加领会了这清淡饮食七分饱防治小孩各类杂病更有效。

一个好的汤方，它充其量可能就帮你渡过一次疾病的难关而已，但一个真正健康的饮食观，却可以为孩子一辈子的健康平安保驾护航。这汤方只能治一人一时之病，而健康的饮食观保的是众人一辈子的身体啊！

然后小指月在小笔记本中记道：

《本草汇言》记载，治小儿丹毒，皮肤热赤，寒水石五钱，水调和猪胆汁涂之。

《医学入门》记载，治小儿丹毒，寒水石烧为末，醋调敷之。

3、知母

◎二母宁嗽散

有一商人，娶了一个貌美妻子，夫妻之间感情和美。妻子心性聪敏，善于打理家务。唯一一点让商人头疼的就是妻子和母亲，婆媳之间经常口角，搞得商人倾向哪一边都不好，让商人左右为难。这一回妻子跟婆婆争吵了半个多月，妻子气在胸中，非常郁闷，几天来烦躁失眠，然后感到咽干口燥，就咳嗽起来，咳了十多天都没好，而且咳得晚上觉都睡不好。于是商人带妻子敲开了竹篱茅舍的门。

爷爷听完前因后果后，感慨地说，家庭不和是百病之源啊。孙思邈在《千金要方》中提到，家庭的各个成员之间要保持相互关心的和谐状态，如果一有不和，就马上说出来，以便于解决。

如果没有解决，年长月久，就会因此而患上难治的疾病。比如有人长期气滞，就会胸闷、乳腺增生，甚至胃痛，诸如此类的疾患，需要把家中的不愉快疏理开，这样疾病才能一点点地减轻。否则到后面，肝气郁结，郁久成肿瘤包块，到时再想治就为时已晚了。

这商人也是个有见识的人，他听了爷爷讲的，觉得很有道理，很有必要协调一下婆媳关系，不然大家同在屋檐下，如果吃顿饭都怒目相待，这样即使天天吃美味佳肴，也会郁出病来。但商人想不出什么好办法，谁能够把两难的问题解决到大家都满意，那就是高手。

这妻子便问，大夫，我这咳嗽应该怎么治呢？爷爷说，你这脉细数，乃阴虚

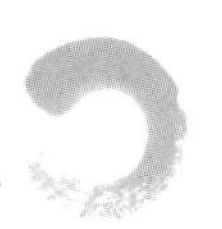

燥咳，可以用二母宁嗽散主之。然后小指月就开了知母、贝母两味药，原来这两味药就是专门泻肺热、润肺燥的。

小指月笑笑说，知母贝母款冬花，专治咳嗽一把抓。原来这知母、贝母是治疗肺燥咳嗽的最佳药对，甚至它的效果都被老百姓编成俗谚了。

这商人便问，大夫，这药吃了能根治吗？爷爷说，可以缓解。要说根治嘛，还差一点点，但现在咳得厉害，能够缓解就不错了。

于是商人就先让妻子把药带回去煎了，赶紧把咳嗽缓解缓解，不然这样老咳嗽下去，咳出血来，就麻烦了。商人自己留在竹篱茅舍，向爷爷请教如何根治妻子的咳嗽。爷爷便附在商人的耳边说了几句话。

商人听后愁云渐开，心中的郁结居然疏解了大半，点了点头，马上向爷爷鞠了个躬，拜谢而去。小指月疑惑地说，爷爷有什么秘密，连我都不告诉？

爷爷笑着说，天机不可泄露，到时候你自然就知道了。

真奇怪，这 2 剂二母宁嗽散一喝下去，咳嗽马上安宁了。这妻子便把病痛忘了，于是又开始向商人说婆婆不好。

商人早有准备，说，老人家啰唆，我早已知道，所以想把你带到外面去住，让你眼不见心不烦。只是亲朋好友们并不知情，他们不知道母亲不好侍奉，如果我们突然背离而去，人家会说我们不孝，所以我劝你在这一两个月内忍一下，这期间你一定要任劳任怨，不要让街坊邻居、亲人朋友看到你和母亲闹不和。只要这一两个月尽心侍奉，让大家都看到你我孝顺，到时我们再搬出去，这样旁人也不会说三道四。

妻子听后，心中大喜，就忍两三个月，这样好过长年累月在家里受气。就当待婆婆如同待宾客，这样两三个月很快就过去了。

从此妻子对婆婆和颜悦色，嘘寒问暖。这婆婆不知道为何媳妇突然改了性子，凡事都顺从自己，而且原本大手大脚的，怎么一下子勤俭节约、努力持家了呢？

于是婆婆心中高兴极了，也对媳妇倍加体谅，总是跟媳妇抢家务干。结果以前的各种摩擦居然一一消除了，家庭也和睦了。过了将近一个月，商人发现妻子很少说婆婆不是，便故意问，近来母亲待你怎么样？妻子笑着说，比以前好些了。

商人便心中一乐，然后又假装没什么，跟妻子说，你务必再坚持一两个月，让大家都以为你们婆媳之间关系很好，这样我们再搬出去住时，大家就不会说我们不孝。妻子听后点点头，结果又过了一个月，婆媳关系越来越好，妻子发现婆婆居然处处关心她，自己也没理由跟婆婆闹着分开住，心中有些过意不去。

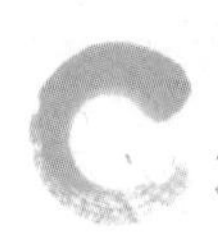

商人便问妻子，母亲对你怎么样啊？妻子说，现在婆婆对我很好啊，我不想离家另外找地方住了，我希望大家住在一起有个照应，你也可以尽人子孝道。这样一家就变得更加和睦了，商人心中大喜，妻子再也没有揪心咳嗽过。

直到有一天，商人来竹篱茅舍感谢爷爷的锦囊妙计时，小指月才想起这件事。小指月便问，爷爷，你是怎么想到这妙计的呢？

爷爷笑笑说，我听你念知母贝母款冬花、专治咳嗽一把抓时，心中就想到了这个计谋。小指月不解地问，爷爷，你是怎么想到的呢？

爷爷说，知母，知母，可曾知道母亲之心，可曾知道母亲如何含辛茹苦把儿女带大。贝母，贝母，为何能止咳，可曾把母亲当成宝贝，如果把母亲当成负累，那儿女天天都过得不开心，如果把母亲当成宝贝，那儿女不仅在尽孝，而且还过得幸福快乐。小指月点点头。

爷爷又说，这二母宁嗽散为什么是二母？你想想婆媳之间，都是母亲，都有孩子，如果两人不和，家中气氛势必混乱，人体气机混乱，就会咳嗽，头痛，胸闷，没胃口。家庭气机混乱，大家就会睡不好觉，吃饭不香。所以我才说，二母宁嗽散，要想治咳嗽根本，还差一点点，差的这点就是媳妇的孝顺之心。

会做媳妇无恶婆，媳妇做好后，哪有母亲不高兴的。而且媳妇将来也要做婆婆，你如果事事都跟别人争斗，最后也会把自己搞成孤家寡人。你可以现在离开你婆婆，将来你的媳妇也可以依葫芦画瓢，在你最需要照顾的时候远离你。

小指月听后点点头说，难怪爷爷最近要我背《弟子规》和《孝经》，原来用这圣贤书也可以治病，不过治的不是身体的病，治的是道德方面的疾病，但道德方面出了问题，也会引起身体的不舒服，所以还是不能把它们强行分割开啊！

小指月在小笔记本中写道：

《证治准绳》记载，知母、贝母各等份，名曰二母散。治疗肺热燥咳，此二药善入肺经，泻肺热，润肺燥。

◎一片孝心在药壶

有个母亲，独自带着一对十来岁的儿女，但儿女经常不听话，也不能体会母亲独自撑起这个家的艰辛。这母亲白天要出去打工，晚上还要做刺绣，一个人干几个人的活，为的就是多挣点钱，让孩子在成长过程中少受些苦。

每次她拖着疲惫的双腿回来后，发现儿女既没有炒菜做饭，更没有洗衣服。甚至吃完饭，碗筷就往饭桌上一丢，也不知道帮着洗刷。刚开始儿女还小时，这

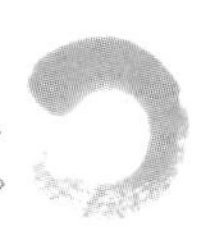

母亲觉得为儿女们多做些家务是理所当然的，可儿女都十来岁了，按照以前的习俗，都可以撑起半边天了。这段日子工作实在太忙了，这母亲就累得眼花、牙痛、耳鸣。她就跟儿女们说，孩子啊，今天你们就自己洗一下衣服吧。

孩子们早已习惯了饭来张口，衣来伸手，便不在意地说，妈妈，最近我们要考试，很忙，挤不出时间来洗衣服。这母亲听后，觉得孩子读书考试也是理所当然的事。于是拖着疲惫的身体，又把所有的家务干完，才去睡觉。

她发现最近牙痛得越来越厉害，而且睡眠质量也越来越不好。经常莫名其妙地烦躁，甚至晚上经常烦躁得醒过来，发现衣服都被汗湿了。这样晚上睡不好觉，白天工作效率不高，就老被领导批评，而且晚上刺绣也没法做了，精力不济，支撑不住啊！这牙齿实在痛得厉害，她不得已就去敲开了竹篱茅舍的门。

按照惯例，这坚强的母亲很少生病，即使生病也不会轻易去找医生，因为她想把看病吃药的钱也省下来，供给孩子读书吃饭。可一个家庭，大家同住一间房，往往都是母亲了解孩子，孩子不了解母亲啊！

爷爷听完这母亲的诉说，便知道这又是一个家庭问题。爷爷笑了笑，这母亲说，大夫，我这病严重吗？能不能快点根治啊？

爷爷听后再笑笑说，你这病不严重，不好根治，如果再严重一点，那就好根治了。不仅这母亲愣了，连小指月也愣了。

这时爷爷又说，指月啊，这个脉细数，牙痛，盗汗，心烦热，失眠，是什么证型呢？小指月说，这很简单啊，就是肝肾阴虚，虚火上炎。下面阴虚，所以腰酸腿软；上面火旺上炎，所以耳鸣，牙痛，心烦。

爷爷说，那为什么晚上出汗呢？小指月说，自汗大都气虚，盗汗大都阴虚。她晚上口干舌燥醒过来，舌又是舌红少苔，所以这是一派阴虚火旺，虚火把津液逼为汗水往外蒸。爷爷点点头说，那该怎么办？

小指月说，阴虚火旺，牙龈痛，就用知柏地黄丸。爷爷又说，为什么要选用知母配黄柏呢？

小指月说，知母配黄柏，能滋阴降火，大有金水相生之妙。降金生水，所以滋阴。益水养阴，所以息火。这细数的脉，就是一个耗散的脉，把身体津液蒸发得厉害，所以要通过降收的药，把津液补回来。

爷爷在寻思，他好像完全不理会小指月所想的，接着他说，治病之标易，疗疾之本难。小指月问，如何疗疾之本呢？

爷爷说，你知道这是一个耗散阴虚的脉象，是一个操劳付出太过的脉象，是

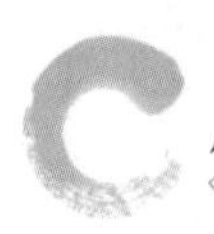

一个长期贡献，很少好好休息的脉象。如果不让她休息，她这脉象发展下去，很容易就变为虚劳。一旦变为虚劳，脏腑气血推动无力，就会长各类肿瘤包块。你别看现在是牙包、牙痛的小病，将来脏腑长包块，那才难治。

小指月便说，爷爷，你刚才还说这病重一点就好治了，现在又说再重一点就难治了，这不是前后矛盾吗？爷爷听后哈哈一笑说，我是这么说过，但并不矛盾。

这母亲听了也觉得奇怪，怎么前后两个不同的说法还不矛盾呢？爷爷便说，你是想治好一时的牙痛、盗汗、耳鸣，还是想永久地治好牙痛、盗汗、耳鸣？

这还用问吗，谁都想永久不生病或少生病。能够永久地治好病，傻瓜才不选。

爷爷便说，你如果想一时地治好病，缓缓燃眉之急，把这知柏地黄丸拿回去，吃上几天，牙痛、耳鸣、腰酸、烦躁、失眠、盗汗都会减轻。如果你想长久地治好疾病，那就得再加一样药引子。

这母亲听后说，什么药引子啊？爷爷欲言又止。这母亲说，大夫，你尽管说，药贵一点也不怕，我出得起这治病的药钱。

爷爷点点头说，这药引子不是钱能买到的，要用时间。时间？这母亲从来没有听过用时间来当药引子的。

爷爷便凑过她耳边去，说了一阵子。小指月在旁边又是一愣一愣的，怎么爷爷最近喜欢搞这些神神秘秘的药引子，而且还不让我知道。

这母亲听后有点为难，但一想要永绝病根后患，便下了决心，点头而去。

谁知过了 10 天后，这母亲带着她的孩子，前来道谢说，病根已绝，从此开开心心，非常舒适。

小指月看了一愣，怎么同一个人前后 10 天神色却有天壤之别，以前一派愁眉苦脸、纠结的形象跑到哪里去了呢？现在这种喜乐幸福的感觉又从哪里来的呢？

原来这母亲回去后，就卧病在床，不但不打理家中杂务，还买了好多药，而且做出悲哭痛苦的样子，对儿女说，孩子啊，大夫说，妈妈的病有点重，所以开了很多药，这段日子如果不好好休养、太过劳累的话，这病就没法治了。

孩子们听后，非常担忧，马上鼓起勇气说，妈妈，你别担心，这些家务活，我们兄妹俩统统都能做，你就听大夫的话，放心地休养吧。

这母亲听后，犹豫地说，我没有教过你们炒菜做饭啊，而且你们学习又那么紧张，又要考试了，我怕耽误了你们的学习啊！

兄妹俩异口同声地说，不耽误，不耽误，如果耽误了母亲的身体，那才是大

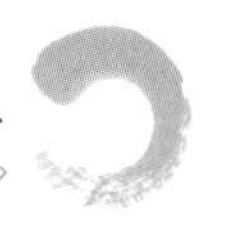

事啊。我们会抓紧学习，最近就不看电视了。

真奇怪，一周下来，这兄妹俩个人就像变了个人一样，一下子成熟懂事起来，从买菜到做饭，从洗碗到洗衣服，从扫地到拖地，妈妈平时怎么干的，他们都像模像样地干起来。而且晚上也不再看他们喜欢看的动画片、功夫片，都在那里认真学习。并且干什么活都静悄悄的，怕影响妈妈休息。

10天左右，这母亲牙火也消了，眼睛也明亮了，听力也正常了，腰也不酸了，这心中真是顺心极了。好像两个儿女一下子变孝顺了，让她得到了强大的精神扶助，整个人就像换了副身子骨一样。

小指月愣愣地问，爷爷，你那药引子是什么？爷爷笑笑说，一片孝心在药壶！

小指月在小笔记本中记道：

《用药法象》记载，知母泻无根之肾火，疗有汗之骨蒸，止虚劳之热，滋化源之阴。

◎知母拾珍

时逸人经验　知母通便

辛酉岁冬，余族中有某氏者，患诸气膹郁，痰饮积于肺中。医有用易氏治郁法而郁不为之少舒，有用《局方》攻痰诸法而痰不为之便下。彼待余至，症已兼旬矣。余因其病在肺，肺气为之闭塞，于原方中重加知母，须臾便下，其病良已。

指月按：知母能通肺气于大肠，凡肺部闭郁，可从理肺气而解，亦可从通腑气而愈。若肺热肠燥，用知母能降金生水，润肠通便，其热自平。

范富权经验　知母治小便失禁

曾某，男，年逾古稀，向来每食必用辛辣，虽饮汤亦必加入，方能快意。某年患小便不能制约，滴沥而下，脉浮洪数。经多医治疗，均认为高年肾虚，用附桂八味、知柏八味等药，无一收效。当初发病时，范氏曾为之诊脉，曰：曾老脉象为火盛，有类白虎证。范氏时未医，以其高年未敢为之处方。后经他医，治疗2个月，仍未见效，行睡小便自流出，以小铁罐藏于裤头，颇以为苦。后偶与某刘姓老医师研究此症，主用单味知母9克予服，即夜小便通畅，二三服而愈。

田阳县一男病者，坐下方欲按脉，彼即云小便急，快步而行，回来始为之诊脉。据云小便点滴，行坐一急即出，医治已经3年，屡服补肾药未效。范氏诊其脉弦数，诊断为肾火亢盛。为之处方，独用知母15克为剂。翌日来诊云，小便已正常，仍按前法，再服2剂全愈。

指月按：肺为水之上源，源清则流自洁，知母能降金生水，清源而洁流，若肺部热势不亢，膀胱、小便必随之清凉顺畅。

4、芦根

◎三根汤与小儿发热

《施今墨对药》记载，治婴儿感冒发热，用三根汤，芦根 30 克，白茅根 20 克，葛根 10 克，煎水一茶壶，加糖少许，令频频服之，无需饮水，渴即饮之，往往一日即可退热。

有个小孩经常发热，一发热，口渴口臭，尿也是黄的。每隔十天半个月就要发热一次，家人都为此很担忧，怎么孩子老是生病，难道是先天不足，还是后天调养不好？这次孩子又发热了，他父母平常都是把孩子送到医院，吊两瓶水，烧就退了。但奶奶说，要不我们找中医瞧瞧，老是打吊瓶也不是办法啊！看看中医能不能治根。家人一致通过，于是敲开了竹篱茅舍的门。

爷爷说，指月啊，你看这孩子为何老是发热呢？指月说，脉跳得这么快，尿又是黄的，里面阴分不足，又很温热，会不会平时很少喝水啊？

家人点点头说，孩子从来只喝饮料、牛奶，不喝水的。爷爷点点头说，是这个道理，你这孩子如果每天不喝一定量的温开水，这身体就容易发热上火。

他父母说，这牛奶不能代替温开水吗？爷爷笑笑说，油是油，水是水，比如你的汽车水箱没水了，你往里面倒油行不行啊？

这父母听后马上大悟，原来他们是开公交车的，公交车水箱一没水，整个车头都发热，你加再多的油也不管用，车越开就越热，热散不出去，就会烧坏机器，所以还是要赶紧把水箱加满水。

爷爷说，营养归营养，水归水，都是身体需要的。身体有阴实挡道、经脉堵塞的病人，最好是喝清淡的温开水，少喝浓稠的饮料，体内的杂质就排得快，不会堵在身体里面发热。

这父母听后，点了点头，原来是自己一直没有照护好孩子，才导致这么多病痛，是自己把饮料、牛奶当水给孩子喝，孩子才经常发热，尿赤，口臭，口渴。

爷爷说，真正解渴的不是饮料，而是淡开水，淡味入腑通筋骨，淡味能走三焦通水道。常服这些甘淡之品，身体的浊阴很快就出下窍，这样口也不臭了，尿也不黄了。小指月说，我明白了，就用你最常使的三根汤。

爷爷点点头说，芦根 30 克，白茅根 20 克，葛根 10 克，煎水代茶饮。

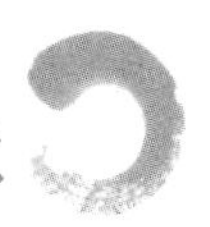

他家人回去后，当天就煎三根汤给孩子喝了。孩子喝后，晚上就安睡了。第二天热就退了，还没有喝第二剂，发热就好了，口也不臭了。

爷爷说，这三根汤煎水当茶饮，不仅可以退热，还可以治疗心烦、尿赤，甚至可以预防小儿麻疹合并肺炎，不管是外感发热，还是内伤发热，甚至各种不明原因的低热，只要舌尖红、尿赤的，用上去都有一定效果。

小指月说，为什么呢？爷爷说，你看芦根、白茅根都是一节节中空的，它们喜欢长在靠近水的地方，凉利之药生湿地。首先它们是凉利的，能够很好地引胸肺之热从小便排出。

第二，中空善通表里气，它可以让表里气机通透，这样一边清热，导水热下行，一边透表，把郁热发出去，所以身上的郁热很快就对流起来，消散于无形，随着尿、汗被排出体外。

小指月听后，马上在小笔记本中写道：

龚士澄老中医用芦根必连茎用，茎即芦根所生嫩茎尚未出水者，连茎用则清肺降火之力较强。《千金要方》有苇茎汤，专治肺痈咳嗽。

芦根能代羚羊角清热解毒。羚羊角对温热病壮热神昏、谵语躁狂等症有显著疗效。羚羊角尖药力殊胜，然其价昂贵又不可常有。龚氏在长期临证中，观察到芦根茎有与羚羊角相似的功用。对于平民病温者，即用新鲜芦茎200～300克，煎汁与清热药并服，每收醒神、清热、除烦、解毒、镇静之效。用之既久，竟有“芦苇根茎能代替羚羊角”之传说。

肺痈病人不仅咳吐腥臭脓痰，与其对话亦臭气熏人。龚氏以鲜苇茎200～400克，加水1000毫升，煎得500毫升，当饮料一日多次饮之，冷饮、热饮随意，口臭能迅速消除。

◎一味芦根治妊娠呕吐

《肘后方》记载，呕逆不止，用芦根切，煮成浓汁，频饮必效。

《金匮玉函方》记载，吐逆，心膈气滞，烦闷，不下食。用芦根五两，三大碗水煎成两碗，去渣温服。

有个孕妇怀孕三个多月，经常胃中热，吃不下饭，干呕，严重时见到饭就呕，不仅她自己没法吃东西，家人看了也吃不下饭。而且大家都担心呕得这样厉害，会不会伤了胎儿，于是赶紧敲开了竹篱茅舍的门。

爷爷问，晚上睡觉怎么样？这孕妇说，有点烦躁，睡得不好。

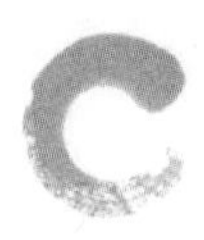

爷爷又问，平时尿黄不黄啊？这孕妇说，偶尔有点黄。

小指月把完脉后说，爷爷，这胃脉往上顶得厉害啊。

爷爷说，呕逆者，胃气之不顺也。你看有哪味药，既可以顺降胃气，还可以解除烦渴，还可以利小便治尿黄呢？

小指月马上反应过来，说，就芦根一味，既能清热生津，也能除烦止呕，还可以利尿下行。苏颂曰，芦根疗反胃呃逆不下食、胃中热、伤寒内热最良。

爷爷点点头说，没错，单味芦根煎汤治疗妊娠呕逆特效。于是就给她包了 30 克芦根，煎成浓汤饮服，喝了一次就好了，真是药若对证一碗汤啊！

小指月在小笔记本中写道：

余绍源老中医治疗慢性胃炎、消化性溃疡等疾病，若病人出现呕吐或吐酸水之症，喜用芦根配竹茹。芦根性味甘寒，益胃降火；竹茹甘微寒，开胃土之郁，治噎膈呕逆、吐血衄血。二药皆入胃、肺经，善清胃肺之热。余老在临床上遇到病人因胃热出现呕吐、吐酸，必用芦根 15～20 克，竹茹 10～15 克，疗效非常好。当然，须配合其他药物辨证施治。

◎利小便的芦根

邻村有个 5 岁的小孩，患麻疹，屡治不效，生命濒危。医生用发汗之药，无汗可发，孩子遂发热气喘，大小便闭结。2 天后气息微弱，神不守舍，全家人悲哭不已。

爷孙俩正好路过，听到家中有悲哭声。如果没有灾病，是很难听闻到悲音的。有灾病的地方，就应该有医生到场。爷爷便敲门进去，但见全家泪流满面，请医生来，医生都不肯来，都说无力回天。

小指月一看这孩子脸都变得紫暗了。爷爷说，这病最急急在哪里？

小指月说，急在大小便。《内经》说，小大不利者，当治其标。

这家人说，我家孩子两天都没有大小便了，医生都说难以回天啊！爷爷说，可以用新鲜的芦根试一试，你们赶紧到溪边流水处采集芦根。

这家人一听还有一线生机，连忙倾全家之力，扛着锄头，拿着镰刀，小跑到溪边去挖芦根。小指月在家里就先把炉灶点着，烧起水来。不一会儿芦根就采到了。爷爷把芦根洗干净，切了，丢入锅中，小指月在下面加大火熬了起来。

然后爷爷吩咐这家人把这芦根汤一点一点地灌到孩子嘴中，说，只要灌得进去，尿得出来，这病就有得一救。这汤药只灌下半碗，孩子居然解了很多小便，

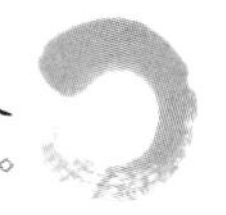

好像也没那么喘了。

爷爷点点头说，跟这家人说，孩子稍微有点生机，你们别再哭了。继续用芦根水上清肺透邪，下利膀胱导热外出。结果连服 3 天芦根饮，疹毒消退，转危为安，孩子正常饮食，恢复健康。这家人千恩万谢。

张锡纯说，芦根上能够清肺热，中空能够透理肺气；味甘，多汁液，中能够滋养胃阴；生于水中湿地，下能够善利小便，引水下行。所以芦根上清透肺热，中滋养胃阴，下清利膀胱，诚乃三焦水热之不二良药。一物而表里双解，清透与通利并用，正切合疹毒病机。

如果不是爷爷路过，这孩子真的就一命呜呼了，连医生都不想再治了。

爷爷跟小指月说，如果民间百姓多懂些医药常识，碰到一些奇难重病，或许可以凭借这些平平常常的草药，得到救治。不是因为病难治，而是因为中医药知识普及传播得太少了。小指月听后点点头，然后他在小笔记本中写道：

一小儿，年四五岁，患麻疹已濒于危，天津名老中医王静斋到时，见发热气喘，二便俱无，全家啼哭，已备后事。王氏临行时，曾带鲜芦根一握，遂亲与煎药，徐徐饲之。少顷，见其小便如注，遂谓其母曰：小儿已有生机，勿事啼哭也。继以清肺透邪而愈。

5. 天花粉

◎治渴圣药天花粉

小指月问，爷爷，为什么瓜蒌根又叫作天花粉呢？爷爷说，天花粉有两种意思，第一种是其根作粉，洁白如雪；第二种是瓜蒌根内有花纹，天然而成。

小指月又说，天花粉是治渴圣药，是疗烦渴要药。爷爷说凡是圣药、要药，都要仔细研究。爷爷点点头说，没错，这天花粉治渴，你首先得明白渴的机制。五脏六腑皆令人渴，非独肺、胃也。

小指月第一次听到，原来口渴还要分五脏六腑，不是说渴了就用滋阴的药物。

为什么那么多人口渴了喝很多的水也不解渴啊？如果是生气烦躁后，口中干渴，你不把气郁解除，这燥渴喝水也解不了。如果是阳明腑实，口中燥渴，大便不通，你不把大便攻通，釜底抽薪，这咽喉仍会烦渴不止，饮水不解。

爷爷又问，天花粉如何解渴的？小指月说，天花粉甘寒，能生津清热以止渴。

爷爷点点头，又说，天花粉乃止渴圣药，这要看天花粉巧妙配伍。它配合补药，能够治虚渴，如津气两虚，口干渴，可以用生脉饮配天花粉。

小指月又问，如果是火旺，咽喉干渴，脉洪数呢？爷爷便说，《药征续编》里说，凡渴有二证，烦渴者石膏主之，但渴者天花粉主之。也就是说一般的火热作渴，心中没有大烦，单味天花粉即有效。如果心中大烦渴，生石膏有效。

小指月又问，爷爷刚才说生气会口渴，这是为什么呢？爷爷说，指月，你看那些经常生气的人，脸红脖子粗，为什么呢？

小指月说，这是气郁化火啊。爷爷又说，那气郁化火伤的是什么呢？

小指月哈哈一笑说，我明白了，气郁化火，伤的是人体的津液，所以生气的人喝再多的水也解不了渴。不把气郁化火解开，这渴就会继续下去。

爷爷点点头说，对于这种气郁化火，肝气郁结之渴，可以用天花粉配蒲公英。既能清热解渴，也能疏肝散结，还可以加牡蛎。

小指月说，我明白了，《永类钤方》中说，治百合病渴，天花粉、牡蛎等份为散送服。牡蛎在这里可以降气火上炎，散肝气郁结。爷爷点点头，对指月触类旁通、闻一知十的反应有些满意。

然后爷爷又说，五脏也会引起口渴。《神农本草经》记载，天花粉主消渴，心火盛的人，口干舌燥，烦渴不止，用天花粉配什么呢？小指月说，配黄连啊，黄连清心经热火。也可以配竹叶，竹叶能导心经之热下行，从小便出。

爷爷又问，肺火盛的人，咽喉肿痛，口中干渴，用天花粉配什么呢？小指月说，可以配沙参、麦冬、玉竹，这些都可以滋养上焦心肺，使肺火肃降，则周身津液自然和调于五脏，洒陈于六腑。

爷爷又问，脾胃火盛的人，牙龈容易肿痛，口唇容易溃烂，这时口干渴，用天花粉配什么呢？小指月说，可以配石斛或生甘草。

爷爷点点头说，没错。不少中老年人唾液腺分泌减退，脾中津液不能上潮，晚上睡觉口中干渴得厉害，可以用天花粉配石斛各30克煎水，放入保温瓶中，睡前小饮。若半夜烦渴不能寐者，可以缓缓饮几口，中上二焦得到滋润，其渴立止，其卧立安。小指月又联想到其他脏腑，说，爷爷，刚才讲到心、肺、脾、胃，还有肝、肾没讲。如果肝火旺，胁肋胀，口干口苦呢？

爷爷点点头说，那就配柴胡、龙胆草、牡蛎，此三药乃肝经郁火口苦口干之特效药组。小指月又说，如果是肾阴虚火旺，骨蒸烦热，导致口中干渴，怎么办？

爷爷说，前面我们提到的知母、黄柏就是最好的搭配，它们能够降金生水，令金水相生，骨蒸烦热可解，口中干渴可除。小指月又说，为什么天花粉能成为

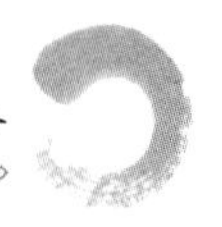

消渴圣药、治渴要药，不是有很多药都能生津止渴吗？

爷爷说，首先，天花粉味甘带一点点酸，酸甘能养阴生津。第二，它又微苦寒，苦寒能降火，使火不伤阴，渴自减轻，还有微苦能坚阴，能令津液坚固，不至于被火蒸发耗散掉，所以天花粉之苦可以生津液，润枯燥。第三，天花粉乃瓜蒌根，其根系发达，大者如人，善于通行津液，令津液流通，有余不足相互对流调济，渴亦得解。小指月听后点点头，然后在小笔记本中记道：

《神农本草经》记载，天花粉主消渴，身热，烦满，大热，补虚安中，续绝伤。

《本草汇言》记载，天花粉，退五脏郁热，如心火盛而舌干口燥，肺火盛而咽肿喉痹，脾火盛而口舌齿肿，痰火盛而咳嗽不宁。若肝火之胁胀走注，肾火之骨蒸烦热，或痈疽已溃未溃，而热毒不散，或五疸身目俱黄，而小水若淋若涩，是皆火热郁结所致，唯此剂能开郁结，降痰火，并能治之。又其性甘寒，善能治渴，从补药而治虚渴，从凉药而治火渴，从气药而治郁渴，从血药而治烦渴，乃治渴之要药也。

◎痔疮疮肿为何选天花粉

《证类本草》记载，治痈未溃，天花粉、赤小豆等份为末，醋调涂之。

《永类钤方》记载，治产后吹乳，肿硬疼痛，轻则为妒乳，重则为乳痈，天花粉 50 克，乳香 5 克，为末，温酒调下，每服 6 克。

有个乳母生完孩子后，没有给孩子哺乳，孩子靠吃奶粉长大。其实哺乳是母亲的天性本能，身体产生的乳汁要排泄出来，才不会郁结在体内，否则容易长包块、痈肿。这妇人先是乳房开始胀，后来隐隐有包块，包块有些肿硬，而且开始疼痛，然后红肿起来，这可怎么办呢？她敲开了竹篱茅舍的门。

爷爷说，指月啊，乳房是如何归属脏腑、经络的？小指月说，乳头属肝经所管，乳房属于胃经所管。肝经气血不能疏泄，胃经燥热不能下行，乳房的一些分泌物就会壅塞在那里，积久成疮脓痈肿。

爷爷点点头说，乳痈的问题还是要调理肝胃，但调理肝胃在选择药物上就要注意了，既要选择能疏泄气机的，又要选择可以消肿排脓生肌的。你看该选什么呢？

这妇人说，不知道怎么回事，最近晚上老是渴醒，而且乳房胀痛持续不退。

小指月便说，爷爷，我想到了，疮痈圣药，莫过于乳香、没药，而且乳香、没药又能行气活血，把局部痈肿疏泄开。这痈肿，爷爷以前说，就是气滞血凝在一起的结果，不管乳痈，还是肠痈，都要选用行气活血之品。

爷爷听后，微微点头说，只行气活血还不够啊，你看她乳痈处还红肿热痛，蒸蒸发热，晚上燥渴，还要选一味药，既可以泻火生津，又可以消肿排脓的。

小指月灵机一动说，我想到了，就选天花粉！《大明本草》记载，天花粉消肿毒、乳痈、发背、痔漏疮疖，排脓生肌长肉，消跌仆损伤瘀血。

爷爷听后笑了笑说，没错！《成方便读》里说，痈肿之处，必有伏阳。不管是皮肤疮痈，还是脏腑内痈、深部脓肿，但凡气滞血瘀，痈肿之处必然会化热，所以要选用天花粉。利用天花粉这发达的地下根茎，可以通行痈肿处，再用它清热养阴之功，就相当于给痈肿火热之处送去一片清凉，而且它还可以消肿排脓，帮助生长肌肉，所以痈疮选用天花粉非常合适。

小指月点点头说，我明白了，爷爷，仙方活命饮，这疮痈开首第一方里就用天花粉，俗话说"是疮不是疮，仙方活命汤"。只要是气滞血凝，肿痛发热的，都可以用天花粉，它发达的根系能够把气滞血凝之处通开。这个功用张锡纯称之为天花粉善通行经络。一般通行经络的药很少能解疮毒，而清解疮毒的药又很少能通行经络。但痈疮红肿既有热毒，也有经络不通，天花粉正是两者兼而能之者。甚至有人认为天花粉有活血化瘀之功，所以用于跌打损伤而消散瘀血。正因为这样，故不能把天花粉用于孕妇身上，恐其活血动胎下胎。

加上天花粉本身有清热生津作用，这痈肿之处必有伏阳，一个红肿热痛的局部，就相当于一包火毒在那里，除了疏散气血，解除气血瘀滞、埋伏阳火之象，还得上面降甘霖雨露，才能把埋伏的阳火清解掉。

著名中医五官科专家干祖望认为，分泌物、败津腐液、浓涕、痰、脓，是一物五名。治宜蠲痰排脓。天花粉功擅排脓消肿，仙方活命饮取其化痰排脓，陈士铎取渊汤取其治疗鼻渊涕多；现代将其制剂用于死胎排出、中期妊娠引产、葡萄胎等有效，足见其"消除异物之力"。方中配合桔梗、白芷、鱼腥草、薏苡仁则排脓蠲涕之力益宏；皂角刺、辛夷、赤芍宣通肺窍；黄芪扶正祛邪。

于是爷爷便开了天花粉 30 克，乳香 3 克，打粉，用温酒，每次调服 6 克。药还没吃完，这妇人乳房的肿热就退了，疼痛也消了。

随后小指月在小笔记中记道：

内蒙古《中草药新医疗法资料选编》记载，治乳头溃疡，天花粉 100 克，研末，鸡蛋清调敷。

《医学衷中参西录》记载，天花粉，为其能生津止渴，故能润肺，化肺中燥痰，宁肺止嗽，治肺病结核。又善通行经络，解一切疮家热毒，疔痈初起者，与连翘、

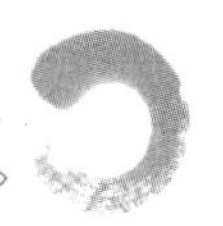

山甲并用即消；疮疡已溃者，与黄芪、甘草（皆须用生者）并用，更能生肌排脓，即溃烂至深，旁窜他处，不能敷药者，亦可自内生长肌肉，徐徐将脓排出。

◎天花粉拾珍

李公文经验 天花粉可通经活络

李氏诊治糖尿病伴有血管并发症病人时，发现天花粉有良好的通经活血之效。临床上使用，颇多效验。

王某，女，51岁，农民。在干农活时不慎铁锨把捣至左侧胸前部第三肋软骨处，疼痛不敢触按，1 天后求诊于李氏。经某医院骨科检查排除骨折后，以天花粉 30 克煎服，每日 2 次。病人数小时后觉症状减轻，5 天后症状消失。

李某，女，61岁，农民。1个月来休息时渐感左上肢麻木，并逐渐加重，活动后麻木感减轻或消失，伴有气短、乏力、口渴等不适。查空腹血糖 4.3mmol/L，排除糖尿病。诊见舌质淡暗，脉虚细。辨为气阴两虚、血行不畅。给予黄芪 30克，天花粉 15 克，煎服，每日 1 剂。3 剂后症状减轻，15 剂后症状消失。为巩固疗效，病人又服 15 剂，病情未再复发。

指月按：天花粉是蔓藤的根部，以它蔓藤之性，可以通行经络，排泄瘀浊，又以它善于清热生津的特点，能够让局部脓肿减轻。所以它乃消肿排脓要药。

6、竹叶、淡竹叶

◎竹叶与淡竹叶之辨

宁可食无肉，不可居无竹。

无肉令人瘦，无竹使人俗。

小指月正在对比竹叶和淡竹叶。他问，爷爷，为什么这竹叶和淡竹叶都写着清热泻火，除烦利尿，功用一样，都是甘淡带点寒，好像不需要特别去分开。

爷爷点点头说，没错，它们的功用确实相近。然后爷爷便带小指月到田边去看淡竹叶，跟小指月说，你看这淡竹叶植物就像草一样，生得低矮，竹叶的植物呢？小指月说，像树一样，长得很高大。

爷爷又说，你有没有发现竹叶的药性里头多了点辛散，这是为什么？

小指月点点头说，我明白了。这竹叶体积更大，向高处和外面开枝散叶的功能更强，一般药物倾向天者都往外疏散，一般药物匍匐于地者，大都往下淡渗。

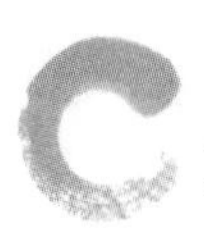

爷爷听后点点头说，你继续说下去。小指月说，这竹子长得高大，很自然地四处疏散，虽然它能清热泻火，又能除烦利尿，但这竹叶更偏于走上焦，因为比较高，它能够凉散上焦风热，所以银翘散里用的是竹叶。

爷爷又说，淡竹叶呢？哪个名方用到淡竹叶呢？小指月一想，马上明白了，说，导赤散里用到了淡竹叶。

爷爷说，为什么用淡竹叶呢？小指月笑笑说，爷爷，你看淡竹叶生在比较潮湿的地方，而且这淡竹叶长得不太高，没有竹子高大，一茎直上，相比较而言，这淡竹叶更像匍匐在地上的草。

爷爷点点头说，按它这种形象，对应到它有哪方面的功能特长呢？

小指月说，凉利之药生湿地，本乎地者亲下。这低矮的淡竹叶以甘淡为常，淡味更能够走下焦，淡渗利尿，所以淡竹叶更偏重于导热下行，利尿通淋。导赤散治疗心经烦热，口舌生疮，小便热赤的时候，必用到淡竹叶。

爷爷听后点点头说，没错，淡竹叶和竹叶两味药基本上可以代用，都是甘淡偏寒，能清热除烦，治疗心烦口渴，小便赤，甚至心经火热引起的口舌生疮。淡竹叶更善于利尿通淋，治疗湿热淋证，比如小蓟饮子、导赤散用淡竹叶。而竹叶更长于清心胃热，凉上焦风热，所以竹叶石膏汤或银翘散常用到它。

小指月又问，那竹叶卷心呢？我看你治疗一些温热病发热的孩子，不爱喝药的，你就叫大人们采点竹叶卷心，加点冰糖，熬的水味道淡淡的，非常可口。孩子一喝热就退了，心也不烦了，晚上也不闹夜了。

爷爷说，是啊，你看这竹叶卷心卷成像心一样，还没有完全放开，它善入心经，清心泻火的功能更强，常用于治疗温病高热，心烦躁。所以你看热陷心包，神昏哭闹的孩子，清宫汤里就用竹叶卷心配连翘心和莲子心。

小指月说，我明白了，爷爷，宫乃心之宫城，即心包也，用竹叶的心来通人的心，同类相投，以心入心，善清心包之热，导热下行。

随后小指月在小笔记本中写道：

《温病条辨》记载，银翘散治太阴风温，温热，冬温初起，但热不恶寒而渴者。连翘 50 克，金银花 50 克，苦桔梗 30 克，薄荷 30 克，竹叶 20 克，生甘草 25 克，荆芥穗 20 克，淡豆豉 25 克，牛蒡子 30 克。上杵为散，每服 30 克，鲜苇根汤煎服。

《医方简义》记载，导赤散治心移热于小肠，口糜淋痛。淡竹叶二钱，木通一钱，生甘草八分，车前子（炒）三钱，生地黄六钱，水煎服。

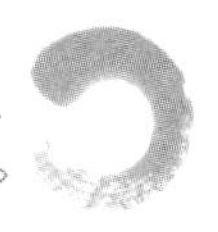

◎清心除烦治失眠

有个读书人，因为长期用心脑太甚，熬夜看书，思虑过度，最后导致心中烦热，睡眠不宁，读书读不进去。晚上做梦都是在考试，脑子想停下来却停不住，这样搞得白天没精神，读书效率大减。

他说，老先生，你看有没有简单的偏方，不用煎汤喝药，就搞点泡茶方或者煮水方，这样好省点时间读书。爷爷笑笑说，年轻人别那么急，跑得快不如跑得久。有句话叫什么，三更灯火五更鸡啊。

这读书人一提到书，他就来了精神，随口吟诵道：

苟有恒，何必三更灯火五更鸡。

最无益，莫过一日曝之十日寒。

爷爷听后，点点头说，你看这弓拉满了必断，人过急过快了必生病。欲速则不达啊！你想读书读得快，你这身体一旦吃不消，生病了，反而速度变慢。

这读书人说，那我该怎么办呢？爷爷说，读得快，不如读得久，你看龟兔赛跑谁最后赢，不是快的赢，而是匀速慢慢前行的才笑到最后。

这读书人听后，点点头说，老先生所言甚是。晚辈回去后，必当少熬夜，早睡早起，把身体搞好。爷爷又问，平时尿黄不黄啊？这读书人说，有点黄。

爷爷便说，那你回去用点淡竹叶和酸枣仁两味药煎汤就行。结果这读书人就用这么简单的小偏方，喝了两天，晚上睡觉就好了，心也不烦了，尿也不赤了。

《本草纲目》记载，淡竹叶去烦热，利小便，清心。

小指月说，爷爷，这小偏方从哪里来的啊？爷爷说，你去看看《慎斋遗书》，爷爷在那里做了点笔记。

小指月打开《慎斋遗书》，发现里面记载道：凡人夜间多思，致睡不宁者，淡竹叶、枣仁二味煎服即安。

◎小儿夜啼

《名医别录》记载，竹叶主胸中痰热，咳逆上气。

有个 2 岁的小孩子，白天睡觉很好，一到晚上就啼叫哭闹，或者时哭时止，有时整夜都哭。既没有着凉，也没有挨饿，怎么会通宵达旦哭呢？这必有原因。

爷爷问，孩子的脸这么红赤，尿是不是很黄啊？这家人说，没错，没错，从出生到现在，这孩子尿一直很黄，没有清白过。

爷爷说，奶粉不要太浓。这家人说，为什么，不是浓一点孩子长得壮一点吗？

爷爷说，搞得太浓了，身体就容易有积热，身体一有积热，就容易生病，身体一生病，身体反而长不好。这家人说，那该怎么办呢？

爷爷说，给孩子吃得淡一点，奶粉少放一点，搞得清稀些。清淡点的食物，孩子吃了后，容易排大便，体内不容易有积热，小便也不会那么赤。

小指月说，爷爷，这孩子晚上啼哭、心烦是怎么回事呢？爷爷说，诸热瞀瘛，皆属于火。诸躁狂越，皆属于火。诸水液浑浊，皆属于热。

小指月点点头说，我明白了，这孩子脸上红热，小便又赤涩，心其华在面，与小肠相表里，这都反映他心胸一片烦热。上面通过脸来散热，下面通过小便水道来泻热，但仍然排泄不了，所以晚上就哭闹不止。

爷爷听后点点头说，没错，那如何用药呢？上面透热外出，止夜啼；下面又能导热下行，利小便。小指月说，有了，用蝉蜕，能够散风热，透热外出，又能定惊，止小儿夜啼，再加点竹叶导心经之烦热从下面水道利出，这样上透下利，心胸就不再烦热，就不会再闹夜了。

爷爷听后点点头说，没错，就用这小招法。抓一把蝉蜕，再采一把竹叶，放在一起，煲水代茶饮。这孩子喝后，小便马上清稀了，心也不烦了，晚上睡得很安静，也不再闹夜了。随后小指月在小笔记本中写道：

《药品化义》记载，竹叶清香透心，微苦凉热，气味俱清。经曰治温以清，专清心气，叶锐能散，味淡利窍，使心经热邪分解。主治暑热消渴，胸中热痰，伤寒虚烦，咳逆喘促，皆用为良剂也。又取色青入胆，气清入肺，是以清气分之热，非竹叶不能；凉血分之热，除柏叶不效。

7、鸭跖草

◎从药物的生长环境领悟它的功用

《日华子本草》记载，鸭跖草和赤小豆煮，下水气湿痹，利小便。

《濒湖集简方》记载，治小便不通，鸭跖草、车前草各一两捣汁，调入少许蜜，空心服用。

小指月跟爷爷到菜地里锄草，几天没来菜地，菜地里的野草长得比菜还快。农民都把这鸭跖草看成是蔬菜的祸害，见到就欲除之而后快，稍微不注意，田头水沟边又长满了。这些农民在锄草，而小指月在采药，为什么呢？

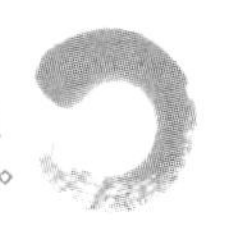

在你眼中是草，在明眼人眼中可能就是药。山中无闲草，识者都是宝。

爷爷在那边边挥着锄头，边跟指月说，指月啊，多捡些鸭跖草，山下放牛的老王，最近脚肿，我们用得上它。

小指月说，好的，爷爷，这一捡就一大捆，够他用好几天。小指月就说，爷爷，为什么这些新鲜的青草药比晒干的还好呢？

爷爷笑笑说，晒干了方便保存，真正在民间要用好草药，用新鲜的比干品更容易见效。前几天我们不是给那大叔一把鸭跖草吗，叫他和赤小豆一起煮，喝下去，他的尿道炎还没好彻底，小便时还是涩痛，尿还是黄。后来叫他自己去采新鲜的，这新鲜的鸭跖草和赤小豆配在一起，喝了就管用，效果好得很，黄的小便马上变清了，本来小便不顺畅的，现在很顺畅。所以，若要说清热解毒、利尿通淋，这新鲜的青草药是最好的，晒干了，功效要大打折扣啊！

小指月听了点点头说，难怪以前药书里记载的很多草药，效果那么好，原来是古人采新鲜的草药给病人服用。现在一方面找不到道地的药材，另一方面又用不到新鲜的草药，即使辨证准确，用古方偏方，发现效果也没那么理想，道理居然都在这里。

爷爷听后说，是这么回事。古代的医生都是自己采药，医药不分家，你看孙思邈自己采药给人治病，自己著书立说，流传后世。你只有熟悉草药的生长特点，才能够充分发挥这草药的特长。比如说这鸭跖草，如果只看教科书里写的，你自己没有去采集过，你永远都不知道这鸭跖草喜欢长在什么地方。

小指月说，爷爷，我知道，这鸭跖草喜欢长在潮湿多水的地方。你看这叶多肥厚，这根茎含有多少水啊！爷爷又说，你既然看到了这个特点，能否推导出它的一些功效呢？

小指月说，凉利之药生湿地。这鸭跖草正是偏凉、偏通利的，能够把火热降下来，通过它的甘淡味，打开水道，利水下行，从而达到消肿降热的效果。所以鸭跖草既可以治疗湿热水肿，尿少，也可以治疗急性尿路感染，尿赤，尿涩痛，它可以清热利水以消肿。鸭跖草生在水边，功能清热泻火，利水消肿。其性甘淡偏寒凉，所以脾胃虚弱的人要少用。

爷爷听后点点头说，没错，学中药就要到大自然中去，就像临证就要跟病人面对面地交流。学医你起码要懂得向三方面学习。

小指月说，哪三方面呢？爷爷说，第一，向大自然学习造化之理，学习药物的神奇。第二，向病人学习，学习疾病是怎么发生发展的。第三，向书本学习，

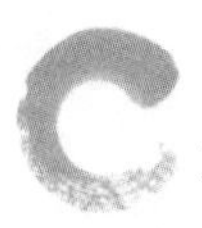

学习古圣先贤的宝贵经验与教训。小指月听后点点头，然后在小笔记本中记道：

《泉州本草》记载，治五淋小便刺痛（急性尿路感染或结石），但见小便黄赤者，用新鲜鸭跖草嫩叶 120 克，捣烂加开水一杯，绞汁调蜂蜜服，每日 3 次。体质虚弱者药量须减半。

◎鸭跖草拾珍

洪竹书经验 一味鸭跖草绞汁治疗小儿夏季热

王某，男，3 岁。患儿入夏以来长期发热，昼轻夜重。近几天伴见嗜睡，烦渴，汗少，尿微黄而长。已在当地住院 10 余天，曾用青霉素、链霉素输液等治疗，但热势仍在 36.5～40.2℃。特邀洪老出诊。

洪老说，此乃小儿夏季热（暑热）。治以鲜鸭跖草 1250 克，洗净切碎，用纱布包裹压榨取生汁 200 毫升，加白糖适量搅匀频饮。是日下午，患孩服药汁 200 毫升后，入夜逐渐热势下降，口渴次数减少。次日继用药汁 200 毫升后，患儿精神转佳，热减身和。5 日后随访，患孩玩笑如常。

指月按：鸭跖草，新鲜绞汁效果好。小儿夏季渴，发热，汗少，脉数，尿黄，此草绞汁清热生津，治疗小儿夏季热效果好。

孙秉华经验 口疮简效法

鲜鸭跖草不去茎 30～50 叶，煎汤服，每日 2～3 次。小儿用量酌减。治疗口腔溃疡效佳，其他炎症也可以用。季某，男，3 岁。患儿舌边左侧有一个小瓜子大溃疡，舌尖和右腮部两处小溃疡点。用上法 3 日而愈。

鸭跖草又名竹叶草，是鸭跖草科的植物，不是鸭舌草，勿误用。孙氏用此草多年，家植小圃，周围数里病人来求方。根据多年经验，用鲜草连茎叶煎汤内服、含漱效佳。但此草不易保存，如成枯草状则效差。

指月按：诸痛痒疮，皆属于心。各类疮痛炎症，但见心火亢盛，其小便必黄赤，用一味鸭跖草，能清热解毒，利尿凉血，导水热下行，其炎症火势自泻。

8、栀子

◎脚崴伤，栀子良

《救急方》治烧伤，栀子末和鸡子清调匀敷之。

《濒湖集简方》治折伤肿痛，栀子、白面同捣，涂之。

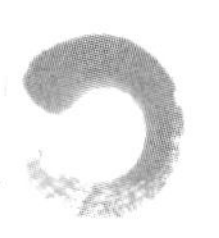

爷爷和小指月采完药，准备回竹篱茅舍。爷爷见指月打了个呵欠，便说，指月啊，可要留神哦，小心平地绊脚翻跟斗。小指月说，没事，爷爷，这山路我都走了N遍了，哪个地方有沟沟坎坎，我闭着眼睛都能跳过去。

指月漫不经心，边走边在想这鸭跖草还有什么神奇功效，它一定还有很多古籍里没有记载的功用。还没走多远，这脚就踩空了，一滑，整个药篓子都摔到山沟里了。哎呦！我的脚啊！

爷爷在前面回过头来，看到指月一屁股坐在地上，边摇头边说，都跟你说走路要小心，怎么可以分心呢？小指月慢慢站起来说，爷爷，我脚崴着了，好痛啊！

爷爷说，你试着深呼吸几下，看看有没有内伤。指月闭上眼睛，深呼吸了几下，说，没事，爷爷。原来一般跌损，你想看自己有没有内伤，可以深呼吸，如果呼吸不利的话，说明里面就有可能有血瘀气滞，要赶紧用药去调理。

爷爷说，还好只是一个小小崴脚，下回可要当心了。山路专门欺负那些心不在焉的人。那些专心走路、脚踏实地的人，山路为他们而开。

这时爷爷背起小指月就往竹篱茅舍走去，并顺手在路边采了一大把栀子。

爷爷说，指月啊，你看治这脚崴伤，什么方法最快？小指月说，爷爷，这都明摆着，你采那把栀子，就把答案告诉我了。

《本草纲目》记载，栀子治吐血、衄血、血痢、下血、血淋、损伤瘀血，以及伤寒劳复、热厥头痛、疝气、汤火伤。

爷孙俩哈哈大笑，好像完全不把这脚崴伤当回事。这种小小病痛只能作为行医路上的垫脚石，成为提高遣方用药技能的一种训练。

所以爷孙俩都用一种平常心来看待疾病。一回到竹篱茅舍，爷爷就把栀子捣烂研末，然后打个鸡蛋，用蛋清调成糊状，给小指月的脚敷上。

指月说，爷爷，这药敷上就非常清凉舒服，刚才肿痛的感觉没有那么厉害了。

爷爷说，明天你的脚就能好个五六成，不过要彻底好，还得三五天以后，别急着走路。小指月点点头说，爷爷，我是在想，这次因病又得到了一些思路。我感到气血并走于上，下盘就空虚，容易崴脚。

爷爷说，这也没什么好说的啊，都是很平常的道理。你看很多崴脚的人都是气血并走于上，走路、说话分心，不肯脚踏实地走路。所以我让你走山路时别急着背书、讲话，安于当下很重要。

小指月说，爷爷，我说的只是一个引子，好戏还在后头呢！我在想，这气血并走于上的高血压，该怎么治呢？不是简单的平肝降压，一定还要配些补腰肾、引气血下行的药。这样下盘牢固，气血就不会那么容易往上飙，头脑也没那么容易充血。爷爷听后，点点头说，这个收获算是一个惊喜。

小指月说，所以我想明白了，为何爷爷治疗血压偏高，头晕耳鸣时，会用些杜仲、桑寄生、牛膝这些壮腰膝的药，既可以补肝肾，令精血充足，又可以助肝藏血，肾藏精，把气血收引下来，让腰脚走路有劲，气血不往上飘。

爷爷听后，再次点点头，他知道小指月已经慢慢学会触类旁通的中医思维了。

小指月又说，爷爷，你怎么知道我要崴着脚，提醒我要小心呢？

爷爷说，我一见到你打哈欠，还没到晚上就打哈欠，肯定最近用功过度，身体疲劳，身体提醒你要好好休息了，人在疲劳状态，反应能力要慢好几个节拍，所以你一个反应不过来，就崴着脚了。

小指月说，哦，我明白了，还是给爷爷瞧出了蛛丝马迹。爷爷哈哈一笑说，所以马路第一杀手，不是醉酒，不是超速，而是疲劳驾驶。同样，身心健康的第一杀手，不是喝酒抽烟，也不是拼命工作，而是疲劳工作，疲劳生活，长期疲劳得不到很好的休息，这样小病都会拖成大病。

所以你今天真正的收获，不在于栀子治崴脚的小偏方，也不在于用补肾的思路来引气血下行降血压，而在于懂得如何调控好自己身心，不要让自己处于疲劳采药、疲劳读书的状态。这样的状态，学习、工作效率都很差。只有把身体调到精气神充足，做事才能尽善尽美。有一分的精神干一分的事业，有十分的精神才能干好十分的事业。

随后小指月在笔记本中记道：

原明忠老中医临证善于外用栀子。

（1）治碰伤、挫伤所致瘀血肿痛。栀子（用量视伤处大小决定）一味，捣细末，用沸水调成稠糊状。2 天以内的局部瘀血肿痛，用上药涂局部 3～5 毫米厚，数小时干燥，取下再加开水还可使用。每日敷 3～4 次；2 天以后的局部瘀血肿痛，加白酒一半调成糊状，用法同上。一般轻者 2～3 天可消肿，瘀血吸收，重者 4～5 天可愈。

（2）治烧伤、烫伤（轻度、中度）。栀子一味捣为细末，用沸水调成糊状，放凉后，涂局部 2～3 毫米厚，待蒸发干燥后，取下还可再用。能较迅速止痛。每日涂 3～4 次，数日可愈。

（3）治浅静脉炎，静脉注射药物刺激血管导致静脉炎，呈条索状红肿疼痛。栀子一味，捣细末，米醋调成糊状，涂敷局部，每日 3～4 次，连敷 5～7 天，轻

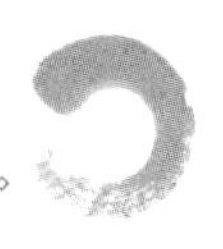

者1~2天就见效。

（4）治痄腮（腮腺炎）。栀子捣细末，米醋调成糊状，涂患处，约1毫米厚，干则再涂，每日7~8次，连用3天，可消肿止痛。

（5）治火丹毒、火热疼痛。栀子为细末，用沸水调成糊状，临用时可加少许冰片（研细）和匀，涂患处，止痛较快。

◎栀子清三焦火

有个病人，是个电焊工，以前每次电焊时都戴上面罩，防止强光刺激眼部。有一次他忘了戴面罩，自以为没事，虽然只焊了半个多小时，但焊完后，他就觉得有点不太对劲，怎么眼睛有点睁不开，干涩干痛，还有点火烧火辣辣的感觉。

他赶紧回家，家人说，以前眼睛红肿热痛，用桑叶煎水洗眼很快就好。于是家人赶紧去采来一大把新鲜桑叶，熬成汤水给他洗眼。洗完后觉得有点缓解，但还是疼痛难忍，他就早点去睡觉。第二天睡醒，整个眼睛发红，像兔子眼一样，再用桑叶熬水洗眼，居然没有效果了。

第二天晚上就开始烦躁发热，连觉都睡不好，整夜口干舌燥，多次起来饮水却不解渴，排小便也不顺畅，而且小便又黄又赤。第三天他就意识到问题不轻，为了不影响接下来的工作，得赶紧找医生去。于是他敲开了竹篱茅舍的门。

小指月把完脉后说，爷爷，这脉浮取沉取都长大有力，而且脉数跳得快。爷爷说，这是热蕴三焦成火毒。

小指月说，上焦眼红，口气都是热的，中焦口臭口苦，饮水不解渴，下焦尿黄尿赤，这种一派三焦热盛烦躁之象，看来要清降三焦之火啊！

爷爷又问，大便每天通不通畅啊？这病人说，每天都排一次大便，还可以。

爷爷说，如果大便不畅，当先通腑。如果大便畅，就直接清三焦火热。指月，你说，有哪味药清三焦火热效果比较好？

小指月说，清三焦火毒炽盛，莫过于栀子了。爷爷点点头说，为什么呢？

指月说，栀子似心，归心、肺经，善于清胸膈中郁热，所以栀子豉汤治疗虚烦不得眠。同时，栀子色红黄，善于清热利湿，退肝胆脾胃中焦湿热郁蒸之黄疸。所以古方茵陈蒿汤用栀子，以其善于清利中焦湿热。

再者，栀子善于降火，导热从小便泻去，它能从上往下把热火降入三焦水道，通过小便排出体外，让黄赤的小便转为清白。所以治疗各类膀胱炎、尿道炎的古方八正散里头用到栀子。

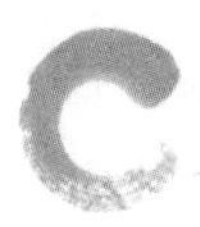

爷爷听后点点头，他知道小指月这段日子读古籍没有白读，一味药就能把一大串的古方联系起来，这样药物学到了，古方也学到了。爷爷又说，那就选用一个能够清三焦火毒热盛的方子吧。

小指月说，我知道，就用黄连解毒汤，里头用黄连、黄芩、黄柏清上中下之热火，配合栀子来清泻三焦之热火，引邪热火毒从小便而出。《内经》说，诸逆冲上，皆属于火。所以凡眼中结膜发炎，目赤肿痛，口腔、鼻腔炎热肿痛，以及咽喉红肿热痛，甚至中耳炎、鼻窦炎，但见脉势弦实有力偏数者，都是三焦热盛，这时栀子均可放胆使用。

于是给这电焊工开了 2 剂黄连解毒汤。1 剂下去，眼就不红赤热痛了，2 剂下去，尿由赤热转为清白，晚上安然入睡，不再烦躁干渴。

随后小指月在小笔记本中记道：

朱丹溪说，栀子大能降火，从小便泻去。所以栀子清三焦火，上能清心肺热，中能清肝胆脾胃热，下能清膀胱水府热，又能引众热下归水道，使浊火下排，不上炎上扰，自然神明清静，身心和调。

◎栀子拾珍

朱致纯经验

鼻衄一证，大多为火行血燥，迫血外溢，上出于肺系而为鼻衄。湖北省黄石市中医院朱致纯老中医常用栀子、生地黄、麦冬配伍治疗上证无不灵验，治愈者不计其数。朱老认为衄之大法在于清火凉血，并指出：清火则火不行，凉血则血不燥，火不行、血不燥则鼻衄必止。

章次公经验

栀子之解热，久为世医所乐道，而止血尤为其特长。忆某杂志载一贾人，以操劳过度，偶晨起微感满闷，比薄暮呕血如泉涌，杂以紫黑块，约三四器，延医诊之，见其两颧绯红，唇燥口渴，脉搏甚疾，吐后胸中反觉清爽，即为之注射凝血酶止血针，且令内服止血药，均无其效。当此思穷技竭，医者偶以黑山栀一两，试令煎服，讵一服而呕血即止，再服而诸证云散。翌年以嗔怒故，旧疾复发，乃更服栀子而止。方书中如《易简方》《经验良方》亦以栀子为止血之良剂。栀子止血之奇效，诚有足多也。

指月按：吐衄必降气，上越令下行，栀子能引三焦火热上越之势下行，所以善于治疗头面五官各类火毒上攻出血诸症。

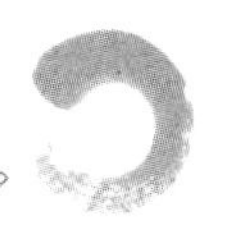

张德林经验

热郁胸痛用栀子、杏仁按 2∶1 配伍，研为细末，加白酒调为糊状，于睡前外敷于膻中穴，用汗巾捆好，隔夜取下，局部呈现青紫色，闷痛即止。曾治一男性，心中虚烦懊憹，身热不去，胸脘闷痛，连服 2 剂栀子豉汤，收效甚微，外用敷贴 1 次，闷痛立止。

指月按：外治之理即内治之理，外治之药即内治之药。若辨证准确，其效立显。胸膈郁热，可用栀子豉汤。

《丹溪纂要》载：胃脘火痛，大栀子七枚或九枚，炒焦，水一盏，煎七分，入生姜汁饮之，立止。刘河间《素问病机气宜保命集》载有越桃散一方，治下利后腹中虚痛不可忍者，方用越桃（即栀子之大者）、高良姜各三钱，研，米饮或酒调下。王旭高释曰：栀子从肺入肠泄其郁热，良姜宣发胃阳，辟除冷积，阴阳和，痛立止。此方不仅用于下利后腹中虚痛，只要痛因寒热混淆者，投之咸宜。近世名医程门雪尝用此方治腹痛，足见其疗效可靠。

指月按：胃痛须分寒热。若胃中热痛明显，烦躁口干，睡卧难安，栀子可清胃热而镇痛。配合生姜汁，能够开胃气下行之路。但要注意，栀子虽然是一味非常好的镇痛药，但必须是脏腑、经脉因火郁作痛才可酌情使用。如若寒热夹杂，可用栀子配合姜、桂、附，寒温并用，令气血通和，解除寒热搏结作痛。

赵荣胜经验

治顽固性痛经时，每于方中加栀子一味，多获良效。栀子既是清热利湿之佳品，又是解郁化瘀止痛之良药。如《伤寒论》中用栀子豉汤治“心中结痛”，丹栀逍遥散解肝经火郁作痛，民间治跌打挫伤肿痛常用生栀子末调鸡蛋清外敷等。故发前人之意，移治痛经，多年应用，每随栀子用量增大而效果更佳。对寒凝血瘀者，与姜、桂配伍，恒用 30～50 克。

乔某，30 岁。患痛经 4 年，进行性加剧，遇寒尤甚。近年来，每次行经须卧床休息，痛甚则恶心呕吐，汗出肢冷。月经周期正常，持续 4 天，量偏多，色紫黑，有血块。平时畏寒，少腹坠胀，大便质稀。苔薄白，脉沉弦。B 超检查：左侧巧克力囊肿（5 厘米×5 厘米×5 厘米）。西医诊断为子宫内膜异位症。结婚 3 年未孕，其丈夫精液检查正常。予以少腹逐瘀汤加栀子 40 克，令其每周服 3～5 剂，经期每日 1 剂。病人连服 50 余剂，痛经基本消失。后受孕，顺产一女婴。

指月按：瘀去新生，少腹逐瘀汤祛逐寒瘀之力有余，清局部郁热之力不足。而局部寒瘀日久，容易化热，这些热结就必须靠栀子来清泻。这样寒瘀得通，热结得清，子宫清宁，易于种子受孕。

9、夏枯草

◎防暑热，夏桑菊

每年在酷暑烈日下军训，总有学校里的一些学生因中暑晕过去，还好有惊无险，都能及时救治过来。但军训又不可废，于是学校的训导老师便敲开了竹篱茅舍的门，请爷爷出出主意。

爷爷说，暑热难耐，出汗过多，容易津伤燥渴。人体气津两伤，很容易就被暑热趁机而入，热扰心神，就容易中暑神昏。

训导老师说，那该怎么办呢？有没有办法可以防治中暑呢？爷爷说，可以搞点消暑茶，学生们在军训期间多喝这种清暑凉茶，一方面出汗不会太多，另一方面小便可以排得畅，这样身体的热气可以通过水道导出体外。

训导老师听后就露出了微笑，说，我就是希望老先生能配个防止暑热的保健茶饮方，可以在军训期间给学生们使用。

爷爷点点头说，这个简单，就用民间传统古方夏桑菊。训导老师说，什么是夏桑菊呢？

小指月说，夏桑菊由夏枯草、桑叶和菊花三味药组成，这是民间夏暑热盛时最佳的保健茶饮方。

训导老师说，这三味药有什么作用呢？小指月说，夏枯草能清肝胆之热，桑叶能清肺热，菊花禀秋金之气，能够平降周身之热，这样肺气肃降，则诸经之热莫不通归水道，下走膀胱，而且三味药都可以清热解暑。

训导老师说，太好了。然后回去每隔一两天就熬一大锅夏桑菊茶，拌些冰糖进去，人喝了在暑热中也没那么烦躁，学生们反馈口感又好。整个军训期间，居然没有一个人再因为中暑晕倒。

爷爷便说，这民间茶饮方夏桑菊是个宝啊，能够给暑热难耐的岭南人带来一片清凉。然后小指月便唱起清凉歌来：

清凉月，月到天心，光明殊皎洁。今唱清凉歌，心地光明一笑呵。

清凉风，凉风解愠，暑气已无踪。今唱清凉歌，热恼消除万物和。

清凉水，清水一渠，涤荡诸污秽。今唱清凉歌，身心无垢乐如何。

清凉，清凉，无上究竟真常……

◎目珠痛的良方

黎居士《易简方》，夏枯草治目疼，用砂糖水浸一夜用，取其能解内热、缓肝火也。

《简要济众方》补肝散，治肝虚目睛疼，冷泪不止，筋脉痛，及眼羞明怕日。夏枯草半两，香附子一两，共为末，每服一钱，腊茶调下，无时。

有个商人在淘宝网上卖各类茶具，经常要对着电脑，两年下来，眼睛不时干涩疼痛，用了眼药水就好些，或者搞点枸杞子、菊花泡茶，喝了也好些。这一次生意繁忙，日夜下单发货，觉没睡好，眼睛疼得厉害，半边头都难受，晚上疼得更厉害，根本没法睡觉。他先用眼药水效果不理想，再用桑叶煎水洗眼，稍微缓解，疼痛后又加重。治了一个多星期，还是没好。他不得不敲开了竹篱茅舍的门。

爷爷把脉后说，你肝脉弦数，最近是不是烦心事多啊？这商人说，是啊，最近因厂家质量原因，经常有退货的。加以生意做得大了，里里外外都要管，又雇了两个员工，跟他们不太合得来，又闹了几次不愉快。有没有好的治眼睛方子？

爷爷说，你要把觉睡好，睡觉才养眼，药物只能作为辅助。他点点头说，这个我知道，但最近就是想睡也睡不着，烦得很。

爷爷说，这个很简单，指月啊，肝脉弦数怎么办？小指月说，弦主肝胆病，肝胆以疏泄条达为快，所以可以用行气之药把弦硬之脉顺开。

爷爷又问，那弦中带着数象呢？小指月说，弦中带数象是肝郁化火。

爷爷说，这种肝气郁结化火，哪味药既可以消肝中郁结，降泄火热，还可以明目、消目珠痛呢？小指月说，就是夏枯草，散结消肿，清热泻火，清肝明目。这一味药把三大问题都解决了。夏枯草性味苦辛寒，入肝、胆经，功能清肝散结。《本草正义》云其“善于宣散肝胆火之郁窒，而顺利气血之运行。凡凝痰结气、风寒痹着，皆其专职”。所以夏枯草能清肝散结，凡肝经所过之处有热结，比如肝气郁结化火引起的睾丸炎及颈、腋下或腹股沟淋巴结肿，乃至乳腺小叶增生或者眼目肿胀，常以夏枯草为主药，常用量 30 ~ 60 克，并随发病部位而加味。

爷爷点点头说，没错，夏枯草得夏至而枯，还可以引阳入阴，再找一味可以理顺肝中气机的药即可。小指月说，气病之总司香附是也。

爷爷说，就这样，用夏枯草、香附，配点甘草，打成粉服用。

这商人带药回去后，当天服用，眼睛就不痛了，晚上睡了个好觉，将近十天没休息好，这一觉通通都补回来了，睡醒后那种眼珠胀痛之感也不见了。

真是辨证对位才是好药啊，没有辨证用药对位，再好的药也等同草芥。而辨证用药对位，寻常的毛毛草草居然是治病的法宝。

随后小指月在小笔记本中写道：

《本草纲目》记载，一男子目珠疼痛，晚上加重，疼痛连到眉棱骨和半边头部，先用黄连膏点眼，疼痛反而加重。肝开窍于目，后来医生又用艾灸之法，灸厥阴肝经、少阳胆经，引火下行，疏泄肝气。痛虽然止住了，但半个月后目珠疼痛又发作。最后就用夏枯草、香附各 60 克，炙甘草 12 克，打成粉服用。才吃一两次，目珠痛就大为缓解，吃了 5 次就好了。

◎单味夏枯草汤治瘰疬

《本草汇言》记载，治乳痈初起，夏枯草、蒲公英各等份，酒煎服，做丸亦可。

《草医草药简便验方汇编》记载，治急性扁桃体炎，咽喉疼痛，鲜夏枯草全草二至三两，水煎服。

小指月边看古籍边说，爷爷，这夏枯草太强悍了，《神农本草经》里说它主寒热、瘰疬、鼠瘘、头疮，破癥，散瘿结气，脚肿湿痹。《本草从新》里说夏枯草治瘰疬、鼠瘘、瘿瘤、癥坚、乳痈、乳岩。好像从头到脚的包块肿结它都能管。

爷爷说，夏枯草，你只需要把握住它辛苦微寒的特点，虽然它治疗的功效很多，但总离不开“热郁肝经”这四个字。

小指月摸摸脑袋，笑笑说，爷爷总喜欢抓网眼。爷爷笑笑说，满架葡萄一根藤，满张大网一个眼。你不抓住网眼，这中医就没法学好。

小指月说，爷爷，我明白了，不管是脖子的瘰疬，乳房的痈肿，还有眼睛胀痛，以及周身的结核，或者身体的疮包，只要是肝脉弦数，肝郁化火的，都可以看成是肝气郁结的产物。这些瘿瘤瘰疬、淋巴结核不过是郁结的产物而已。

爷爷听后点点头说，中医就是这样认识疾病的，要看到疾病的因，就能够治疾病的果。小指月说，我知道爷爷为什么喜欢用夏枯草了。

爷爷说，为什么呢？小指月说，夏枯草禀纯阳之气，得夏至一阴生即枯，故有夏枯草之名。气纯阳，它就带有辛散之力，能够散结消肿。中医认为凡结者散之，如何把结散开呢？凡各类肿结包块，得辛则散，也就是说夏枯草能够以它温和之气，消散坚凝，疏通郁滞。

爷爷点点头，又说，郁滞可以疏通，可这些局部的瘀化火当如何解散呢？小指月又说，这就是夏枯草最大的特点，是其他清热泻火药所不能及的。它在散结

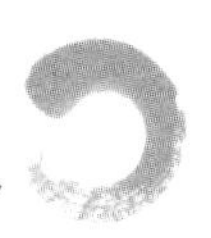

消肿的同时，还能够清热败毒，能够降泄郁结之火。这样一方面打散郁结之气，一方面降泄郁结之火，此即夏枯草之所以能够治疗各类郁火包块肿结的道理。

这时有个男子敲门进来。小指月一看，是上周来治脖子肿块的病人。原来这病人提了很多礼物来竹篱茅舍，为什么呢？

这病人说，感谢老先生，这脖子肿块都快吓死我了，老先生真是神医啊，我就吃了一周的药，这脖子的肿块消散得干干净净。

原来爷爷给他用的就是单味夏枯草汤。《摄生众妙方》记载，单味夏枯草汤治瘰疬马刀，不问已溃未溃，或日久成漏。夏枯草六两，水二盅，煎至七分，去滓，食远服。虚甚当煎浓膏服，并涂患处，多服益善。

不管是乳痈、目胀，还是扁桃体发炎、咽肿，或者是瘰疬、淋巴结核，只要是肝气郁结，这些痰火都会在局部打结，成为肿结包块，都可以通过一味夏枯草来疏散降泄，使结者得散，火者得降。

因为这些都是肝气郁结的产物，虽然病变部位、形态各不相同，但肝气郁结化火的实质却是一致的。所以用夏枯草辛能够散结，苦微寒可以解热，故能治愈一切热郁肝经的肿结包块。借助它善于散结解热之功，治无不效。

随后小指月在小笔记本中写道：

龚士澄老中医用夏枯草治肺结核效佳。民间有“大麦头子草”（因夏枯草之花形同麦穗，故名）治结核病的单方，每日用夏枯草 30 克，鲜草加倍，煎浓汁，加蔗糖和服，连服 3 个月可愈。

后遇一淋巴结核病人，胸透见肺脏呈炎症浸润，但尚未显潮热、咯血等症状。时值夏收，夏枯草随处可得，龚氏教其服用夏枯草单方 1 个月，颈侧淋巴结核（瘰疬）渐小渐软，触之滑动。既见效验，嘱续服 1 个月。三诊时，瘰疬基本消失，胸透无异常。由此可知夏枯草确有抗结核作用。所以龚氏治肺结核，不分证型，多以夏枯草入方。若只辨证，不辨病，则夏枯草与肺结核无涉焉。

◎顽固失眠调阴阳

一个失眠病人，换了很多医生，用了很多安神养心补肾的药，效果都不理想。

爷爷说，小病理脏腑气血，大病调阴阳升降。小指月说，那如何调阴阳呢？

爷爷说，为什么会老睡不着呢？小指月说，阳不入阴。

爷爷又说，为什么会阳不入阴呢？小指月说，这病人是个企业主管，经常用脑过度，心神安定不下来。

爷爷说，那如何引阳入阴，令心神安静下来，使阴阳气相互顺接呢？小指月就有点打结了，想不出来。

真正的中医就像禅客一样，每种疾病都可以层层剖析，并且给出恰当的建议和汤方。爷爷一直在训练小指月的这种思维，那就是临证多问为什么，读古籍多刨根问底。

这时爷爷便说，阳升太过，降不下来，是因为多动了心脑，就要靠多动手脚去平衡转移，让气机由上越转为下沉。你可以在闲余时间多种种花草，这样有助于你睡眠质量的提高。

这主管听后点点头说，是啊，大夫，我是喜欢种点花花草草，只是近来公司繁忙，疏于管理，以前我都会去花园里拔拔草，松松土，那样挺舒服的，可以缓解我一整天的疲劳。

爷爷随后说，脑力劳动过度引起的烦躁失眠，可以靠体力劳动去平衡缓解。

这个小指月最有体会了，每每读书困倦、读不进去的时候，爷爷就会叫他出去锄锄草，给药园松松土，给蔬菜浇浇水，这样一身汗出，所有读书的烦躁都一解而消，完全挥洒掉了。这样再捧起书本看时，心里惬意，又脑子清醒，就能读得进去，疲劳感通通都跑光了。

这时小指月问，该如何用药调阴阳升降呢？爷爷说，就用半夏配合夏枯草。

小指月说，太妙了，半夏，半夏，五月半夏而生，夏枯草，夏枯草，得夏至而凋，两个正顺接阴阳之气，这样就有阴阳相顺接之妙。

这主管当天吃完药后，一觉睡到天明，从来没有睡得这么好过。

随后小指月在小笔记本中记道：

《冷庐医话》卷三引《医学秘旨》云，余尝治一人患不睡，心肾兼补之药遍尝不效。诊其脉，知为阴阳违和，二气不交。以半夏三钱，夏枯草三钱，浓煎服之，即得安睡，仍投补心等药而愈。盖半夏得阴而生，夏枯草得至阳而长，是阴阳配合之妙也。

◎夏枯草拾珍

易聘海经验

鲁某，男，2 岁半。咽喉部有红丝斑点，口有异臭，声嘶，吞咽不利。遍觅良药，均以“慢性扁桃体炎”，非手术不能根治。发作时，即用青霉素、磺胺类药物稍能控制，久经治疗，反复发作，前来就诊。查素有大便黑结，舌红赤，指纹

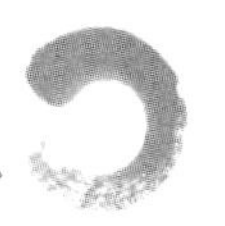

红活。凡咽喉之痰，多属风邪热毒，蕴积胸膈日久，以致气滞血凝发为喉痹。计喉风实有三十六症，病名虽繁，但总不外热毒为患。故此症属中医学“喉蛾”范畴，即投经验得效方，夏枯草30克，昆布9克，海藻9克，土牛膝9克，共奏消核破积、清热解毒之功。进4剂，诸症霍然，喉中斑点尽除，吞咽自如，仍用前方再进3剂，以固疗效。随访半载，未见复发。

指月按：顽固性咽喉痹痛，之所以久治难愈，是因为痰与热相搏结，所以用海藻、昆布软坚化结，用夏枯草清化痰热，土牛膝能将喉中痰热降下去，这样结散肿消痰热下，故咽喉吞咽自如。

吴启尧经验

重剂陈皮汤乃治疗乳腺增生病的经验方。运用此方加味治疗120例，疗效满意。

组成：陈皮80克，夏枯草、王不留行、丝瓜络各30克。热重者加金银花30克，蒲公英30克；湿重者加半夏15克，茯苓30克；胁胀甚者加香附15克，青皮15克；疼痛重者加延胡索15克，川楝子15克；苔黄厚腻加瓜蒌30克，川贝母15克；冲任不调加鹿角胶10克，菟丝子20克；病程较长，久治不消，加橘核30克，穿山甲15克，海藻30克，昆布15克。每日1剂，分早、晚2次服。15天为1个疗程。临床治愈81例，显效24例，好转9例，无效6例，总有效率95%。

指月按：蚂蚁虽小，量多却咬死象。陈皮虽平和，可量大却能将乳腺增生消除掉。所以说不要以为平和之药就忽视之，往往重剂能起沉疴、疗顽疾。特别是陈皮配夏枯草，理顺气机，化痰湿。所谓气血易理，痰湿难去。乳腺增生不外乎就是气滞湿痰阻，只要令气机流通，湿痰得化，病理产物分解，其结自散，增生可消。但治疗期间要清淡饮食，心胸开朗。这样就会少痰少郁，疾病好得快。

夏问心经验　夏枯草可治痔疮肿痛

夏氏幼年随父出诊，于病家处得一方，病者转相抄传，屡用屡效。该方以夏枯草为君，专治痔疮肿痛难禁。处方：夏枯草20克，皂角刺13克，蒲公英13克，鲜生地黄13克，赤芍10克，牡丹皮10克，槐花10克，苦参10克，熟大黄7克，金银花10克，炮穿山甲10克（杵碎），连翘10克，生甘草3克。此方配伍精当，夏氏临床40余年，用此方治疗痔疮肿大、疼痛、出血百余例（血多者去穿山甲，加炮姜3克），服之数剂，便可肿消痛定血止，确有近期良效。

指月按：痔漏、疮痈的治法思路大致相同，夏枯草不仅能散咽喉中的瘰疬瘿瘤郁热，也可以消肛门的痔疮郁热，故《神农本草经》言此药可以治疗鼠瘘。

10、决明子

◎添灯油与揭灯罩

有个读书人，常年醉心于书本，埋首于案牍，相信书中自有黄金屋，书中自有千钟粟，书中自有颜如玉。多年来却依旧贫困潦倒，每每黯然泪下，不得已还到外面打工，就为了生存。久而久之，用眼过度，加上黯然伤神，便染上了目疾，双目昏花，视物不清，多方求医不效，又困于囊中羞涩，便不再求医问药了。

有一天，爷孙俩正采药去，路上碰到这个读书人，这读书人惊讶老先生视力这么好。一部小小的草药典籍，全是蝇头小字，老先生翻开来指指点点，给指月讲解，既没有把眼睛凑上去看，更没有戴上老花镜，视力居然不亚于儿童。

读书人便上前行礼作揖，问道，老先生视力如此之好，敢问有何养眼妙方？爷爷一看这读书人神思沮丧，眼睛眯成一条线，便知道他有眼疾隐患。

爷爷说，灯火无油暗不明，明灯加罩光不显。这读书人听后一震，说，好厉害的老先生，一眼就看穿我心中隐忧，而且知道我目暗不明的原因。

灯火无油即经常熬夜，暗耗肝肾阴血，肝开窍于目，当下面肝肾阴血消耗太厉害时，上面眼睛视力就会减退。明灯加罩是肝气郁结，愁思太多，这郁结之气就像一个罩一样，把肝经堵得严严实实，使肝之精华上朝于目的功能减退，所以光华不外现。

读书人又问，老先生可有何保健养生良方？爷爷随后吟出一首诗曰：

老翁八十目不瞑，日书蝇头夜点星。
并非生得好视力，只缘常年食决明。

读书人说，什么是决明啊？

小指月说，决明就是决明子，是治眼疾的圣药。你瞧那边山脚下，长得像豆一样的草药，它结出来的种子就叫决明子。《神农本草经》记载，决明子治青盲，目淫肤赤白膜，眼赤痛，泪出，久服益精光。黄宫绣说，决明子乃治目收泪要药。

随后小指月便教这读书人如何泡决明茶，要把决明子炒熟，泡出来的茶有一股类似咖啡的味道，喝了脑清目明，大便顺畅。

爷爷接着又说，看你的脉象，尺部不足，肝部郁结，典型肝郁肾虚，所以除了服用决明茶以治其标外，还要服用解肝郁的逍遥散与养肾精的六味地黄丸，才

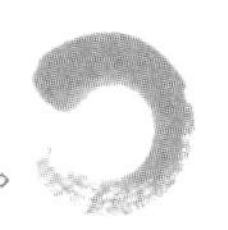

能根治眼疾。这读书人听后就买来这两种中成药，配上这决明茶，很快眼睛就恢复了明亮，身体也恢复了精神。

小指月说，爷爷，这六味地黄丸是不是给他添灯油啊？爷爷笑着点了点头。

小指月又说，爷爷，那这逍遥散是不是给他解肝郁、揭灯罩啊？爷爷又笑着点了点头。随后小指月在小笔记本中写道：

《本草述》记载，有一十余岁的童子，向来有目疾，又因为一次鼻子出血，导致肝肾亏虚，因此目赤痛，于是用六味地黄丸，加入决明子，效果甚速。

小孩一般少有七情郁结，所以仅添其灯油，其火立旺，滋其肝肾，眼睛立光。若是大人，平时情志不达者，必兼以疏肝达郁，方能根治其眼疾。

◎大便秘结引起血压高眼花

有一老爷子，老伴先他而去，这对老夫妻感情一向很好，老爷子本身性格就比较脆弱，终日以泪洗脸，痛不欲生。况且这老爷子血管硬化，几年前就有高血压，平时大便也不通畅，这次郁郁寡欢，暗耗心血，肠中就更加燥结，大便更不通畅了。儿女们没有不担忧的，轮流开导他。有一天这老爷子居然眼睛完全花了，连电视都看不见了。眼睛看不见东西，走起路来，一不小心跌倒了，摔骨折了，撞破头了，那可咋办呢？于是这家人便带着老爷子敲开了竹篱茅舍的门。

小指月在把脉，爷爷说，你们最想治什么呢？这家人说，我老爸眼睛花了，走路都怕，我们急着要把眼睛治治。

爷爷说，老人家肝脉弦硬，肝开窍于目，眼睛的问题要调肝。这家人说，没错，我爸高血压好多年了，经常吃降压药才勉强控制住。

爷爷接着又说，降压降的是标，要想想为什么肝脏压力大，血管压力大？

这家人从来没想过这个问题。爷爷又说，指月啊，你看他的舌头和咽喉。小指月一看，老爷子舌面苔白，比较干，咽喉部隐隐充血，舌尖也红。

爷爷接着说，大凡咽喉部充血的病人，大便通常会感到困难，因为浊火下不去，必反弹到咽喉上来。这家人听后，竖起大拇指说，老先生真神医啊，我父亲这几天就便秘得厉害，以前就有便秘的习惯，只是没有这几天这么厉害。

爷爷点点头说，若要长生，肠中常清；若要不死，肠中无滓。肠道堵得严严实实，五脏六腑压力大，便秘很容易加重高血压，使得脑充血。所以减压的捷径，就是要懂得通便，这大肠秘结才是血压往上飙升、肝阳上亢的幕后主谋啊！而肝阳一往上亢，浊阴降不下来，蒙蔽在眼睛就会头晕目眩，看不清。

小指月听后点点头说，爷爷，我明白了。眼睛看不清，要治肝。血脉硬化、血压高，要治肠。肠道通畅，肝脏压力减，肝脏压力减，眼睛就轻松明亮。

治病如同理乱丝，用药如同解死结。经过层层分析病因病机，这一条思路就理顺了。爷爷接着说，指月啊，你看有哪味药，既能润肠通便，又能平肝降压，甚至还有助于明睛的。

小指月在想，凡仁皆润，要仁类的药物，带有滋润的通便效果好。诸子皆降，要找一些子类药，可以平肝降压降气，有哪种仁子类药能通便，又能平肝降压，还可以明目的呢？这样边想边琢磨，小指月一拍脑袋说，有了，就是决明子。

爷爷点点头说，没错，决明子能降本流末，从眼睛上窍往中焦肝胆降到下面膀胱、肠道去。可以试试用决明子泡茶，既免除药物煎熬的麻烦，又省了吃药之苦。而且这决明子茶还香味四溢，非常好喝。

然后小指月便教他们如何制作决明子茶，只需要把决明子炒到微微黄色，香气出来即可，每次 20 克左右，用滚热的开水，泡上十几二十分钟，泡出来的汤水淡黄，香气醉人，还可以多泡几次，直到颜色变淡再换。有些病人嫌决明子泡茶麻烦，还可以打粉，每次服用三五克也有效果。

这老爷子在他家人的搀扶下回去了。服用了 3 天的决明子茶，大便开始日一行，肝区胀满消失，眼睛又恢复了往日的明亮。原来眼中暗是因为浊阴不降，这决明子茶使浊阴出下窍，润肠通便，平肝降压，清肝明目，使浊火层层降下去，这眼睛就像乌云化雨、天气恢复晴朗一样。从此这决明子茶居然成为老爷子养肝明目、润肠通便、治疗高血压的茶饮方。

《内经》说，肝与大肠相别通。肝脏的压力、浊气可以靠大肠来排泄，故大肠一旦秘结，肝脏压力就增大。大便一旦堵塞，就容易胁胀，口苦，烦躁，甚至血压偏高，头晕目眩。故通过润通肠道可以缓解肝脏压力。

小指月随后在笔记本中写道：

蒲辅周老先生善于用决明子治疗老年人血压高、便秘。他说，凡体虚的老人有大便秘结，不可勉强通之，应该以滋润之品，不可强攻，可以在方中加少量决明子，或者用决明子打粉，每次送服 3～6 克，效果甚佳。

◎决明子拾珍

余国俊经验 决明子降血脂

决明子降血脂，其机制似可用“降脂泄浊”四字来概括。数年前曾自拟一

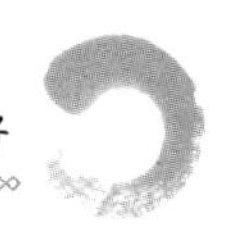

降血脂专方，生决明子30克，生山楂、葛根各20克。以决明子降脂泄浊为主，辅以生山楂化瘀消脂，葛根升清气（清气上升，脂浊易降）。

曾验证过30例，这些病人平素均无明显自觉症状，仅在例行体检中查出血脂过高。验证结果：服药20～60剂后，22例胆固醇降至正常，甘油三酯降低1.05～2.08mmol/L。其余8例因服药数天或十余天后大便稀溏或泄泻而辍服，未予复查。

指月按：用决明子降血脂，前提是病人平时大便要比较干燥涩结。因为决明子本身能润肠通便，如果大便本身不干燥，用了很有可能会滑泻。所以说小偏方虽好，但也要因人因证而使用，不能盲目生搬硬套。

11、谷精草、密蒙花、青葙子

◎风热目翳谷精草

最近木贼草用完了，碰上有些眼睛长有翳膜的病人。爷爷说，指月啊，你看要找哪味药来代替木贼草疏散风热、退翳明目呢？小指月说，谷精草吧，谷精草和木贼草都能疏散风热，退翳明目，常常可以相须为用。

他们爷孙俩就配了谷精草防风散。原来《本草纲目》中记载，治目中翳膜，用谷精草、防风各等份打粉，米饮服之。

爷爷又问，为什么肝经风热会引起目赤肿痛、眼生翳障呢？小指月说，这眼睛像玻璃球一样，受不来半点浊阴干扰，只有浊阴遮睛，才会导致眼生翳膜，目赤昏花。

爷爷又说，眼中为什么会生翳膜呢？你有没有好好想过这个问题。

小指月说，这应该还是一个升清降浊的问题。清阳升不上来，浊阴降不下去，局部就阻塞，这风热之邪都是往上走的，它能把浊阴带上头目，所以人容易头痛目赤。就像热蒸气熏蒸屋顶的玻璃瓦，那透光的瓦片就会浑浊不清，不透亮。等着水蒸气一旦消散，整个屋子又透亮了。

爷爷听后，点点头说，这风主疏泄，热主炎上，如果没有风，水气带不上头顶，如果没有热，身体的水液不会变得浑浊。你看是不是呢？

小指月说，诸病水液浑浊，皆属于热。春夏天比较热，河水都偏于浑浊；秋冬天清凉一点，河水都很清。所以眼睛红赤的，必有浊热在里面。

爷爷说，没错，用防风开腠理，用谷精草疏散风热，腠理开，风热去，眼清目明，翳障自除。

《本草纲目》记载，谷精草体轻性浮，能上行阳明分野。凡治目中诸病，加而用之甚良。

随后小指月在小笔记本中写道：

李少白主任中医师用夏枯草为主药治疗目疾有效。李有伟医师受此启发，治疗葡萄膜炎，投夏枯草为主药，配伍谷精草，其质轻清，上行达巅顶，能疏散头部风热。配伍密蒙花，能祛风凉血，润肝明目。用量为夏枯草 15 克，谷精草 12 克，密蒙花 10 克，煎水内服，加用眼部热敷，共奏消炎、止痛、明目之功。

◎密蒙花为厥阴肝家正药

小指月说，爷爷，最近看的都是眼科常用的药物，又是决明子、谷精草，又是密蒙花、青葙子，它们各有各的特点，但共同点都能明目。

爷爷说，那它们各有什么不同点呢？学习药物，要学习它们独到的特长。

小指月说，我知道了，决明子清肝明目之余，能润肠通便，所以可以用于便秘、减肥、降压。而谷精草更轻浮升散，直接疏散头面风热。密蒙花就不同。爷爷说，有什么不同呢？

小指月说，密蒙花，好像虚实都能调，除了清肝明目功效明显强于谷精草外，还有微弱的补养肝血作用。这是一般清肝明目药物所不能及的。所以过度用眼导致肝血虚，视物昏花时就可以加密蒙花。因为它除了清肝外，更能够养肝。而青葙子就纯一派清肝泻火之力，只清无补，直接退目中红赤肿痛。

爷爷点点头说，指月，你看为什么很多治目名方里都会加一些风药，比如前面用谷精草配防风退风热目翳，还有密蒙花散配羌活治疗目赤肿痛？

小指月想了下说，加风药，应该有两方面作用。第一，巅顶之上，头面九窍唯风药可到，风药能够很快到上面去，就像山顶风大、山脚下风小一样。

第二，厥阴肝气即风气，肝主风，风药善于通肝经而直上头目，风药又轻灵，能很快使清阳出上窍，这样清阳上来，再配合一些退翳明目、清热泻火或疏散风热的眼科专用药，把这些翳障拔除，双目很快就清亮起来。

爷爷听后说，没错。随后小指月在小笔记本中写道：

《本草经疏》记载，密蒙花为厥阴肝家正药。《银海精微》记载，密蒙花散治眼羞明，肝胆虚损，瞳仁不清。密蒙花、羌活、菊花、蔓荆子、青葙子、木贼、石决明、蒺藜、枸杞子。上各等份，为末，每服三钱，食后清茶送下。

◎眼见虫飞

有个病人经常看到有虫子在飞，但是用手去抓却抓不到，所以经常烦躁发火。

爷爷说，这是怪症，但怪症归怪症，总离不开肝开窍于目，还是肝经的病。于是用青葙子配合玄明粉、羌活、酸枣仁打粉送服，虫飞之症便消失了。

小指月说，都是肝经有火热，为什么用青葙子，不用夏枯草呢？爷爷说，虽然它们都能够清肝火，但夏枯草清的是肝经郁结之火，可以治疗各种赘生物。而青葙子清泄的是肝经炎上的火热，所以更适于治目赤肿痛，视物昏花。

小指月说，我从这个方子里又看到了风药羌活，看来治眼疾时少不了啊！

爷爷说，没错，风药出上窍，这功用不可小瞧。有了风药，可以更快速把青葙子功用带上眼目来。眼目中的浊火就是产生各类翳障或者自觉有虫飞的原因，这时通过玄明粉可以降浊火，使浊阴出下窍。

小指月又说，为什么还要用到酸枣仁呢？爷爷说，酸枣仁养血安神，只有晚上睡眠好，眼睛恢复得才快，所以用一味酸枣仁来养神治眼。

小指月听后点点头，随后在小笔记本上记道：

严洁说，怪症，眼见虫飞，以手捉之则无，此肝经病也，用青葙子合玄明粉、羌活、酸枣仁为末，水送下。

12、黄芩

◎黄芩泻肺火而最妙

用药之妙，如将用兵。兵不在多，独选其能。药不贵繁，唯取其效。要知黄连清心经之客火，黄柏降相火之游行，黄芩泻肺火而最妙，栀子清胃热而如神，芒硝通大便之结燥，大黄乃涤荡之将军……

小指月背着他最喜欢，又朗朗上口的《用药传心赋》，这些中药歌诀歌赋，往往一句话就把药物的形象特性描绘出来。是古代师傅为了教弟子而悉心编写出来的。所以在传统师带徒的中医传承之中，学生入门打基础靠的就是背诵这些宝贵的中医药歌赋。

有个呼吸科医生，姓王。最近流感，每天应诊的病人很多，搞得精疲力尽，自己也感冒了。平时感冒一周就会好，这次感冒咳嗽老好不了，都快一个月了。他怕久病多变，于是便敲开了竹篱茅舍的门。

爷爷一搭脉便说，这肺脉很亢盛啊。王医生说，我自己也吃了发汗解表的药，可还是咳嗽不止，甚至晚上睡觉觉得骨头里都有热往外发。

小指月也把了把脉说，六脉之中肺脉独大啊！爷爷便说，脉独大独小者为病，肺脉独大亢盛，这是肺火上炎之象。

王医生说，可为什么我觉得皮肤像火烧火燎，连骨头里都发热呢？爷爷说，肺主皮毛，肺热亢盛，借皮毛来泄热自救，而肾主骨，肺经不能肃降往上炎，金不生水，反而导致盗用肾水，所以连骨头里都蒸蒸发热。

王医生说，那该怎么办呢？爷爷说，指月啊，有没有直接泻肺火，降金生水的药啊？小指月说，有啊，就黄芩一味泻肺火最妙！

爷爷说，行，就用单味黄芩 30 克煎汤，直接治肺热亢盛。王医生愣了愣说，就一味药，行不行啊？

爷爷说，你这病机是肺脉亢盛，肺火炎上，单味黄芩降肺火如神，但服无妨。王医生又说，可我皮肤像火燎，又骨蒸发热，怎么办呢？

爷爷说，这都是肺热引起的，肺热降下去，则诸经之气莫不服从而顺行。

这王医生听后点了点头，回去按照爷爷说的，用单味黄芩 30 克煎汤，当天晚上咳嗽止，不再烦热。第二天起来，皮肤火烧火燎之症消退，那种自骨头里发出来的蒸热之感也消失了。

这王医生佩服得五体投地，原来中医单方一味，效果居然如此神奇，这全在辨证精准，用药到位啊！随后小指月在小笔记本中记道：

李时珍说："余年二十时，因感冒咳嗽既久，且犯戒，遂病骨蒸发热，肤如火燎，每日吐痰碗许，暑月烦渴，寝食俱废，六脉浮洪。遍服柴胡、麦冬、荆沥诸药，月余益剧，皆以为必死矣。先君偶思李东垣治肺热如火燎，烦躁引饮而昼盛者气分热也，宜一味黄芩汤，以泻肺经气分之火。遂按方用片芩一两，水二盅，煎一盅顿服，次日身热尽退，而痰嗽皆愈，药中肯綮，如鼓应桴，医中之妙有如此哉。"

◎降膈上热痰的黄芩

《主治秘诀》记载，黄芩能泻肺经热，可利胸中气，善消膈上痰。

有个老汉，既是老烟鬼，又是老酒鬼，一个人抽三个人的烟，喝五个人的酒。七十多岁，但身体还可以，就是经常咳嗽痰多。原来这老汉经常干农活，心无杂念，只知埋头干活，晚上又不爱看电视，早早就睡了。倒没有其他特别

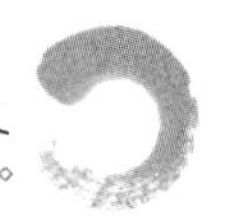

的病，就是早上一醒来就会咳唾一大口黄浊痰，黏糊糊像糨糊一样，这口痰如果不咳出来，一整天干活都没劲，吃饭都不香。长年累月这个样子也不是办法。

老伴看了担忧地说，每天都吐那么大口的痰，这肺即使没问题，你这么多的黏痰，梗在脑里，那可是大问题。于是便叫老汉去看看医生。

爷爷把过脉后说，这咳痰倒不可怕，可是这口黏痰如果上泛到头部，问题就大了。这老汉问，会有什么问题呢？

爷爷说，脑梗，中风偏瘫。老汉听后吓了一跳，说，那该怎么办呢？

爷爷说，鱼生痰，肉生火，少喝酒，多吃素。这老汉说，像肉类、鱼类我可以少吃，但酒是我病根子啊，这东西丢不了。

爷爷说，是你命根子，也是你致命的根子啊！如果没有这酒，怎么能把你的痰带上肺、带到头部来呢？原来酒是温散的，所以很多人一喝酒脸就发红发热，它在发散的同时，也把身体的痰浊升上去。哪里空虚，就容易梗堵在哪里，像肺外实而中空，最容易为痰垢所储留，所以古人说，肺为储痰之器。那些嗜烟酒过多的人，胸膈中总是多痰，咳吐不已。

老汉说，我可以少喝些酒，请你给我出个招，帮我把这个老痰给治治。爷爷说，指月，你看这痰的性质是什么呢？

小指月把完老汉的脉后说，爷爷，老人家虽然年老，但脉象却不弱，显然是常年干活的人，但肺脉却独大，偏数，代表上焦肺火实热重。

爷爷点点头，说，那你问过他咳痰的颜色和质地没有？小指月说，我问过了，他的痰黏稠，而且很黄，显然是痰热，跟脉象符合。

爷爷又说，为什么痰黏稠就属于热呢？小指月说，《内经》病机十九条里认为，诸病水液，如果是澄澈清冷，就属于寒，如果是浑浊浓稠，就属于热。

爷爷又说，凭什么说黏稠浑浊就属于热呢？小指月说，冬天寒凉，所以水液清冷透明，春夏天温热，所以江河里水液浑浊偏黄。

爷爷点点头，又说，为什么痰黄的偏热，痰白的偏寒呢？小指月笑笑说，火之色是红、黄之间，为温热，雪之色是纯白，为寒凉。

爷爷点点头说，从肺脉亢盛独大，加上咳痰黏稠，偏黄，抓住这两个主证，就可以知道他是肺火湿热，那该如何用药呢？

小指月说，就用单味黄芩制成的药丸子，叫清金丸，利用黄芩泻其上焦肺金之火，降其膈上黏滞之痰。肺热肃降，火下行了，痰自然随之而降。

于是这老汉就带了清金丸回去，从此少吃一半肉，少喝一半酒，这药丸吃了3

天，居然清晨不咳嗽了，又过了 3 天，连黏黄稠厚的痰都没有了，胸中好像被鸡毛掸子刷过一样，觉得整个胸膈都非常舒畅，居然不再想吸烟喝酒了。

小指月不解地问，爷爷，为何这清金丸吃后，这老汉烟瘾、酒瘾都减了呢？

爷爷笑笑说，指月啊，如果一个人胸中不郁闷，肺中不气塞，谁喜欢抽烟喝酒呢？抽烟喝酒不过就是借烟酒来行气活血而已，借助烟酒辛散之力，来把身体郁结的浊物通开。他吃完清金丸后，把胸膈中的痰热刮下去，胸中一派舒畅，气机调畅，不需要再借烟酒来调畅气机，所以烟瘾、酒瘾自动减弱。

小指月笑笑说，原来抽烟喝酒也是身体的一种自救，只不过这种自救一旦上瘾后，反而得失参半，利弊并存，得到的利只是暂时的快意而已，而烟酒的弊端却是显而易见的，就是让你肺中停留更多的痰热。

小指月又说，爷爷，我想到了可以帮助戒烟戒酒的办法，可以用中药。爷爷笑笑说，当然可以，这个以后我们再来好好谈谈。随后小指月在小笔记本中写道：

《丹溪心法》记载，清金丸泻肺火，降膈上热痰。片子黄芩炒为末，糊丸，或蒸饼丸梧子大，服五十丸。

◎源清流自洁

高考完，很多孩子都觉得解放了。有个孩子彻夜玩游戏，饿了就泡方便面吃，家人也不阻止，觉得孩子刚高考完，就让孩子放松放松吧。

结果这孩子 3 天后小便困难，尿道涩痛，小便又黄又臭，而且排不干净。这家人首先想到了中医，便敲开了竹篱茅舍的门。

爷爷说，小孩很少有膀胱炎、尿道炎，怎么这病招惹你了？这家人说，刚刚高考完，让孩子放松了几天，天天吃方便面，玩游戏到通宵，也不知道喝水。

小指月把完脉后说，爷爷，这肺脉好亢盛啊！爷爷说，那该怎么办呢？

小指月说，这个是膀胱炎、尿道炎，中医所谓的淋证，要不要用车前子、泽泻之类的来利尿通淋呢？爷爷笑笑说，不要被疾病结果迷惑，要找到疾病的原因。是什么导致膀胱炎、尿道炎的呢？哪里才是水的上源？

小指月马上领悟道，我知道了，爷爷，肺为水之上源，肺经热盛，排出来的小便都是黄赤的，这肺热亢盛是因，膀胱炎、尿道炎、小便淋涩疼痛是果。

爷爷点点头说，没错，肺为脏，膀胱为水府，肺别通于膀胱，肺与大肠相表里，肺脏有热，必须借相表里或相别通的六腑来排泄浊热。所以肺经热盛，脉亢数者，要么大肠容易发痔疮、便秘，要么小便黄赤，容易病发尿路感染，尿涩痛。

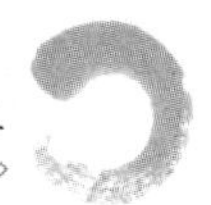

小指月点点头说，我明白了，爷爷，肺经的热要脏邪还腑，要交给六腑来排，只是肺热太亢盛了，大肠、膀胱排泄不利，才会被灼伤产生炎症，所以这肺脏是病根，而膀胱、大肠热只不过是代罪羔羊，是排肺热的工具而已。

爷爷听后点点头说，那你看怎么办呢？小指月说，用单味黄芩，清降肺热。黄芩禀天地清寒之气，带有秋金肃降之令，其苦寒清降下行则诸热邪气自解。这样源清则流自洁。

爷爷听后笑笑说，没错，关云长单刀赴会，这肺脉独大数热，用单味黄芩，降金生水，降本流末。这样肺金热势不再鼎沸，则五脏水液自然清洁矣！

于是爷爷便交代这孩子以后别再熬夜玩游戏了，特别是熬夜伤到肺部阴分，再加上方便面的浓厚调料，就等于在人体的娇脏肺部直接点火，这样下去，身体很快就四处上火，火热想借水道来排，怎么能排得过来呢？

这孩子听后，回去就不再玩游戏了，晚上早早上床休息，再用单味黄芩煎水喝两天就好了，尿变清了，小便也不再涩痛了。随后小指月在小笔记本中写道：

《千金翼方》记载，黄芩治淋（急性膀胱炎、尿道炎），亦主下血。黄芩四两，细切，以水五升，煮取二升，分三服。

《本草纲目》记载，善观书者，先求其理，勿徒泥其文。昔有人素多酒欲，病少腹绞痛不可忍，小便如淋，诸药不效。偶用黄芩、木通、甘草三味煎服，遂止。

◎下痢脓血黏稠可以当成痰热浊阴看

《主治秘诀》记载，其用有九：泻肺经热，一也；夏月须用，二也；去诸热，三也；上焦及皮肤风热风湿，四也；妇人产后，养阴退阳，五也；利胸中气，六也；消膈上痰，七也；除上焦及脾诸湿，八也；安胎，九也。单制、二制、不制，分上、中、下也。酒炒上行，主上部积血，非此不能除。肺苦气上逆，急食苦以泄之，正谓此也。

小指月翻开《神农本草经》，找到黄芩，主诸热，黄疸，肠澼泻痢，逐水，下血闭，恶疮疽蚀火疡。

爷爷正在那边泡一壶清香的绿茶。品茶品的是一种宁静，唯宁静方能致远。每次爷爷品茶都会进入甚深的宁静之中。爷爷总跟小指月说，唯身心清静乃是人生最大的享受。

指月便说，爷爷，这《神农本草经》关于黄芩的功效记载我都能理解，就是肠澼泻痢有点费解。爷爷便说，你把你能理解的说来听听。

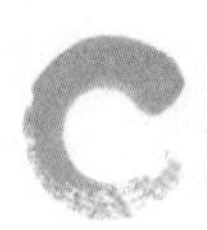

小指月说，黄芩主诸热，善入上焦肺、中焦肝胆脾胃、下面大小肠，能够从天而降，降本流末。所以，不管是脾胃肝胆的黄疸，还是肌肉的恶疮痈疽火毒，都可以用它。无论何脏何腑，但见气郁作热，或湿热熏蒸者，都可以用黄芩宣通降泻之。爷爷又说，那黄芩逐水怎么理解呢？

小指月说，肺为水之上源，肺气肃降，诸经之水皆得以归入州都之官，大海膀胱。所以古籍中说黄芩能主诸热，膀胱五淋涩痛，说的就是黄芩降本流末，令源清流自洁的逐水效果啊！所以逐水逐的是热结之水道不通。

爷爷又问，那黄芩下血闭又作何解释呢？小指月说，血闭的原因多种多样，有因亏虚而闭的，有因郁热阻结而闭的。黄芩下血闭下的是郁热阻结的血闭。唯独黄芩主肠澼泻痢，不太好理解。

爷爷说，大肠和哪个脏相表里？小指月说，和肺啊！

爷爷又说，痢疾便脓血，肠道里的败酱腐浊是浊阴，那肺里头的黄浊黏痰，甚至咳痰带血，算不算是浊阴呢？

小指月一拍脑袋说，爷爷，我明白了，你的意思是说，不管浊阴黏滞在脏的肺，还是在腑的大小肠，只要是浊热郁结，排泄不畅的，都可以用黄芩以降泻之。

爷爷笑笑说，没错，不要只知道用黄芩治肺部痰热浊阴，肠道里的脓血败浊也可以看成是痰热浊阴。凡下痢脓血黏稠，也可以当成痰热浊阴看，只不过是在肠和在肺不同部位而已。在肺之痰热浊阴，可以用黄芩配枇杷叶、竹茹。在肠之脓血浊阴，可以用黄芩配芍药、木香。

小指月听后，豁然开朗，蒙蔽在脑中的疑惑一下子被拨开了。爷爷笑笑说，所以《伤寒论》用黄芩汤（黄芩、芍药、甘草、大枣）治湿热泻痢。《神农本草经》说它主诸热可是极高的赞誉，凡周身湿热壅阻，都以黄芩为通用之药。

小指月又说，为何爷爷治疗肺部咳嗽痰黄，多用枯芩，治疗大肠实热泻痢，多用子芩？爷爷说，黄芩分为枯芩和子芩。枯芩生长时间比较长，是老根，中空而枯，凡物之中空而外实者，如同肺外实而中空，所以体轻而上浮，如芦根和白茅根。枯芩善于清解上焦肺火热盛，主治胸膈咳嗽痰黄。而子芩是生长时间短的子根，体实而坚固，质重而主降，所以善于直入大小肠，清泻湿热浊阴，使浊阴出下窍，所以子芩善于主治湿热泻痢腹痛。

随后小指月在小笔记本中写道：

张元素说，下痢脓血稠黏，腹痛后重，身热久不可者，黄芩与芍药、甘草同用。肌热及去痰用黄芩，上焦湿热亦用黄芩，泻肺火故也。疮痛不可忍者，用苦

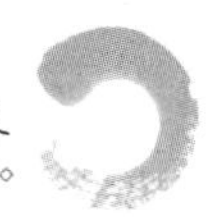

寒药，如黄芩、黄连，详上下，分梢根，及引经药用之。

《本草汇言》记载，清肌退热，柴胡最佳，然无黄芩不能凉肌达表。上焦之火，山栀可降，然舍黄芩不能上清头目……所以方脉科以之清肌退热，疮疡科以之解毒生肌，光明科以之散热明目，妇女科以之安胎理经，此盖诸科半表半里之首剂也。

◎黄芩拾珍

祝谌予经验

初秋采摘黄芩叶适量，晒干留用。每用一撮沏茶代水频服，可治口疮。黄芩入肺、胆、胃、大肠经，性苦寒，含黄芩苷，对动物过敏性浮肿及炎症有治疗作用，故用于口疮有效。

指月按：口疮由于胸肺浮热者，用一小撮黄芩，清上焦火热，特效。

彭参伦经验

李东垣说：治肺热如火燎，烦躁引饮而昼盛者，气分热也，宜一味黄芩汤以泻肺经气分之火。彭氏于1958年曾治朱某，患肺热咳嗽，痰里夹血，胸膈板结，口渴引饮，气粗，苔黄乏津。遵东垣之法，主以黄芩60克，水煎顿服，次日身热尽退，而痰咳胸结之患愈。足见前贤之方可法可师也。

指月按：黄芩量小清浮热，量大泻浊热从大肠出。所以肺热痰浊壅盛，非大剂量不足以圆功。

周光英经验

辛某，男，27岁。发作性发热恶寒月余，症见发热汗出不解，复而又剧，伴口苦咽干但不渴，纳差，食则腹胀，体瘦乏力，时有声嘶音哑，大便溏、量少，小便黄，舌淡而苔薄黄，脉细数。查前方所治，仿小柴胡，投黄芩少则10克，多则25克。“肺气不宣者，若寒伤脾胃，损其母也。”今病人屡汗，已见肺脾气虚之象，又以大剂黄芩，势必伤及中阳，阻遏其气，气机不得生发，继而酿疾成虚，终致发热汗出症不解。乃取补中益气汤之意，服3剂纳增汗止，6剂诸症缓解，继而调理康复。

指月按：治病之秘诀在于明白寒热，如若寒凉过度便会加重病痛，所以用药不仅要治病，还要纠前医用药之过。否则虽为良药，用错了反成刀刃，导致变症蜂起，旧病未愈，新病复起。用补中益气之法，可以解除寒凉之药伤中之祸。有病人过服三黄片治便秘，导致胃寒泛清水，冷痛难耐，速用补中益气丸一瓶而愈。

13、黄连

◎黄连直折心火上炎

有位年过花甲的老人，平时很少得病，身体强壮，年岁虽老，干活一点都不输于年轻人，平时很少生病吃药。突然有一天他觉得有些头晕，眼中看东西都是蜜蜂、蝴蝶、花朵，真是无奇不有，形状万千。他便请了一个医生来看，这医生说年老体虚，血虚不能养目，于是就给他开了归脾汤。这老爷子吃了 10 剂归脾汤，反而睡觉质量更差，心更烦，看到更多的蜜蜂、蝴蝶、花朵。

家人都认为这老人是不是得了癫狂，被鬼怪遮住了双眼。于是又请了一个医生，这医生给他用了礞石滚痰丸，因为怪病多痰，而这老人家平时很少抽烟喝酒，痰本来就很少，结果这 5 剂礞石滚痰丸吃完，病仍然没有好。正好小指月和爷爷采药路过，他家人看到有采药郎中，求医心切，于是就请爷孙俩进去看。

爷爷说，你看到什么了？这老人说，天天都是这些蜜蜂、蝴蝶，烦死我了。

爷爷又问，那你晚上做梦吗？这老人家说，做啊。

爷爷又问，梦到什么呢？这老人家说，梦到到处都是火灾，我就去救火。

爷爷说，指月啊，你看这是什么证呢？小指月说，这老人家少阴脉也这么亢盛，既不是血虚，也不是痰热，而是心火盛。梦为心头所现，心火炽盛，才会梦境里出现一派火曰炎上之象。

爷爷说，那该用什么药呢？小指月说，用黄连。就写了黄连 10 克。

爷爷点点头说，10 克黄连太少，病重药轻，单味黄连 30 克，直折心火炽盛。

结果这老人家服完 1 剂黄连汤，就心不烦、眼不花了。2 剂下去，各种奇奇怪怪的现象都消失了，从此再无视物方面的问题。

小指月便说，爷爷，为什么这种奇怪的病症你用黄连来治心呢？爷爷说，心者君主之官，神明出焉。各类幻觉，要懂得从心论治。如果神虚，就会梦鬼，梦到过世老人，这时可以通过桂枝汤强心而愈。如果神亢盛，就会暴躁，声音高亢，一派心火炎上之象，所以会梦到火烧，这时就要用黄连来清降心经之火。

小指月听后点点头，在小笔记本中记道：

李公老人，家住流江，务农为业。年近花甲，犹有此容，从不问于医事。一日突觉头晕目眩，眼前发花，无奇不有，形状万千。延医入诊，服用归脾汤 10

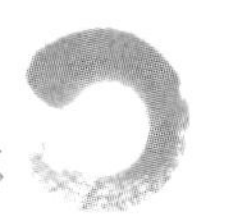

剂无效，且心烦失眠，自语不休，说，蜂乎，蝶乎，入吾手足，黏吾心肺。家人以为其癫，又请医生用礞石滚痰汤5剂，病不愈。便再请医生治，这医生说，心者，君主之官，神明出焉，心火炽盛上炎，视力就会迷惑。直用黄连30克，水浸频服，药到病除，单味而愈。迄今病人年近古稀，视力尤佳，读书看报如常。

◎口舌生疮漱口方

《肘后方》记载，治口舌生疮，黄连煎酒，时含呷之。

有个病人经常口臭、心烦，最近加班熬夜，口疮溃疡发作，连饭都吃不下。用了各类西药，还是没止住。但这病人却不怎么吃中药，这回实在没办法。

爷爷说，你既然不想喝中药，可以不用喝中药来治你的病。这病人听后，既惊喜又惊奇，惊喜是可以治好病，惊奇是不用喝中药，那我来这里找中医干什么？

小指月在旁边笑笑说，就用黄连煎酒，拿来漱口，不用吞下去。这病人说，原来如此，我也用了一些西药的消毒水漱口，都不管用。

爷爷说，那就试试用中药吧。指月啊，为什么用黄连呢？

小指月说，诸痛痒疮，皆属于心，而心又开窍于舌，所以口舌生疮，但见心火上炎者，用黄连煎酒，漱口即愈。加酒煎的目的是使药气持续作用于上焦。

这病人回去就用这小招法，果然漱口第一天疮痛大减，第二天就不痛了，居然胃口也开了，想吃饭。原来胃以降为和，用黄连来漱口，可以被身体吸收小剂量的黄连汤水。这黄连小剂量用可以健胃，增强食欲，但如果过量服用，反而会苦寒败胃，导致消化不良。随后小指月在小笔记本中记道：

傅青主说，口舌生疮，大都是心火郁热，舌为心之苗窍，故先见症。故用菖连饮，黄连6克，菖蒲3克，水煎服，往往一剂而愈。此方功在黄连，亦在菖蒲。菖蒲引心经之药，黄连善清心经之火，此所以奏功如响也。

◎黄连止消渴

《名医别录》记载，黄连止消渴。

有个公务员，晚上不到12点不睡觉，都养成习惯了。他经常口渴，但饮水不解，而且小便后流出很浓稠的白色液体。他找到医生，医生说，你这个是阴虚火旺，肾中亏损所致，应该服用补肾滋阴药。便给他开了六味地黄丸，结果吃了十多天都没有好转，口中照样燥渴，小便照样有白浊。他便找来竹篱茅舍。

爷爷说，你这是消渴病。这公务员也懂得一些医理，说，为什么我又渴，又

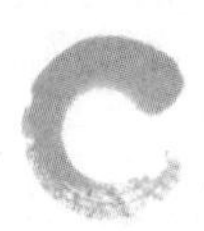

尿出白色的浓稠液体呢？爷爷说，这很简单，《儒门事亲》记载，火在上者，善渴；火在中者，消谷善饥；火在下者，不渴而溲白液。

小指月说，这尿白液怎么属于火在下呢？不是白主寒吗？爷爷说，白主寒没有错，但如果是浓稠的白液，就说明身体有热。如果是清稀的白带、痰饮或者小便，那就属于寒湿。

小指月点点头说，原来如此，除了辨颜色，还要辨浓稠清稀度。爷爷又说，就像白粥，还没煮的时候，一派清稀无火，属于寒，而一旦煮熟煮久后，一派热气腾腾，水分被蒸发掉，剩下黏稠的粥液，虽然一片色白，但热气腾腾，而且煮得越久越黏腻，越是搅不动。所以热病的病人，小便量少难排、涩痛、黏浊。《内经》说，诸水液浑浊，皆属于热。

小指月又说，那为什么会消渴，会一派火热来炼熬下焦津液呢？爷爷说，很简单。熬夜伤的是肾，长期熬夜，过用心脑，会让心火亢盛，炼液成黏稠，如果把身体的津液比喻成粥水，那你的心就是周身粥水的一把火。这身体白天已经用心不止，晚上应该休休心，息息火，如果还熬夜加班，添柴加火，身体津液很快就被炼得黏稠，所以熬夜的人血液黏稠度普遍都偏高，血管也容易硬化。

这公务员听后，点了点头，这些正说到了他心里头去。随后爷爷便给他用酒蒸黄连丸，叫他连服 7 天，结果消渴、心烦解除，尿也变清稀了，没那么浑浊了。这样火降水行，自然渴止，尿浊愈。

随后小指月在小笔记本中记道：

《近效方》记载，治消渴能饮水，小便甜，有如脂麸片，日夜六七十起。冬瓜一枚，黄连十两。上截冬瓜头去瓤，入黄连末，火中煨之，候黄连熟，布绞取汁，一服一大盏，日再服，但服两三枚瓜，以瘥为度。

《古今医案按》记载，南安太守张汝弼，曾患渴疾白浊，久服补肾药不效。遇一道人，俾服酒蒸黄连丸，以川连一斤，煮酒浸一宿，甑上累蒸至黑，晒干为末，蜜丸桐子大，日午临卧，酒吞三十丸，遂全瘳。

◎同病异治话痢疾

爷爷说，学中医就像先吃黄连后吃蜜。小指月说，这叫先苦后甜。

爷爷又说，黄连是以苦而闻名天下的，是中药四大苦药之一。小指月说，还有苦参、龙胆草、黄柏呢！

有个读书人，他虽然不是学医的，但经常看一些医籍来防病保健。有一次他

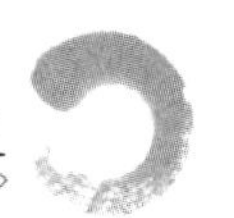

得了严重的痢疾，拉了七八天肚子，打了吊瓶还拉，屡治不效。于是他便翻阅医籍，发现黄连乃治痢疾之上药。而治痢名方香连丸、葛根芩连汤、芍药汤、白头翁汤、木香导滞丸这一系列的治痢方中，没有不含黄连的。甚至刘完素说，古方皆以黄连为治痢之最，治痢皆以之为君。

他便自己尝药，尝药就要从最简单的开始，他便挑选最少的药味，最简单的组成，看到这香连丸是治湿热痢的良方，就只有木香和黄连两味药，便马上到药房里去配。想不到 1 剂吃下去，肚子就舒服了，不再拉了，第二剂吃下去，居然完全好了，一个多月都没有再复发。他高兴得不得了。那么多医生都治不了的病，他居然翻阅药书，靠按图索骥之法，治好了自己的病，他就很有成就感。真不知道是凑巧，还是确实名方有疗效。

第二年同样是秋天，他吃了一次海鲜，又犯痢疾，连拉了 3 天，人都快拉虚脱了。他就想起去年的经验，便依法炮制，再去药房配香连丸。想不到不吃还好，一吃肚子痛得更厉害，拉得更厉害。他就郁闷，怎么前后都是拉肚子，去年吃就管用，今年吃就不管用，是药房配错药了吗？于是又换了家药房，而且是最好的药房，配好了香连丸，他再次服用，还是那样，一吃病情反而加重。他就真的不敢再吃了。于是敲开了竹篱茅舍的门。

他向爷爷既诉病苦，又诉用药疑惑。爷爷一看，这读书人舌苔白腻，双脉濡弱，少气懒言，神疲乏力，一派寒湿泻痢，怎么能用治湿热泻痢的香连丸，真是八竿子都打不着。按图索骥，刻舟求剑，真是误人不浅。

这读书人说，那我该怎么办呢？爷爷说，指月啊，脾虚寒湿泻痢，当用何方？

小指月说，用理中丸。这读书人便去买了中成药理中丸，吃了两丸，肚子暖洋洋的，就不拉了。再吃上两丸，病就好了。一盒药没吃完，痢疾就消失了，没有再发作。他心中的疑惑还没有解开，便又跑到竹篱茅舍来。

小指月说，拉肚子还没好吗？这读书人说，不是的，拉肚子早好了，这次不是来治病的，而是来请教的。

小指月笑笑说，有什么不解，尽管说出来。这读书人说，我还是搞不清楚，为何香连丸治好去年的拉肚子，治不好我今年的拉肚子，而理中丸却治好了我今年的拉肚子。

小指月说，这香连丸确实是治痢的神方，但它对治的是湿热痢。你去年拉肚子是不是拉得很臭，甚至带血呢？这读书人点点头。

小指月说，你的舌头如果自己照镜子的话，应该是舌红苔黄腻的，用香连丸是用行气导浊之法。黄连能苦降，木香能辛散。大凡治湿热之痢，最宜辛开苦降，木香味辛能行、能散、能顺气，就像扫帚一样，能把湿浊往下扫，善于开通郁结。而黄连苦寒，苦能燥湿，寒能胜热，能够消解痢疾毒热。这样香连丸治痢，木香调气，黄连败浊毒，行气导浊，通因通用，所以痢疾后重可除。

《兵部手集方》记载，香连丸治下痢，宣黄连、青木香同捣筛，白蜜丸如梧子，空腹饮下二三十丸，日再。其久冷人，即用煨熟大蒜作丸。婴孺用之亦效。

这读书人听后点了点头，又说，那为什么今年给我理中丸呢？小指月说，理中者，理中焦脾胃也。今年你舌苔白腻，明显脾阳气虚，脉象又濡弱，这阳气不足，湿浊便下陷，所以你拉肚子，没有去年那么臭秽，是一派清湿，乃气阳不化。

这读书人点点头。小指月又说，理中丸温镇脾阳，脾中清阳一升，湿泻自除。所以今年是寒湿泻，去年是湿热泻，因为病机不同，寒热有别，所以用药迥异。

读书人听后，豁然开朗，说，感谢小郎中拨开我心头疑惑，看来治病还是医生的事，没有一定的医学修养，不能胡乱试药啊！

随后这读书人还特别做了一首《服药有悟》的诗：

前秋抱腹疾，香连一服佳。今秋腹疾同，香连乃为灾。
方知内患殊，不可一例该。天机本活泼，刻舟求剑乖。

◎水升火降交泰丸

《四科简效方》记载，交泰丸治心肾不交，怔忡无寐，川黄连五钱，肉桂心五分，研细，白蜜丸，空心淡盐汤下。

有个卖电器的业务员，到处推销，经常口腔溃疡，晚上睡不着觉。他听说什么药泻火好，就买来吃，刚开始疮火确实很快退下去了，可泻久后，发现手脚冰凉，非但口腔之火下不了，反而变成慢性的口腔溃疡，反复难愈，而且晚上难以入眠，偶尔睡着觉了，也是梦见和别人打架争斗。因此睡眠质量大为减退，严重影响到生活和工作。他到处寻医问药，从最简单的安神药、泻火药，到西药的安眠药，发现都只能小睡片刻，不能真正沉睡，一到晚上大脑反而更兴奋。

爷爷把了把脉，又叫小指月摸摸他的脚。指月说，爷爷，这年轻人的脚怎么比老年人的还凉。

这业务员说，是啊，大夫，我以前脚是热的，睡得很好，就是这几年失眠、口疮溃疡后，脚就开始凉，连腰也有些凉了。

爷爷把完脉后说，你脉虚数，虚是阳虚，数是有浮热，心脉为盛。你这脚凉

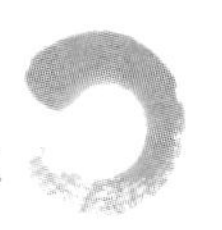

不是失眠的原因，而是凉药、泻火药吃得太多了。这业务员点点头说，是啊，大夫，我现在还经常喝凉茶，但这上火怎么办呢？

爷爷说，一息阳气一息命，一息寒气一息病。这人若没了阳火，等同于朽木，祝味菊在《伤寒质难》中说，久服寒凉者，如饮鸩蜜，只知其甘，不知其害，亘古以来，死者如麻，茫茫浩劫，良可痛也。

这业务员听后说，那我该怎么办呢？热的东西吃了上火，凉的东西吃了又败胃，手脚凉，腰冷腿沉。爷爷说，你这是上热下寒，水火不济。

这业务员第一次听到上热下寒的说法，而且听起来很符合自己的病症，便问，什么是上热下寒呢？小指月便说，这个我知道。上面热是心烦失眠，口腔溃疡，脑子想问题，静不下来，下面寒是腰酸冷，腿沉，手脚冰凉。

这业务员说，那为什么我会上热下寒呢？爷爷说，人体就是一团水火之气在转，水升火降，相互调和，身体就平安，这叫水火既济。如果思虑过度，所欲不遂，火就往胸部、头面上冲，造成一派热象，这火不能下来暖腰膝，阳不入阴，不仅睡眠不好，下面腰膝也很容易冰凉。就像南北极为何冰冷，太阳的火很少能到那里，赤道为什么温热，物种繁多，那里有足够的阳火。

这业务员说，那我该怎么办呢？爷爷说，心无水则孤火上逆，肾无火则寒水下凝。故心静则火自降，欲少则水自生。

这业务员听后点点头说，老先生，你这话可说到了我心坎里了，我这几年都是在拼命工作，这心从来没有安静过。爷爷说，心为什么不能安静呢？

这业务员说，我想把业绩做得更好。爷爷笑笑说，如果你赢了天下，却失了身体，你愿意吗？

这业务员听后，大受触动，说，老先生，我知道问题出现在哪里了。连最厉害的安眠药都治不了我的睡眠，看来不是药不行，而是我的欲望奢求太厉害了，我得自己调节调节。

爷爷点点头说，指月啊，用哪个方子帮他协调水火，令心肾交泰，寒热对流呢？小指月说，就用交泰丸。韩懋说，黄连与肉桂同行，能使心肾交于顷刻。

这业务员吃完交泰丸后，心烦失眠慢慢减少了，晚上也没有梦到打架，最奇怪的是口疮溃疡，本来火辣辣的热，居然像是从天而降，脚底本来凉冷的，竟然暖和起来，是什么让我上面的热火移下来温暖腰肾、脚底呢？

为什么太阳之火能够温暖大地呢？这业务员想通后，哈哈一笑说，药物帮助了我，但老先生的话更启发了我。只要我不浮躁，欲望减少，气自己都能降下来，明显感到四肢暖和不少。难怪俗话说，把心放在脚下，可以治疗百病。其实这就是一个降本流末，令上面心脏阳热之火能够往腰脚下面暖，就像太阳能够普照大地，所以四肢暖和。因为脾主四肢，身体健康。

小指月说，爷爷，我知道什么叫中医了。爷爷说，说来听听啊。

小指月说，中医调的是人体，其实就是在调天地。爷爷示意指月再说下去。

小指月又说，天地自然循环，就是天火太阳之热下降，地上的水往上蒸腾的过程。这在《内经》里叫作天气下为雨，地气上为云。所以对应到人体应该心火下降，手脚暖，肾水蒸腾，心胸、头脑清凉。

爷爷听后点点头说，肾水蒸腾，心火下降，人体自有周天循环，自有圆运动。天人合一，是人法地，地法天，天法道，道法自然。人是大自然的产物，大自然如何升降，是为正常，人体就当如何升降，则为不病。如果哪一天太阳都不往下照了，那地球就结冰了，万物不能生发。如果哪一天人体心脏的阳火不能往下行了，腰肾的寒湿温化不了，蒸腾不了，也就手脚冰凉，腿脚沉重，行走不利。所以天地不可一日无升降，人体不可一时无水火交济啊！

小指月笑了笑说，爷爷，我知道交泰丸的道理了。交泰丸不仅治失眠，一切心肾不交，水火不济，上热下寒，寒热不对流的各种奇难怪病，都可以用交泰丸灵活加减变化。黄连能让热火下降，肉桂能让寒水蒸腾，两味药一寒一热，令寒热对流，升降循环，所以恢复正常。然后小指月在小笔记本中记道：

《本草纲目》记载，黄连治目及痢为要药，古方治痢香连丸，用黄连、木香；姜连散，用干姜、黄连；变通丸，用黄连、吴茱萸；姜黄散，用黄连、生姜；治消渴，用酒蒸黄连；治伏暑，用酒煮黄连；治下血，用黄连、大蒜；治肝火，用黄连、吴茱萸；治口疮，用黄连、细辛；治失眠，用黄连、肉桂，皆是一冷一热，一阴一阳，寒因热用，热因寒用，主辅相佐，阴阳相济，最得制方之妙，所以有成功而无偏胜之害也。

◎滞下如金丸

每次婚礼喜事都有人吃伤肠胃，导致拉稀泻痢。

有个母亲带孩子参加婚礼宴席，这孩子从来没有见过这么多好吃的东西，有蛋糕，有可乐，有葡萄，还有最喜欢的烧鸭腿。就像孙悟空到了王母娘娘的蟠桃宴会上，看到什么就吃什么。虽然满足了口腹之欲，但肠胃却消受不起。这孩子刚吃完宴席，就喊肚子痛，然后就开始拉肚子。刚把裤子提起，又想拉，反复拉

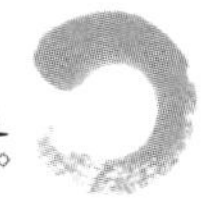

了十几次，还拉不干净。这母亲连忙带孩子敲开了竹篱茅舍的门。

爷爷看后，笑笑说，孩子，下次还敢不敢贪吃啊！这孩子苦着脸说，我不敢再吃了，我不敢再吃了。

爷爷说，疾病是身体在自救，你得听得懂疾病的信号，读得懂身体的需要。这样不用爷爷多说，这孩子就已经上了一课——饮食自倍，肠胃乃伤。

这该怎么办呢？食物停滞，胃肠以通降为和，要选一味能够降胃败肠毒，能够把浊毒拉出去，又能够治疗痢疾腹痛的药。小指月说，痢无止法，通因通用，黄连苦降，能够通降整条消化道，从口腔一直败毒到肛门。

爷爷说，没错，就用治痢药方，滞下如金丸（痢疾，古名滞下）。小指月就写上单味黄连。原来这滞下如金丸是由单味黄连组成，每次服用四钱，小孩减半。

小指月说，爷爷，这黄连带有苦寒之性，一次服用剂量这么大，会不会伤到肠胃呢？爷爷说，有病则病受。我们同时还要根据患痢疾的人的不同状况，进行不同的煎汤送服。比如胃弱的，用点人参、陈皮，保护脾胃，煎汤送服。腹痛厉害的，用点白芍、甘草，缓急止痛，煎汤送服。后重厉害的，肛门滞下难耐，用点木香、槟榔，调气则后重自除，煎汤送服。如果大便有脓血的，用点当归、白芍，煎汤送服，行血则便脓自愈。如果大便臭秽，食积严重的，应该通因通用，用点大黄、莱菔子，煎汤送服，消肠道里的食滞……

小指月听后点点头说，爷爷，原来这里头还有这么多灵活变化的搭配啊！

爷爷接着又说，不仅如此，缪希雍治痢疾，黄连用量极大，他的滞下如金丸，每次用单味黄连，吞服四钱，如果不是量大，肠道的败浊瘀滞就不能通泻而下。但他也知道量大驾驭不当，反而会伤到人体，所以缪希雍对黄连的炮制极为重视，先用姜汁浸泡，然后再用土炒九次，最后还研成细粉，再用姜汁水泛为丸。经过反复炮制，黄连治痢之功不减，而苦寒伤胃之弊却得以消除。所以说，这单味黄连炮制运用得好，治疗痢疾就像金子那么宝贵。

小指月点点头说，难怪现在大药厂很喜欢开发黄连，生产的黄连素片帮助了不少湿热痢疾、腹痛泻痢的病人。这也是单方一味、气煞名医的金刚钻啊！

◎黄连为病目之仙药

《僧深集方》记载，黄连煎治眼赤痛，除热。黄连半两，大枣一枚（切）。上二味，以水五合，煎取一合，去滓，展绵取如麻子注目，日十夜再。

《顾松园医镜》记载，一人患翳障青盲已逾年，用黄连一两，羊肝一具，煮烂丸服，不数月而复明。

有个病人眼部肿痛好几天了，医生说这是虹膜睫状体炎，吃了很多消炎药，也没有好转的迹象。他便来到竹篱茅舍，找中医瞧瞧。

他问，老先生，为什么我这眼睛是炎症，用消炎药还不好？爷爷说，兵无向导不达贼境，药无引使不至病所。消炎解毒药虽好，但未必能持续作用到上焦去。

小指月说，爷爷，我想到了，黄连乃病目之仙药，滞下之神草，专主热气目痛，治赤炎暴发，所以可以用单味黄连内服或外用洗眼。

爷爷说，单方虽好，正如猛将，若无兵卒相佐，治起病来，毕竟孤军奋战，难以迅速取胜。小指月说，那该怎么办呢？

爷爷说，用黄连，再加点麻黄，能使药力迅速作用于眼目、肌表，辛开苦降，炎症速消。然后指月便写道：黄连15克，麻黄10克，煎汤内服。只开了1剂。

这病人惊讶地说，怎么只1剂药，医院一开都是三五天的方药。爷爷笑笑说，再给他包点当归、芍药。你回去吃完这药，若好得不彻底，再把这两味药放进去煎，用这汤水趁热洗眼。这样内外兼治，其效必速。

果然，正如爷爷所说，1剂内服方下去，眼睛就好了六七成，再加这外洗方，眼睛就没事了。如果纯用黄连泻火解毒，虽能消炎，但却有寒凉过度之嫌。而且未必能迅速上眼，稍加点麻黄，能使黄连消炎解毒作用持续停留在上焦肌表、眼目。所以用黄连配麻黄治疗虹膜睫状体炎，一般消炎药不理想时，用这种思路效果显著。然后小指月在小笔记本中记道：

《本草图经》中记载，刘禹锡云：有崔承元者，因官治一死罪囚而出活之，因后数年以病自致死。一旦，崔忽为内障所苦，丧明逾年，后半夜叹息独坐，时闻阶除间悉窣之声，崔问为谁？曰：是昔所蒙活囚，今故报恩至此，遂以此方告讫而没。崔依此方合服，不数月，眼复明，因传此方于世。

又今医家洗眼汤，以当归、芍药、黄连等份，细切，以雪水或甜水煎浓汁，趁热洗，冷即再温洗，甚益眼目。但是风毒、赤目、花翳等，皆可用之。其说云：凡眼目之病，皆以血脉凝滞使然，故以行血药合黄连治之。血得热即行，故趁热洗之，用者无不神效。

◎苏连饮治呕恶不止

薛生白《湿热病篇》记载，呕恶不止，用黄连三四分，苏叶二三分，两味煎汤，呷下即止。

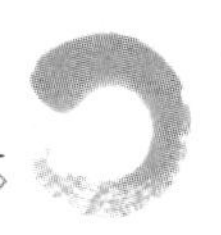

有个病人，她平时很少坐车，这次去探访亲戚，一路晕车，回到家了还呕恶不止，饭食难下。第二天看到食物还不想吃，稍微吃点就呕吐出来。家人给她喝点生姜汤，因为姜乃止呕圣药，发现稍有好转，但还是昼夜呕恶不止。

于是到竹篱茅舍来。爷爷一把脉，发现寸、关二脉都上冲得厉害，便说，指月啊，这个呕逆上冲属于什么证呢？小指月说，属于火证。

爷爷问，何以见得呢？小指月说，火曰炎上，她这脉象一直往上冲，一派当降不降之象。还有《内经》病机十九条里说，诸逆冲上，皆属于火。

爷爷又说，那该如何降其火呢？小指月说，心主火，用黄连可以降心胃之火。

爷爷又说，还得再加点苏叶。小指月说，为什么呢？

爷爷说，就像黄连配麻黄，乃治目之妙对，黄连配木香乃治痢之神品，黄连配苏叶乃止呕之要药。你看为什么要用点苏叶呢？

小指月说，第一，苏叶本身有下气宽中以止呕的作用，善于治疗感冒，兼有咳嗽，胸闷不舒，或呕吐不止。它上能通鼻塞以清头目，中能开胸膈以醒脾胃。

爷爷又说，还有呢？小指月说，这病人脉象往上冲，还带点浮，浮为病在表。

爷爷说，为什么她病在表呢？小指月说，她前几天坐了一天的长途车，而且车里开着冷气空调，所以她身体一方面有表闭，另一方面还有里气上逆不降。用苏叶宣表以畅气机，用黄连清里以降逆气。

爷爷听后，点点头，便给她开了 2 克黄连，再配上几片苏叶，还不到 1 克。不仅病人愣了，小指月更愣了，小指月说，这么小的剂量，还不够一把抓的，能降逆止呕吗？

爷爷笑笑说，治上焦如羽，非轻不举。像这种呕恶不止，不能用大剂量。你看打气筒从上面轻轻压下来，那气就下去了，这黄连配苏叶有辛开苦降之功，使肺气能宣，胃气能降，胸满呕恶之感自除。

这病人回去后就用这两味药稍稍煎汤，缓缓饮下，饮后呕恶即止，喝完后胸开意解，便想吃饭，不再呕恶了。

然后小指月在小笔记本中记道：

《温热经纬》中王孟英按云：川黄连三四分，苏叶二三分，两味煎汤，呷下。治胎前恶阻甚妙。王毓老中医曾用于临床，经治多人亦效。1985 年 3 月，某中学校长袁某携其妻来诊，入门即吐，自云妊娠 2 个月，呕吐不止，亦不能食。察舌苔滑腻，舌质赤甚，脉细数。处此方 2 剂，如法呷服。服后呕吐即止，1985 年 9 月生一女婴。

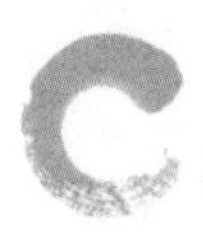

《内经》病机十九条谓："诸逆冲上，皆属于火。"故用黄连、苏叶清化湿热，降逆上之火。此方药简，量轻不及钱，但止呕之力强。对呕恶不止的病人，以此方煎之少量频服，屡试屡验。如症状偏寒者，加生姜三片，伏龙肝泡水煎药服之。

◎寒热一调，顽病可消

有个老胃病的病人，他到医院检查，医生说胃部有幽门螺杆菌感染，并且说这幽门螺杆菌是造成各类慢性胃炎的一个重要原因。但为什么用消炎药好好停停，难道这幽门螺杆菌耐药了吗，还是药物剂量不够呢？他甚至吃了大量清热解毒的药，因为很多医生认为，胃炎嘛，就是炎症，幽门螺杆菌也是造成炎症的凶手，应该把它们当作毒热来清解。最后这病人口中泛酸、泛清水，不敢再吃药了。但不吃药又麻烦，胃痛得难受，一吃药又没胃口，手脚也凉，搞得现在进退两难。他便上竹篱茅舍来，想听听老先生的意见。

爷爷叫他伸出舌头来，发现舌尖红，苔白腻。小指月就有些费解，说，爷爷，这白腻为寒湿，舌尖红为热，这寒热怎么能并存呢？在他体内不是寒火两重天吗？

这病人听到寒火两重天，马上说，这小大夫说的对，我现在不敢吃凉的，不管是凉茶凉药，一吃凉的就没胃口，口泛清水；也不敢吃热的，一吃热的，就上火烦躁，你说我这是什么症状呢？小指月说，这是寒热不调，中焦升降失司。

这病人有点听不懂，他又拿出检查报告单说，你看我这幽门螺杆菌指数这么高，怎么把它降下来，为什么吃了这么多消炎药都消不了？

这时爷爷拿出桌子下面的一块木头，说，你看这块木头，以前长满了木耳及各种菌类，都快被腐朽了，但为什么现在好好的，我没有给这木头用任何除草剂和灭菌药啊！这病人说，这简单啊，屋里比较干爽，菌类在这上面就繁殖不了了。

爷爷点点头说，对，就这样，让胃肠干爽起来，让那些所谓的幽门螺杆菌没法生存下去。于是爷爷就开了干姜和黄连两味药，而且干姜用量大于黄连。

这病人一看有黄连，便说，大夫啊，我吃不了黄连，一吃我这胃就更难受了。

爷爷笑笑说，你试试我这药，看难不难受？你这舌尖红没有黄连降不下火，但舌苔白腻，如果过用黄连便有伤中之弊，如果不配上干姜，这中焦寒湿如何能化散开？这病人听后似懂非懂地点点头说，我是喜欢吃点姜，吃姜会舒服点。我就试试先吃1剂吧，效果不好的话我再过来。

本来爷爷想给他开5剂的，想不到这病人因为反复吃药，没有吃对证，都吃怕了，他宁愿多跑几次，也不想再吃坏身子，所以抱着试一试的心态来吃药。

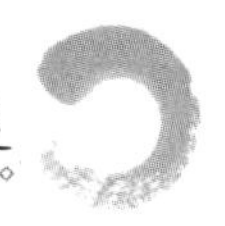

第二天这病人高高兴兴地回来，笑着说，我这次吃药很舒服，晚上也没有因胃痛而醒来，睡醒后也没有泛清水，而且胃口还挺好的，所以想再开点药。

然后小指月给他开了含有干姜和黄连的半夏泻心汤。因为久病多虚，需要半夏泻心汤里的人参、大枣、甘草来补益脾虚，脾胃内壮，像这些外邪病菌才不可干扰，这里头更有干姜，令脾升则健，还有黄连，令胃降则和，这样脾升胃降，病人胀满感消失，口泛清水、心中烦热也消失了。

这病人后来吃了 10 剂半夏泻心汤，再去检查，发现幽门螺杆菌没有了。他便去问医院里的医生。医生看了这处方，看来看去都说，这处方没有一味白花蛇舌草之类消炎解毒、杀幽门螺杆菌的啊，怎么能治好慢性胃炎呢？会不会误打误撞？小指月也这么想，便问爷爷。

爷爷笑笑说，这病菌首先是邪气，治邪气有时不一定要攻邪，你通过内壮，强大正气就行，就像国家强大了，有谁敢来骚扰你的边疆呢？又有谁敢作乱呢？即使偶有作乱，也很快被平息下去。

半夏泻心汤里有人参、大枣、甘草补中益气，培补正气，正气存内，邪不可干。这一组药是药中良相。有黄连、黄芩凉降，令整条消化道胃肠浊阴下降。有半夏、干姜辛开，能够令清阳上升，温中健脾。这一组药是药中良将。这样正气充足，又浊降清升，上下大气一转，局部的炎症很快就消散。

小指月又说，爷爷，我还是不能理解，这幽门螺杆菌究竟跑到哪里去了？这里头没有一味刻意去杀菌的药，为何病菌都跑了？爷爷笑笑说，你可以把治蛔虫的思路移用到治身体各种病菌。治蛔虫有什么大原则呢？

小指月说，蛔虫得到酸的就安安静静，得到辛味的就伏住不动，得到苦味的就立马望风而逃往下走，它们唯独喜欢甘味。所以乌梅丸煎出来的味道，既酸辣又苦，喝下去蛔虫望风而逃，赶紧都举家搬迁了。

爷爷听后笑笑说，那你看治幽门螺杆菌，是不是也是这个道理。脾胃病，到后来很多都是寒热失调，升降失司，脾虚气滞，所以半夏泻心汤里寒热并用，升降同调，其中干姜配黄连是用药之关键。干姜辛辣令病菌不敢妄动，黄连苦降令病菌迅速下逃。如果病人热势偏重的，如心中烦躁，胃中上逆泛酸，舌尖红，就黄连用量大于干姜；如果寒凉厉害的，比如舌苔白腻，口中泛清水，手脚凉，干姜用量就大于黄连。这样寒温并调，往往令身体的各类病菌无处藏身，你改善了身体的环境，病菌就很难再生存下去了。

所以这半夏泻心汤里，黄连和干姜这组对药是眼目，是灵魂，如果善于在这两味药里头调剂量，那么大部分胃病都可以调得很好。你别小看黄连和干姜这两味药，其实这两味药就代表两大法，我们用黄连和干姜不是调幽门螺杆菌，也不是调胃病，而是调寒热，调升降。寒热一调，幽门螺杆菌自然减少。升降一调，老胃病也好得快。这就像善于把握汽车的方向盘一样，懂得踩油门和踩刹车，这样你开车就能够开得得心应手。

小指月边听边做笔记，终于把脾胃病的一些疑惑解开了，也明白为何爷爷经常用半夏泻心汤治疗各类脾胃病，灵活化裁，寒热互调，取得理想的功效。

◎治水火烫伤

小指月早上烧开水时，小手指不小心被热水烫到了，他就想到《中医杂志》里的报道，治水火烫伤用黄连打粉，调点茶油，涂抹即愈。

他就依法炮制，反正药柜里有大把的黄连粉，用茶油调敷，本来烫伤处很痛的，现在居然一片清凉，到第二天就没什么感觉了。

小指月问，爷爷，黄连治水火烫伤是什么机制呢？爷爷笑笑说，第一，诸痛痒疮，皆属于心。黄连能清心经之热火。

小指月又问，那第二呢？爷爷说，诸热瞀瘛，皆属于火。黄连可以清心经之热火，热火清则灼痛轻。

小指月听后恍然大悟，他觉得爷爷好厉害，总是知道古籍里用什么药来治什么病，更知道为什么能治这病。这种知其然又知其所以然的思维，小指月一直都在学。爷爷说，知其然，你只走了一半的路，知其所以然，你才能够在医道上走完全程。

◎黄连拾珍

《名医类案》记载，孔华峰治一人患痔疮，脓血淋沥，用黄连去毛，打成细粉，用蜜调，空心服用二三钱，立效。

指月按：诸痛痒疮，皆属于心。李东垣说，凡诸疮宜用黄连、当归为君，甘草、黄芩为佐。亦可用一味黄连治疗疮毒热盛，药专效宏。

张锡纯经验

黄连善入心以清热，心中之热清则上焦之热皆清，故善治脑膜生炎、脑部充血、时作眩晕、目疾肿疼、胬肉遮睛（目生云翳者忌用）及半身以上赤游丹毒。其色纯黄，能入中焦脾胃以除实热，使之进食（西人以黄连为健胃药，盖

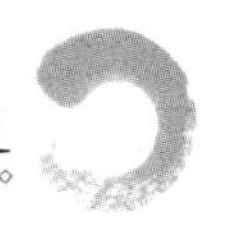

胃有热则恶心懒食，西人身体强壮且多肉食，胃有积热故宜黄连清之），更由胃及肠，治肠澼下利脓血。苦能下，故黄连大苦入下焦，能疗女子阴中因湿热生炎溃烂。

指月按：黄连解毒，能从口腔一直解到肛门，从上窍一直解到下窍。量大解毒厉害，量小健胃消食，以微苦能健胃也，但大苦却会败胃。

黄连治目之功不必皆内服也。愚治目睛胀疼者，俾用黄连淬水，趁热屡用棉花瓤蘸擦眼上，至咽中觉苦乃止，则胀疼立见轻。又治目疾红肿作疼者，将黄连细末调以芝麻油，频频闻于鼻中，亦能立见效验。

指月按：火曰炎上，火盛最容易伤目，故眼目红肿赤痛，或者燥屎遮睛，黄连皆可用之。若火热炎上，而见鼻肿、中耳炎，用黄连直折火势，也是一个道理。

秦亮经验

马某，男，1岁8个月。经常流涎不止近2个月，胸襟常被浸湿，涎液黏稠，口角红烂，小便短赤，大便秽臭，面赤唇红，舌质红苔黄，指纹紫。病属滞颐，拟方清热泻脾。处方：黄连1克，生大黄4克，开水浸泡取汁，少量分次频喂。1日后流涎见止，口角红烂好转。前药继服2剂，口角流涎已愈。随访1个月，未见复发。

指月按：黄连配大黄主治滞颐，清化湿热，通腑下行，一清一泻，湿热得消，浊阴得降，上泛之涎液自然下行止住。这个小泡茶方，适合小儿素有湿热者。

王玉玲经验 黄连甘草饮治疗小儿疾患

中医儿科专家王玉玲善用黄连甘草饮治疗小儿疾患，每获佳效。

夜啼：黄某，男，59日。大便干燥，小便色黄，面赤，舌尖红，夜啼。予黄连0.6克，生甘草0.4克，开水浸泡取汁，分次频喂。2日后小儿夜安入睡。

口疮：王某，男，94日。舌上有一白色溃烂点，口臭流涎，口渴，小便短赤，大便干结。予黄连0.8克，生甘草0.5克，开水浸泡，分次频喂。2日愈。

滞颐：郭某，男，1岁5个月。经常流涎不止近2个月，胸襟常被浸湿，涎液黏稠，口角红烂，小便短赤，大便秽臭。予黄连1.2克，生甘草0.8克，开水浸泡取汁，分次频饮，2剂后口角流涎愈。随访20日未见复发。

呕吐：周某，男，16日。呕吐乳汁2日，日四五次，其味酸臭，口干，大便秽臭，小便色黄，唇舌红，苔黄。予黄连0.5克，生甘草0.3克，开水浸泡取汁，分次频喂。药服1日，呕吐已止。

指月按：黄连甘草饮乃儿科泡茶汤剂，简单易行，效果显著。药物仅由黄连、

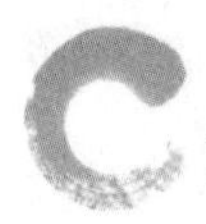

甘草组成，比例为 10：6。取黄连苦降浊阴，甘草解毒调中。各类儿科病症，只要病机为心脾积热，均可异病同治而用之，每能获效神速。用开水浸泡，取其气善清各类无形邪热，不比浓煎味厚重浊，小儿难以下口。所以饮剂优于汤剂，分次频喂，尤其便于婴幼儿服用，深受家长们的欢迎。

14、黄柏

◎为何口舌生疮病人多

《外台秘要》记载，治口舌生疮，用黄柏含之良。

《药鉴》记载，黄柏和生蜂蜜同用，敷口疮极有神效。

现今时代患口腔溃疡的不少。小指月说，爷爷，为何口舌生疮的病人这么多？

爷爷说，诸痛痒疮，皆属于心。疮原是火毒生。我们这个时代，生活节奏普遍比以往时代更快，人们往往更容易焦虑、更容易急躁，而且用心用脑的程度是古人的数倍，甚至数十倍。小指月说，难怪心脑血管疾患的病人，还有失眠的病人这么多。

爷爷说，只有从源头上缓解焦虑紧张、急躁不安，才能够真正减少这些疮痛、心脑血管疾患和失眠等病症。小指月又说，爷爷，为什么有时我看你用黄连煎水给病人漱口治疗口腔溃疡，有时又用黄柏治疗口腔溃疡？

爷爷说，黄连清的是上焦心火，黄柏泻的是下焦肾火。如果仅仅是过用心意识，导致心烦失眠，口舌生疮，用黄连即可。《用药心法》中说，黄柏治疮痛不可忍。如果是因为熬夜纵欲，导致顽固的口舌生疮，可以用黄柏。

小指月又说，为什么爷爷有时黄连、黄柏都不用，甚至一点清热泻火之品都避开，却用理中汤，或者桂附理中丸，治口舌生疮？

爷爷笑笑说，没错，指月啊，你看那些用寒凉泻火药反复治不好的口舌生疮，不是因为火势太盛，而是因为中气不足，土气亏虚。小指月说，中气不足，土气亏虚，也会导致口腔溃疡吗？

爷爷说，中土可以伏火，脾土壮旺，则虚火自伏。你看同样的人，是肥人多火，还是瘦人多火呢？小指月说，当然是瘦人多火了。

爷爷说，没错，肥人多痰湿，瘦人多虚火。瘦人多火是因为土虚，伏不住火。你想真正治瘦人的虚火，唯一的办法是强壮他的身体，让他长肌肉，健固他的脾胃，保护好脾胃，使脾主肌肉的功能加强，土气强大，虚火自伏。所以瘦人一旦

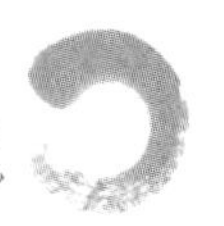

吃胖长壮一点，烦躁失眠、口舌生疮、牙龈肿痛等各种虚火上炎之象，都会一一减轻，甚至消失。随后小指月在小笔记本中写道：

黄柏乃疮家妙药。《药品化义》记载，黄柏味苦入骨，是以降火能自顶至踵。沦肤彻髓，无不周到，专泻肾与膀胱之火。

《本草备要》记载，凡口疮用凉药不效者，乃中气不足，虚火上炎。宜用反治之法，参、术、甘草补土之虚，干姜散火之标，甚者加附子，或噙官桂，引火归原。

◎为什么要多吃素少吃肉

有个妇人，吃饭无肉不欢。在没有致富之前，她最大愿望就是天天吃香的喝辣的，顿顿都有肉。现在家里富裕了，她这个愿望立马得到满足，所以从此无肉不欢，这样吃了四五年大鱼大肉、夜宵点心。有一天脚痛，到医院一查，居然尿酸偏高，医生说是痛风，建议她要少吃肉，多吃青菜。她不以为然，甚至认为青菜没有营养，怎么有能量呢？这样又过了一段日子，有一天居然小便解不出来，腹部满胀坚硬，没有胃口，吃不下饭，脚腿出汗黄臭，整个人非常痛苦。医生给她用了各类利小便药，居然利不下来。她便找来竹篱茅舍。

爷爷说，膏粱厚味，足生大疔。饮食积聚，堵满大腹。这妇人说，那我该怎么办呢？爷爷说，如果你不吃素，这病我也没办法。

这妇人听后说，大夫，我听你的，回去一定把肉戒掉，你快给我开药治病吧。爷爷说，不是你听我的，而是如果你想健康长寿，就要顺从身体的自然规律。

这妇人说，自然规律是什么啊？人生来不就是吃肉的吗？爷爷笑笑说，你是钱财上富裕了，但是知识上还没有富裕。你要多学学健康方面的知识，好好养养身体。药物养身体是养一时，知识养身体才能养一辈子。

这妇人又说，为什么说我要多吃素呢？我一直以为人是要吃肉的。爷爷说，天地造化，都有它的道理，你看猫、老虎，牙尖爪利是肉食动物，不吃草；而牛、马满嘴都是磨牙，蹄子既不尖也不利，所以它们的构造是草食动物。

这妇人又说，那人呢？爷爷又说，一般来说，人有 32 颗牙齿，只有 4 颗是尖牙，其他牙齿都是平的。用个不太恰当的算法，按照这个比例，你一个月只有不到四天可以吃点肉，其他时间最好都以五谷杂粮为主。

这妇人感慨地说，我也发现了，好像以前的人们一个月连四天肉都吃不到，那时也没这些富贵病。现在的人们一个月就连四天不吃肉都做不到，所以有很多血脂高、血糖高、尿酸高的病人。爷爷又说，既然你都知道，为什么不吃素呢？

这妇人说，我怕吃素没劲，没营养。爷爷说，牛马力气够大吧，要如牛马壮，营养在吃草，要如龟寿长，生命在静养。

这妇人点点头说，我明白了。随后爷爷就给她开了黄柏、知母和肉桂制成的丸子。这妇人吃完第一次药，觉得腹中有气转动，随后小便就如泉涌，整个腹部硬胀就松了。又吃了几天，整个人又恢复了精神。

小指月说，爷爷，为什么别人用利小便的药都利不下来，爷爷用知母、黄柏和肉桂，反而治好了她的小便不利、腹胀呢？爷爷说，这妇人平时膏粱厚味太多，积滞在肠道下焦，损伤肾水，导致膀胱干涸，难以气化排出水，肠胃中一派结热。所以用黄柏能够直接治命门膀胱之火，而且《神农本草经》里说黄柏主五脏肠胃中结热。古书里说，黄柏一能泻膀胱龙火，二能利小便热结，三能除下焦湿肿。她这肠胃肥甘厚腻积热，用黄柏可以直接降泻之。

小指月又说，那知母呢？爷爷说，黄柏得知母有滋阴降火之功，富含金水相生之妙。古书里说，黄柏无知母，如同水母目虾，所以这两味药必须相须而行，利用知母上能清金泻火，下能润燥滋阴，大有金水相生、降本流末之妙。

小指月又说，这里用到肉桂就不好理解了，为什么小便都闭塞不通了，下面一派积热火毒，还用辛热的肉桂？爷爷说，肉桂乃命门的钥匙。黄柏得肉桂，可以寒温并用，打开下焦门户，把湿热败浊清下来。就像你想要进房子里打扫卫生，如果没有钥匙进不去门，空有扫把是没有用的。这就是为何前面的医生反复用淡渗利湿、清热解毒之品，效果都不太理想的原因所在。因为这些都是扫把，没有钥匙进不了屋，没有肉桂这下焦气化打不开，小便自然利不下来。如《内经》所说，无阴则阳无以生，无阳则阴无以化。

然后小指月在小笔记本中写道：

李东垣说，长安王善夫病小便不通，渐成中满，腹坚如石，脚腿破裂出水，双睛凸出，饮食不下，痛苦不可名状，治满利小便渗泄之药服遍矣。予诊之曰，此乃奉养太过，膏粱积热损伤肾水，致膀胱久而干涸，小便不化，火又逆上，而为呕哕。《难经》所谓关则不得小便，格则吐逆者。洁古老人言热在下焦，但治下焦，其病必愈。遂处以北方寒水所化大苦寒之药，黄柏、知母各一两，酒洗焙碾，肉桂一钱为引，热水丸如芡子大，每服二百丸，沸汤下，少时如刀刺前阴火烧之状，溺如瀑泉涌出，床下成流，顾盼之间，肿胀消散。《内经》云，热者寒之，肾恶燥，急食辛以润之。以黄柏之苦寒泻热补水润燥为君，知母之苦寒泻肾火为佐，肉桂辛热为使，寒因热用也。

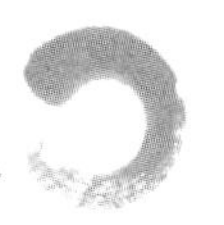

◎挑水与挖井

《丹溪心法》记载，二妙散治筋骨疼痛，因湿热者。黄柏（炒）、苍术（米泔浸、炒），上二味为末，沸汤入姜汁调服。二物皆有雄壮之气，表实气实者，加酒少许佐之。

山上有个和尚，每天都要到山下溪边来挑水，一般都要经过竹篱茅舍。日复一日，年复一年，每天风雨无阻。小指月发现，这和尚居然连续好几天没有下山挑水。小指月忍不住说，爷爷，为什么大和尚不下来挑水了，是不是他搬家了？

爷爷说，想知道答案，得自己到山上看看。于是小指月便拉着爷爷一起上山，发现这大和尚腿脚肿痛，不能下地，已经卧病在床好几天了。

爷爷说，和尚，身体不适，怎么不来通知一下老头子呢？这和尚说，我也想下去啊，无奈我这双腿不争气啊！

爷爷又说，这腿怎么了？这和尚说，不知怎么回事，这几天两条腿又肿又热。

这时小指月已经上前切脉了，说，爷爷，关尺脉郁滑数，下焦湿热重。爷爷点点头说，没错，湿热下注，足膝肿痛，小便短赤，筋骨疼痛。

小指月说，那用什么汤方呢？爷爷说，二妙散带来了没有？

小指月说，带来了。然后小指月便把二妙散拿了出来。爷爷说，把这药散放在沸水里，加点姜汁，再调点酒，趁着药气雄壮喝下去。

这和尚看了看酒说，出家人戒酒。爷爷笑笑说，真是个迂腐的和尚，若是为了口腹之欲，拿酒当戒，若是医病，这酒乃药也，能行药势，助药力，非所戒也！

这样和尚才把这药粉兑酒和姜汁服用。第二天腿脚肿就减轻了，第三天居然可以下山挑水了。但这腿脚随时都可能再发生痹痛，这该怎么办？

爷爷附在和尚耳边说了几句话，和尚听后点点头。小指月不知爷爷又有什么计谋，但反正病都治好了，便也不再好奇。可几个月后，小指月又郁闷了，他发现山上的和尚又十多天没下来挑水了，会不会病倒了？他一个人在庙里，生了病也没人照顾，怪可怜的，我要上山看看，看看能不能帮点忙。

小指月也没给爷爷说，便跑上山去。他看到在小庙门前，这和尚居然在那里悠闲地打着太极，好像一点都没有为缺水而担忧。

小指月不禁纳闷，和尚不但没生病，而且还精神得很，难道可以不喝水，就辟谷修仙得道了吗？小指月一脸疑惑地问和尚。

和尚哈哈大笑，说，你跟我来。和尚便带小指月到小庙后面的庭院里，指着一口刚挖好的井说，你看，我有自己的泉水了，再也不用冒雨淋水下山去挑水了，我有更多的时间来练拳参禅。小指月说，你怎么在山上挖井了呢？

这和尚哈哈一笑说，难道你爷爷没跟你说吗？小指月说，我爷爷说了什么呢？

这和尚说，你爷爷叫我挖井啊！小指月说，以前不是有很多人叫你挖井，结果你都没挖。

这和尚说，以前是师傅交代的，每天必须担水，作为一种苦行，是一种锻炼身体的方式，这样可以防止长时间待在庙里参禅导致心脑意识过用，所以以前没有挖井。

小指月说，那为什么爷爷叫你挖，你就挖了呢？这和尚笑笑，你爷爷说，出家人应该行布施道，而不是到处乞讨，应该自己有井，可以给所有人水喝，而不是天天去别人的河边打水。

小指月听后，摸了摸脑袋，笑笑，还是爷爷厉害。然后小指月回到竹篱茅舍，就在小笔记本中写道：

朱丹溪说，黄柏得知母滋阴降火，得苍术除湿清热。

刘完素说，凡肾水膀胱不足，诸痿痹脚膝无力，于黄芪汤中加黄柏，使两足膝中气力涌出，痿软即便去也。故黄柏乃湿热下注，腰脚瘫痪必用之药。

黄柏佐黄芪加牛膝，能使足膝气力涌出，痿痹即愈。黄柏同苍术、独活，能除腰膝以下至足底之风湿肿痛。黄柏佐泽泻、茯苓，能利小便之赤涩（如膀胱炎、尿道炎）。黄柏同车前子、白果，能治白带之黄稠（如宫颈炎、阴道炎）。

◎黄柏拾珍

裘笑梅经验 榆柏散治疗宫颈糜烂

榆柏散：地榆 120 克，黄柏 120 克，上两药研细末和匀备用。将药末喷入宫颈表面，每日 1 次，10 次为 1 个疗程。功用：清湿热，祛湿毒。主治宫颈糜烂。地榆性沉而涩，入下焦而除湿热；黄柏苦寒而清热解毒。药虽两味，清热祛湿解毒之力较强。

朱某，29 岁。诉带下颇多，有时夹有赤色，经净后 5～6 天即有带，外阴不痒，末次月经方净，腰有酸楚。脉细滑，苔薄白腻。西医诊断为“子宫颈重度糜烂”，中医辨证为下焦湿热。用榆柏散 30 天后，症状显著减轻。妇科复查，诊断为“宫颈轻度糜烂”，继用前法以奏全功。

指月按：宫颈糜烂虫痒，乃湿热所生。用黄柏配合地榆，清热除湿，解除下

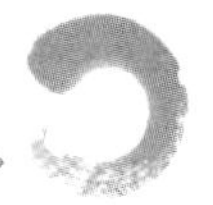

焦湿热环境，虫患自去。

15、龙胆草

◎酒洗龙胆草治胆经郁热头角痛

为什么清热燥湿、泻肝胆火的龙胆草有此名称呢？小指月在琢磨。

爷爷说，中药的药名都非常讲究，有的按照功效来命名，比如说防风能防御风邪，续断能接筋续骨，决明子能清肝明目，千年健可以祛风湿强筋骨……

小指月又问，还有呢？爷爷说，有些按形态来命名，比如牛膝，它的节膨大似牛的膝，大腹皮形似大腹，乌头的根像乌鸦的头……

小指月说，我也知道一些，有些按药物的生长季节来命名，比如半夏，夏季的一半采收，即农历五月；夏枯草，夏至后枯萎；还有冬虫夏草，冬天长菌，夏天变草……

爷爷说，没错，还有一些按药物的性格来命名，比如王不留行，走而不守，虽有王命，不能留行也，通经下乳之力甚捷；沉香体重性沉，香气迷人，虽然是木头，丢入水中，直沉水底，故它善于纳气归田；还有肉苁蓉，大补精元，药性从容和缓；滑石滑利六腑，虽然是矿石类药，打成粉却非常滑腻……

小指月说，还有一些是按照药用部位命名的，像桑枝、桂枝走上肢，乃治痹痛很好的药引子，它们是桑树、桂树的枝条；苏叶、大青叶都以叶片入药，它们分别是紫苏和板蓝根的叶子；莱菔子、枳实，它们是萝卜和枳树的果实或种子；龟甲、鳖甲分别是龟、鳖的壳甲。

爷爷听后，点点说，没错，当然还有一些按产地来命名的，如广陈皮、川黄连、怀地黄、浙贝母、藏红花。更有按气味或口感来命名的，如各种香类药，因为味道芳香特殊，如木香、丁香、茴香、麝香，所以得此名。像苦参味极苦，五味子五味俱全，细辛辛窜之味特烈……

小指月听后，点点头说，爷爷，那龙胆草呢？爷爷说，龙胆草归肝、胆经，泻肝胆火，胆是苦的，以言其苦，极能泻肝胆火，力量极大。所以肝胆实火冲上头顶来，它都可以降下来。

有个病人头额处经常跳动疼痛，像针刺一样。爷爷问他，平时睡醒是不是口干口苦？他点点头说，不仅睡醒口干口苦，平时也口干口苦，饮水不解。

爷爷又问，小便怎么样？这病人说，小便特别黄。

爷爷问，指月啊，口苦，尿黄，脉又弦数，头痛，是何证呢？小指月说，这是肝胆之火上逆，常见于各类胆囊炎。

这病人说，大夫，你真神，我几年前就发现有胆囊炎了，就是老治不好，现在我也不管它了，就是要治治头额角痛，这痛像针扎一样难受。

爷爷笑笑说，这些都是一个病，都在一条线上。小指月马上会意说，头额角属于偏头，偏头处乃少阳胆经所过，这还是一个胆火上逆之象。

爷爷又说，你以后要少吃鸡蛋、牛奶了。这病人不解地问，为什么？我天天都吃鸡蛋、牛奶的。爷爷笑笑说，这就是真正病因所在，不仅鸡蛋、牛奶要少吃，你有胆囊炎，一切肥腻的东西都要少吃。不是高营养就一定好，高营养，如果胆胃消化不了，反而会成为负担，积在那里发炎发热，堵塞脉道，导致疾病。

这病人听后，点点头说，以前从没有大夫跟我这样说过，我回去一定戒口。爷爷又说，指月，那为什么会刺痛呢？一般胆火上逆应该胀痛、热痛的。

小指月说，除了胆火上逆，局部还有瘀血，涩滞不通，所以固定刺痛不移。爷爷点点头说，没错，就用单味龙胆草。

小指月说，龙胆草没有活血化瘀功效啊。爷爷说，要看你怎么炮制，用酒洗龙胆草。小指月说，酒洗后既能清上焦实火，又可以活血行血，这样局部瘀滞被酒通开，那热火上炎之象很快便被龙胆草引下来。

果然这病人服用三次酒洗龙胆草后，头额角刺痛先减轻，后来口干口苦也消失了，再后来尿黄赤也变正常了。可见火从下面往上炎，导致诸病，一旦降下来后，疾病就像退潮一样，从头退到脚，然后从小便排出。

小指月马上在小笔记本中写道：

济南名医吴少怀遵明代方隅所说，胆经郁热，令人头角额尖跳痛如针刺，非酒洗胆草不能除。治疗胆火上逆之头晕、两头角痛，配用龙胆草屡效。

◎肝经湿热尿血，一味龙胆草解决

《类证治裁》记载，肝火，脉洪，尿血，一味龙胆草煎服。

有个司机，苦于小便带血，他先找了一个郎中，给他用了各种炭类止血药，血越发止不住，人也难受，甚至连小便都涩痛，连阴囊都有一些肿胀。他就有些害怕，便找到竹篱茅舍来。

爷爷把完脉后说，指月，这尿血当行还是当止？指月把完脉后说，爷爷，如果脉虚弱，那就应该收止住。如果脉洪带数，这是肝胆有火，就应该清利肝胆，

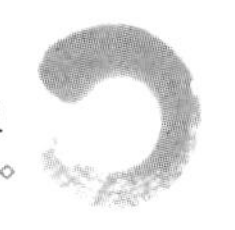

不应该强行止血，等洪数之象消去，血出自止。

爷爷听后说，为什么是肝胆湿热呢？洪数脉也可以是心肺火旺啊？小指月说，肝经下络阴器，病人尿赤，小便涩，阴囊肿胀潮湿，而且还有口苦，这都是肝胆之火上炎，肝胆湿热下注。

爷爷点点头说，哪味药既能上清肝胆火热，又可以向下疏通郁滞湿热？

小指月说，就龙胆草一味，《本草正义》里说，龙胆草既能清泻肝胆有余之火，又可以疏通下焦湿热之结。爷爷听后点点头说，就用单味龙胆草 15 克煎汤。

这司机看到爷爷只开了一味药，有些疑惑地说，大夫，我都病这么久了，还这么厉害，吃一味药能管住吗？爷爷说，就像你在一楼按电梯，按到按键上，电梯从 20 楼都会下来，如果你没按到按键上，用力再大，这电梯也下不来。

这司机听后便没有疑惑了，带龙胆草回去煎汤服用，不仅尿血止住了，连口苦、脸红也都消失了。以前他经常眼睛红赤，一喝酒就加重，这回吃完药后，连眼睛都变清亮了，尿也不黄了。

爷爷又说，其实他这病用中成药龙胆泻肝丸也就好了，不用刻意去止血，把上面脉洪数之势降下来，血出自止。随后小指月在小笔记本中记道：

《药品化义》记载，龙胆草专泻肝胆之火，主治目痛颈痛，两胁疼痛，惊痫邪气，小儿疳积，凡属肝经热邪为患，用之神妙。其气味厚重而沉下，善清下焦湿热，若囊痈、便毒、下疳及小便涩滞，男子阳挺肿胀，或光亮出脓，或茎中痒痛，女人阴癃作痛，或发痒生疮，以此入龙胆泻肝汤治之，皆苦寒胜热之力也。亦能除胃热，平蛔虫，盖蛔得苦即安耳。

龙胆泻肝汤（《医方集解》）治肝胆实火上炎证，头痛目赤，胁痛，口苦，耳聋耳肿，舌红苔黄，脉弦数有力；肝经湿热下注证，阴肿阴痒，筋痿阴汗，小便淋浊，或妇女带下黄臭等，舌红苔黄腻。龙胆草 6 克，黄芩 9 克，栀子 9 克，泽泻 12 克，木通 9 克，车前子 9 克，当归 3 克，生地黄 9 克，柴胡 6 克，生甘草 6 克。水煎服。亦可用丸剂，每服 6～9 克，每日 2 次，温开水送下。方中龙胆草大苦大寒，泻火除湿，为君药。

◎龙胆草拾珍

吴忠文经验

吴师提倡反佐药的应用，在其治疗急性黄疸型肝炎的经验方龙虎清肝汤中即以龙胆草与干姜配合。龙胆草过于苦寒易伤脾胃，且肝木之病多克脾土，以致脾失健运，表现纳差、乏力、便溏等。若单用一派苦寒之品，势必犯虚虚之戒，此时佐用辛热，具有温中散寒、回阳通脉功能的干姜 1~2 克，情况便发生了改变，龙胆草清泻肝胆湿热之功不减，苦寒之性得以遏制，固护了脾肾之阳。两药合用祛邪而不伤正，治肝兼顾脾肾，屡用屡验。

指月按：肝常有余，脾常不足。龙胆草泻有余木火，干姜扶不足土虚。

蒋立基经验　龙胆草治膝关节积液

治疗膝关节积液，既往蒋氏也循常法，用三妙、四妙之类，其治在湿，然见效甚慢。后来阅读《续名医类案》魏玉璜云“木热则流脂，断无肝火盛而无痰者”，方有所悟。治痰饮之大法，贵在调畅气机。丹溪谓：“气顺则一身之津液亦随气而顺矣。”所谓气顺，要在肝气条达。通过不断摸索，蒋氏认为龙胆草是治疗膝关节积液的要药。《本草新编》谓其“功专利水消湿”；《神农本草经》曰：“主骨间寒热”；《本草正义》称其“疏通湿热之结”。清热、除湿、散结，均能使肝气条达。

如治赵某，女青年，患风湿性关节炎，左膝肿痛，时有寒热汗出，查髌上囊肿胀显著，抽之有淡黄色液，量较多，舌淡红苔白，脉弦数。处方：龙胆草 24 克，桂枝 9 克，薏苡仁 20 克，牛膝 12 克，陈皮 12 克，生姜 3 片，服 3 剂，病人症减大半，再 3 剂而瘥。

指月按：肝主筋，膝为筋之府，关节积液亦是肝经湿热下注的产物。龙胆草能够导肝经湿热下出，重用后恐凉利过度，常佐以桂枝、陈皮或生姜，温通肝气，气顺则积水可去。

16、秦皮

◎秦皮外洗治疗红眼病

《外台秘要》记载，目生翳膜，或红赤肿痛，用秦皮一两，煎水洗眼，温洗为佳。

最近又流行红眼病，治红眼病有很多招法。

今天来了个 3 岁多的小孩，也患了红眼病。突然暴发白睛红赤，有两天了，有很多眼屎，都快粘在一起了。周围邻居也有好几个都得了红眼病。

这父母便问，大夫，为什么流行红眼病，有人得有人不得呢？爷爷说，这红眼病又叫天行赤眼，因为外感疫疠之邪所致。

这父母又说，为什么我们孩子得了，我们却不得呢？爷爷说，这孩子平时肺

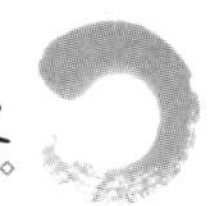

胃肝肠有积热，这样外内合邪，交攻于眼，所以暴发赤目。如果脏腑积热少的话，空有外面的导火索，没有炸药也很难引发。

这父母听后点点头。爷爷说，要让孩子少得流感或感疫疠之邪，就要让孩子吃得清淡一点。肠腑里头没有积热，疾病就很难犯上作乱。

然后小指月便教他们用单味秦皮 30 克，煎成浓汤洗眼。他们把秦皮带回去，按照小指月说的方法使用，洗了两天就好了。

爷爷说，如果孩子能喝药的话更快。小指月说，像这样的内服什么汤药呢？

爷爷说，汤药非常多，用龙胆泻肝汤有效，黄连、当归也有效。

然后小指月在小笔记本中写道：

高国成经验：秦皮可治疗天行赤目。采用秦皮一味，制成眼药水，并以秦皮药液熏洗患眼，收到良好疗效。方法：秦皮 250 克，加清水 500 毫升，分煎 2 次，将 2 次药液混合再熬成 250 毫升，用滤纸过滤除去残渣，灌注空眼药瓶内，每支 10 毫升滴眼。

饶某，男，成人。1973 年 7 月初诊。两目白睛红赤，眼珠、头额刺痛，迎风流泪，眼眵稠黏，口苦而干，小便黄短，纳差，睡眠不安，舌苔黄，脉弦数。脉症合参，诊为天行赤目。由风热上扰，风火上攻于目所致。疏方以秦皮眼药水 1 支滴眼，辅以秦皮汤外洗而愈。

◎一味秦皮治热痢

《汤液本草》记载，秦皮主热痢下重。

《黑龙江常用中草药手册》记载，治肠炎腹泻，用秦皮三钱，水煎加糖服用。

孩子最常见的疾病，不外乎就是着凉感冒或者吃坏东西拉肚子。所以一个儿科医生，一方面要善于治手太阴肺经的病，另一方面要善于治足太阴脾经的病。“二太”的病，如果都能了然于胸，那常见小儿疾病的调理就思过半矣。

小孩脏腑娇嫩，脾常不足，虽然容易病，但也容易好。因为小孩没有像大人那么多的七情杂欲，焦虑烦恼。

一孩子吃了蛋糕、炸鸡腿后，又喝了点饮料，肚子就胀，随后拉了七八次，肚子还是不舒服，甚至肛门都有点往下脱垂的感觉，还热辣辣地痛。

爷爷说，病从口入。小孩切忌暴饮暴食，因为小孩脾常不足，内伤脾胃，百病丛生。指月啊，有没有一味药，既能清热燥湿，清除肠道里的湿热，又可以收涩，不让腹泻泻得太厉害。

小指月想了想说，爷爷，秦皮既能清热燥湿，又能收涩止痢，正对治饮食积滞导致的腹泻臭秽。难怪白头翁汤治热痢下重就用到秦皮，我知道是什么道理了。

爷爷说，没错，就用一味秦皮，三钱，煎水服用。这孩子的父母说，听说这药很苦，孩子吃不下怎么办？

爷爷说，可以加点糖。小指月说，是不是所有难喝的中药都可以加点糖呢？

爷爷说，不是的，要看情况。像这种腹痛腹泻，加点糖，一方面是为了让这汤水好喝，另一方面还有治疗作用。

小指月说，糖也能治病？爷爷说，当然能了，糖是什么味呢？

小指月说，糖是甘味啊。爷爷说，甘味有什么用呢？

小指月说，甘能缓急，能止痛啊，就像芍药甘草汤重用炙甘草，能够缓急止痛，而且甘草还用蜜糖炙过，剂量要大。

爷爷又说，这腹痛腹泻是不是既急又痛啊？小指月笑了，说，我明白了。

果然这家人拿了两小把秦皮，只给孩子煎了一半，喝后就不拉肚子了，肚子也不痛了。随后小指月在小笔记本中记道：

《伤寒论》记载，白头翁汤治热痢下重者。白头翁二两，黄柏三两，黄连三两，秦皮三两。上四味，以水七升，煮取二升，去滓，温服一升。不愈，更服一升。

《本草纲目》记载，秦皮治目病，取其平木也；治下痢，取其收涩也。

◎治病的钥匙

有一农家，平时性急，脾气大，血压也高。有一次跟好友在外面吃了海鲜，又大醉一番。回家后就皮肤瘙痒，后来开始溃烂，流出黄水，通身疼痛。他害怕极了，便急忙找来竹篱茅舍。

爷爷一把脉，脉势弦数。小指月说，爷爷，这个皮肤病不容易治啊。

爷爷说，浑身上下都有点溃烂，皮肤渗出黄水，看似难，可世间的道理总是难易相成，找不到钥匙，壮汉也破门不入；若找到钥匙，孺童亦可开锁进入。你要找到这个病的机关所在！小指月第一次听到，治病还有机关钥匙的。

爷爷说，《阴符经》曰，动其机，万化安。找到身体的疾病机关，瞄准治疗，身体很快就安然无恙。这农家着急地说，大夫，快下药吧，我恨不得一剂药就把这身体溃烂治好。

爷爷不急不缓地说，指月，你听到什么了？小指月说，没有听到什么啊。

爷爷说，我听到了肝的声音。小指月一笑说，我明白了，爷爷，肝苦急，这

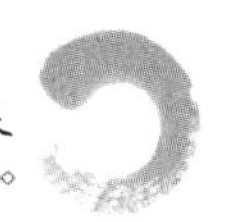

病人脉弦，平时性急，是肝火大，但皮肤又溃烂湿痒，湿热应该也重，所以脉数。

爷爷说，皮肤和哪个脏腑相通应？小指月说，肺主皮毛，肺又与大肠相表里，所以大肠实热毒浊重，也会借皮肤来泻热自救。

爷爷说，按道理，大肠中的湿热毒浊应该下泻的，怎么发到皮肤来了呢？小指月说，这个我也不明白。

爷爷说，如果没有肝木过急，生发过亢，肠道的湿毒会外发到肌表来吗？

小指月一听，马上开窍了，笑着说，对，对，爷爷，我想通了。很多性急的人，皮肤湿浊湿疹都发得厉害，如果性不急火不起，火不往上攻，身体的湿浊自动都会往膀胱、肠道下面排，看来还是着急的坏脾气把肠道里的浊毒搅上来的啊！

爷爷说，既然你已经想到这里了，那你看看有没有一味药，既可以达皮表，又可以缓解弦数的肝脉，还可以把肠道里多余的湿热毒浊往下排呢？

小指月想了很久都想不出来，这时爷爷说，秦皮！

小指月哈哈一笑说，我明白了，秦皮是树皮，以皮走皮，它又苦寒，归肝、胆经，能够让弦数的肝脉向下收，它还善于清除肠道湿热败浊，使肝胆毒浊从膀胱、肠道下窍排出。这样秦皮就从皮肤到肝胆，再到肠道，这一整条路线都能降本流末，使浊阴出下窍。

这农家带着疑惑的眼神把单味秦皮带回家煮水当茶饮，还真奇怪，第一天喝了，皮肤痒痛渗湿水就减轻了一半，喝到第三天居然结疤了。

随后小指月在小笔记中记道：

《名医类案》曰，钱塘西溪，曾有一田家急病癞，通身溃烂，号呼欲绝，西溪寺僧识之曰：此天蛇毒尔，非癞也。取木皮煮饮一斗许，令其恣饮，初日疾减半，两三日顿愈。其木乃今之秦皮也。

17、苦参

◎利湿不忘补气，治标不忘求本

《名医别录》记载，苦参主小便黄赤。

《神农本草经》记载，苦参主尿有余沥浊水。

有个医生，每天上午都要看四五十个病人，一坐就是一个上午，连上厕所的时间都没有。等到下班，上个厕所，要站很久才能解出小便，而且小便还相当黄赤。他知道这是久坐伤肉，脾主肌肉；加上跟病人解释病情及注意事项，说话不断，言多伤中气；既要进与病谋，又要退与心谋，思虑过度，这样脾虚是肯定的。

脾一虚，湿邪下注，整个上午坐着，湿浊郁久就化热，所以小便不畅、涩赤、灼热。他就自己搞点苦参来清热利尿，为什么选择苦参呢？因为苦参还能疗心悸、治失眠，每天看那么多病人，劳累过度，容易心慌心悸，失眠难安。奇怪，这苦参下去，小便居然没有改善，失眠还是照旧。他便带着疑惑，找来竹篱茅舍。

爷爷说，你这小便赤涩不利，是湿热没有错。这医生便说，既然是湿热，为什么我用了清热利尿药里最好的苦参都没有效果呢？

爷爷说，湿热是标，为什么生湿热呢？这个本是什么呢？我看你说话后劲不足，走路腿脚沉重，虽然有标实的湿热，但也有本虚的中气不足，脾气亏虚。

这医生说，那该怎么办呢？爷爷笑笑说，还是用苦参，不过要加点黄芪进去。

这医生用了苦参和黄芪后，小便马上通利，而且排尿有力，也不用在厕所里站很久，甚至腿脚那种拖泥带水的感觉也消失了。

他就不解地再来问爷爷，何以加一味黄芪效果就如此显著？爷爷说，你去看看复方石韦片是由什么药组成的？

这医生说，我知道，里头有石韦、萹蓄、苦参和黄芪。爷爷又说，为什么清热利尿还要加补气呢？这医生不解。

爷爷便跟他说，正虚不运药，再好的药也没用。人累了，不要说一泡尿解不出，一泡屎排不尽，就连一句话都懒得说。这医生点点头说，难怪利湿清热之品需要补气作为动力。

爷爷接着又说，所有的药物都有赖中气去运化，食物也有赖中气去健运，甚至四肢动作，口中说话，都靠一团中气在操作。此气若一虚，尿也排不尽，话也说不畅，走路脚也抬不起来，甚至想问题，脑子都不灵光，不能很好地持续。

这医生笑笑说，老先生，我明白了，感谢你教我清热利湿不忘治本补气。我最近记忆力减退，吃了这药，明显感到记忆力恢复，没有以前那么健忘了。

从此这个医生善于治病求本，标本兼治，看到湿热之标，也不忘正虚气虚之本。从此临床疗效提高，又帮助更多的病人治好了病。

爷爷跟他说，生病起于过用，医生不能透支过用自己的身体，长期透支过用，身体会吃不消的。所以即使诊务再忙，也不要不喝水或憋尿，这样会憋出问题的，也不要久坐，久坐伤肉，肉伤脾虚，湿邪便会下陷。土虚湿陷，湿热在腰脚，便会腿脚沉重，小便不畅。

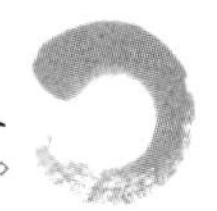

从此这医生即使诊务再忙，也会在中途跑出来呼吸十余分钟的新鲜空气，喝喝水，排排尿，这样多年的前列腺炎、尿道炎居然凭数剂中药而愈。

这不仅是药物之功，更得益于养生之力啊！

小指月便在小笔记本中记道：

《中药学》记载，苦参能清热燥湿，利尿通淋，可以消除尿道炎症，使尿量增加，治疗各种急性膀胱炎、尿道炎，属于湿热蕴结而出现的尿少、尿频、尿热、小便淋沥涩痛等症，疗效显著。

◎遍身疮痒湿疹

这医生第二次上门请教，还带来一位遍身疮痒湿疹的病人。

这医生说，我治疗的湿疹病人很多，普遍都用苦参，只要是尿黄赤的，效果都不错。但这例病人，我给他用了苦参内服，还加外洗，发现尿赤是变轻了，但湿疹还是照样，没好。

爷爷把完脉后，又叫这医生再把一下。爷爷说，这脉除了弦数外，是不是轻取易得啊？这医生点点头说，是带些浮脉。

爷爷说，浮者病在表啊，所以他这皮肤病湿疹才老好不了。那你为何只用苦参，不稍加点解表的药呢？这医生说，我明白了。

爷爷说，现在很多湿疹的病人身处冷气空调房里，饮食大鱼大肉、肥甘厚腻。大鱼大肉的湿毒靠苦参可以出下窍，但被空调冻闭肌表，不靠麻黄之类的解表药，这清阳怎么能出上窍，毛孔如何能宣通开。毛孔如果不宣通开，这肺表的湿疹水浊又如何下输膀胱。

这医生一拍脑袋，说，谢谢老先生指点，难怪我用苦参屡治湿热不消，原来没有在源头上开表，表气开，里湿才更容易排泄出来啊！于是便用苦参配点麻黄，这样用上去，病人湿疹很快就好了，也不瘙痒了。

小指月说，爷爷用麻黄，应该还有其他用意吧？爷爷说，当然，本身麻黄能够解表，它又能够开肺盖，就是帮助加强肺主皮毛功能，皮毛开阖如常，局部湿痒怎么可能长存。

小指月又说，还有呢？爷爷说，麻黄除了宣肺解表，还能利水消肿。皮肤肌表的湿疹，这些水湿必须要通过州都之官膀胱来排，这叫肺与膀胱相别通。

小指月高兴地说，所以用苦参稍加点麻黄，可以扫遍周身湿疹瘙痒。苦参在麻黄的带领下，能从肌表把水湿往膀胱、肠道排。麻黄因为有苦参在下面，这利水湿的功用就体现出来了。所以但见脉浮又带些弦数的病人，都可以用这外解表、内利湿的思路，使湿毒不能在身体留滞。

然后小指月又问，爷爷，你这思路是从哪里来的呢？为什么我没有看到古籍里有这种记载？爷爷笑笑说，古籍中有用苦参配鹅毛制成药丸，专治遍身湿疹瘙痒，皮肤溃烂渗水。你看鹅毛的用意在哪里？

小指月说，鹅毛乃皮毛也，皮毛归肺主表。爷爷说，这就对了，皮表之病以皮表之药引之。你知道这个道理，就不用拘泥于这个鹅毛，但用解表之品，轻清走上窍，麻黄亦可。

小指月说，原来如此，这麻黄配苦参是这样来的。爷爷说，你如果懂得这个道理，你再去看古代的方书，看他们治疗各类皮肤湿疹的药物配伍就都明白了。

小指月看《鸡峰普济方》里有个专治皮肤瘙痒的参角丸，里面居然正是用苦参配合皂角、荆芥等可以透表的药同用。

然后指月又翻《外科正宗》，发现治疗风疹瘙痒最出名的消风散，居然用一派祛风解表之药，如荆芥、防风、蝉蜕，配合苦参来外疏内清。古代的各种治疗湿疹瘙痒的方子，小指月把握住这一条线就都豁然贯通了。

于是小指月在小笔记本中记道：

《王秋泉家秘》记载，神功至宝丹治漏脓肥疮，脓窠疮，腊梨头，遍身风癞，瘾疹疥癣，瘙痒异常，麻木不仁，诸风手足酸痛，皮肤破烂，阴囊痒极，并妇人阴痒、湿痒。苦参一斤（为末），鹅毛（香油炒存性）六两。黄米糊丸，朱砂为衣，茶汤送下，日进二次。或随病作散擦或洗贴。

◎重用苦参治狂躁

有个长期失眠的病人，在一次和邻居吵架的时候，居然精神失控，躁狂突然发作，狂乱无知，骂詈不避亲疏，到处吐痰。家人好话说尽，都没法把他安抚下来，于是不得已便请医生来强行给他打镇静针，这样才算缓解了。但第二天又狂躁、面赤、吐痰、发怒，不得已又打一次镇静针，这一次稍安片刻，到晚上这病人又彻夜狂躁，看每个人都怒目而视。家人就想到这样老打镇静针也不是办法，于是请爷爷看。

爷爷说，这种狂躁，心神失控，属于什么呢？小指月说，诸躁狂越，皆属于火。诸逆冲上，皆属于火。

爷爷又说，为什么用镇惊泻火的药还压不下呢？这药剂量也下得不轻啊！小

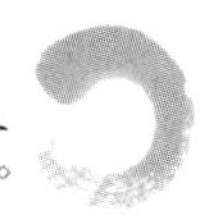

指月说，这心火会不会太大了？

爷爷说，心火是从哪里来呢？锅里的水为什么鼎沸不已，是锅下炭火太多。小指月点了点头说，扬汤止沸，不如釜底抽薪。

爷爷便问这病人，多少天没拉大便了？这家人说，好像有三四天没上厕所了。

爷爷说，有没有一味药，既能清心经之火，又能通导小肠之积滞，把心火引下来，通过肠腑排出体外？

小指月说，《神农本草经》曰，苦参主心腹气结，癥瘕积聚。

爷爷点点头说，没错，苦参这味药，《神农本草经百种录》说它专治心经之火，能从肠腑中排出，所以心有千千结，腹中又堵塞不通的，一派火曰炎上之象，失眠狂躁，大便不通，可用苦参降本流末，通降浊火。

小指月说，是不是单用苦参就行？爷爷说，单用虽然有效，但这病人一肚子邪火，下面肠腑板结不通开，上面狂躁、唾痰不止，所以还要加进一味荡涤肠腑，推陈出新，大开消化道浊阴下行的药，把下面的釜底之薪完全撤除。

小指月说，那这样非用将军大黄不可。爷爷说，对，就用苦参 30 克，大黄 30 克。为了体现大黄通秘结、导浊阴下行峻泻之力，必须要后下。

第一剂，四五个人强行把汤药灌进去，随后这病人腹中肠鸣，拉了一裤子大便，马上清醒了，而且不解地问，我为什么不知道上厕所呢？

众人看了都笑，然后这病人居然觉得有点困，打了几个哈欠，换完衣物，就到床上睡觉，一觉居然睡了十五个小时。这一觉醒来，神志如常，说话已不错乱，之后就没有再复发。

小指月说，爷爷，这苦参配大黄，真是治疗腑实胸热佯狂的绝妙搭档啊！

爷爷说，古人早已经这样用了，张锡纯治疗癫狂失心，善用大黄，他称大黄能开心下痰热，以愈癫狂。小指月说，那苦参呢？

爷爷说，苦参能治心腹邪热，《丹溪心法》中说，苦参治狂邪发作无时，披头大叫，欲杀人，不避水火。

小指月点点头说，难怪爷爷喜欢重用苦参配大黄，治疗顽固的肝郁化火失眠，或者脏腑积热不寐。原来这苦参连阳气并走于上，狂躁，神志失控都可以治，何况是区区的顽固性失眠。

原来苦参配大黄通过苦参引心火下入肠道，大黄能釜底抽薪，使浊阴出下窍，这样痰浊实火，降本流末，通过大开阳明胃肠，便迅速下行，有个出路，如此浊降清升，陈旧去，神志清，心窍开豁，失眠可安，狂躁得愈。

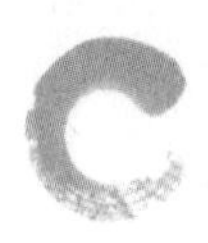

随后小指月在小笔记本中记道：

伤寒名家熊曼琪等治疗一躁狂病人，3 天未眠。查其舌红苔黄，脉弦数。用苦参 20 克，煎汤分 2 次灌服。当天晚上即可入眠，次日躁狂等症缓解。

李某，女，24 岁。反复失眠 3 个月，时常彻夜难眠，头晕耳热，心悸不安，烦躁不眠，手足心热，白带较多、色黄，舌红苔黄，脉细数。证属阴虚火旺兼湿热下注。拟清热祛湿除烦。用苦参 10 克，茯苓 10 克，水煎服，每日 1 剂。用药 4 剂，失眠明显好转。原方续服 3 剂，心悸、健忘明显好转，白带转常。追访 3 个月，夜间睡眠时间维持在每日 6 小时左右。

程哲医师善用苦参、大黄治疗狂证。李某，女，27 岁，农民。因事暴怒，情志不舒，突然发作，狂乱无知，自行远出，信步所至，高骂呼叫，不知秽洁，不避亲疏，随地大小便，乱吐痰，夜不能寐。据患母云：经中西药治疗，迄今无效。有时也兀坐室中，独语不休，或二目痴视不语，可能与服镇静药有关。就诊时正值发狂，察其面赤，怒目而视，苔黄腻，脉弦滑。此系痰火闭窍，宜重投清心泻火之剂。处方：苦参 30 克，大黄 30 克（后下），每日 1 剂。服药 5 天，自觉清醒，说话已不错乱，能入睡，但时间不长。5 日来，每日排大便 5～7 次。再进 4 剂，神志恢复正常。1982 年初，逢患母，追询之，据云：迄今健如常人，从未复发。

按语：《丹溪心法》载苦参治狂邪发无时，披头大叫欲杀人，不避水火。《神农本草经百种录》云苦参专治心经之火。张锡纯治疗癫狂失心重用大黄，并谓大黄能开心下痰热，以愈疯狂。二药合用，作用有二：苦参直伐心火，大黄釜底抽薪，一清一泻，驱心经贼火之力专宏；峻泻可引痰火下行，使痰火有出路，浊降清升，心窍开豁，神志得宁。

◎苦参拾珍

宋祚民经验

山区人患蛔虫病者甚多，且不易驱除。当地苦参甚多，而用于治病者较少，经与乡村医师研究，用苦参一味驱蛔。遂将苦参轧成细粉，过筛后加红糖少许，成人每次服 3 克，小儿减半，每日空腹服用 1 次，5 日为 1 个疗程。服用后，约半数人有效，亦未见任何不良反应。乡村医师见能驱下蛔虫，甚为喜悦，欲急于取效，即给未下虫的一部分人加量 3 倍服用，继服 5 日。服药 2 日后，大多出现恶心头晕，不欲食，二便不畅，腹痛尤为剧烈。停服后，体壮者一二天后症状消

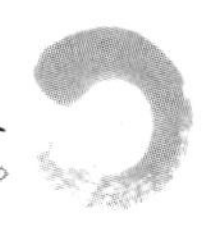

失，但大多数人在头晕恶心、腹痛消失后，一二周内不思饮食，其伤败胃气竟近于轻度药物中毒。此即用药中病即止，虽参、芪亦有所偏，况苦参之苦寒伤胃。凡伴脾虚胃弱者不可服用，体壮者多服亦能败胃，用者当慎。

指月按：苦能降，虫得苦则下，加之苦参又能杀虫，故可驱除肠道寄生虫，唯独过苦，量大会伤胃气，宜慎用。

熊曼琪经验

陈某，男，39岁。喘咳反复发作3年余，加重2周。就诊时气喘不能平卧，痰多黄稠，胸闷腹胀，大便黏滞不爽，舌红苔黄腻，脉弦滑。辨证属痰热壅肺，大肠湿热。治以除湿清热，宣肺化痰。药用苦参10克，炙麻黄10克，北杏仁12克，炙甘草6克，水煎服。3剂后咳喘减轻，继服3剂，并另加苦参10克，煎水当茶饮，喘咳基本缓解，胸闷腹胀明显好转，大便转常，改陈夏六君丸调理善后。

指月按：苦参能清利膀胱、肠道，所以很多大肠湿热兼痰热壅盛，如果不清利膀胱、肠道，肺部就一派浊阴难降。肺与大肠相表里，苦参虽然不是直接治肺止咳，但中医认为脏邪还腑，上病下取，通过使膀胱、肠道湿热下撤，肺热壅盛随之缓解。

王万祖经验

临床将苦参用于治疗肝郁化火所致顽固性不寐，每收事半功倍之效。药用苦参30克，黄连8克，丹参20克，为1剂量。加水400毫升，浓煎至150毫升，于每晚睡前服50毫升，1剂药服3次，一般连服3剂，即可获效。

方中苦参为君药，清火安神；黄连为佐药，清热和胃，与苦参相伍，可以降低苦参伐胃之弊；丹参为使药，因味苦微寒，归心、肝经，起凉血宁心、清热除烦之效，共奏清火除烦、宁心安神之功，不用安眠药而眠自安。

如治王某，女，46岁，教师。患顽固性不寐5年，平素性情急躁易怒，每遇不顺心之事则暴跳如雷，动辄哭泣不止，入夜难眠，最多能睡2小时，投镇静安神药数十剂罔效，遂邀以诊治。精神委靡，夜不能寐，目睛红赤，兼见纳谷不馨，小便黄，大便秘，舌质红，苔微黄，脉弦数。证属因怒伤肝，气郁化火，心神被扰。拟清心除烦。服上方1剂后，病人欢喜若狂，述说夜能安卧5小时，药证合拍，继守上方调理3剂，至夜能安卧8小时，诸症悉减，竟获痊愈。

指月按：徐灵胎说，苦参可去心腑小肠之火。《名医别录》记载苦参能安五脏。六腑清，则五脏宁。原来苦参是通过清肠腑湿热、利小便浊火而让五脏安平，心静神清。这也是脏邪还腑的一种思路，五脏浊邪能从六腑膀胱、肠道而去，自然

天清地宁，气血安平。

18. 白鲜皮

◎白鲜皮乃皮科专药

小指月说，为什么有这样的俗话，治啥不治皮，治皮丢脸面？爷爷说，在各科之中，皮肤科各类瘙痒癣疹是不太好治的，容易复发。

小指月说，为什么皮肤病容易复发呢？爷爷说，即使是普通的荨麻疹，风团瘙痒，也不是那么好治的，更何况顽固的牛皮癣，甚至白癜风，更是复杂难治。皮肤病之所以复杂，在于很多皮肤病都不是单纯皮肤的问题，是内脏疾患在皮肤的反应。这叫有诸内必形于外。

有个病人，皮肤长疮，还流着黄水，局部肌肤溃烂。

爷爷说，指月，你看这是什么疮疡啊？小指月说，这是湿热疮疡。

爷爷说，为什么是湿热疮疡呢？小指月说，皮肤滋水，属于湿毒，滋水色偏黄，属于热火，湿毒加热火，就是湿热疮疡。

爷爷说，那有没有一味药，既能清热燥湿，又可以专走皮肤，还能祛风止痒解毒的？小指月说，以前提到有个秦皮。

爷爷说，秦皮能清热燥湿，也可以走到皮肤，但它有一方面作用达不到要求，就是祛风止痒。小指月说，我知道了，是白鲜皮。《本草原始》记载，白鲜皮入肺经，能去风，又能入小肠经，能祛湿，夫风湿既除，则血气自活，而热亦去也。

爷爷说，行，就用单味白鲜皮煎汤加外洗，白鲜皮乃皮科专药也。你知道为什么叫白鲜皮吗？小指月摇摇头。

爷爷说，这白鲜皮有一股羊膻气味，这股独特的气味能够走肝而治风，所以《药性论》里说它能治一切热毒风，以及风疮疥癣赤烂。

小指月听到白鲜皮有独特的味道，就想下次一定要好好品尝品尝，加深印象。

爷爷接着说，所以这独特的气味进入身体后，善于游走，就像风一样，能祛风以止痒，但它又是苦寒的，能够燥湿以清热。一般祛风的药都没有燥湿之功，而很多燥湿的药更没有祛风的能力。而白鲜皮两者功效兼而有之，所以非常符合皮肤湿毒风痒的病机特点。

白鲜皮，顾名思义，善治皮肤，白者肺主皮毛之色也，皮者善于走皮也，鲜者独特的羊膻气味，善于行走皮肤筋骨，能把脏腑表里的湿毒赶出来。故《本草

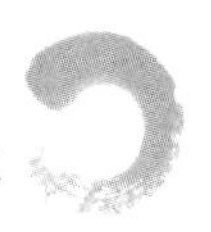

正义》里说，白鲜皮气味甚烈，故能彻上彻下，通利关节，胜湿除热，无微不至。这就是说白鲜皮善于以它独特的气味，钻通经脉隧道，再以它苦寒之性，把湿毒浊热赶出来。就像蛇捉老鼠一样，能够钻进洞里去，把老鼠赶出来。这白鲜皮就能钻进五脏六腑，把脏腑湿毒赶出来。所以湿热者用之，寒湿者应该慎用，或者配合温药，毕竟白鲜皮是苦寒之物。不管是在表的瘙痒风疹，还是在里的脏腑湿毒，白鲜皮都能够清除，故白鲜皮乃皮科专药，是皮肤科医生最喜爱的药物之一。

这病人就用单味白鲜皮煎汤加外洗，连用 5 天，身上的湿热疮疡慢慢消退，滋黄水也日日减轻，到最后都结疤了，不再瘙痒。真是一味白鲜皮，乃湿热疮疡之特效药也。随后小指月在小笔记本中写道：

《补缺肘后方》记载，治鼠瘘已有核，脓血出者，白鲜皮煮服一升。

《本草原始》记载，白鲜皮治一切疥癞、恶风、疥癣、杨梅、诸疮热毒。

《本草正义》记载，白鲜乃苦寒胜湿之药，又能通行经隧脉络。《本经》主头风者，风湿热之在上者也；黄疸咳逆，湿热之在中者也；湿痹死肌，不可屈伸、起止、行步，湿热之痹于关节、着于肌肉者也。白鲜气味甚烈，故能彻上彻下，通利关节，胜湿除热，无微不至也。

◎皮肤发黄

《沈氏尊生书》记载，白鲜皮汤治痫黄，白鲜皮、茵陈蒿各等份，水二盅，煎服，日二服。

有个病人，不明原因出现周身皮肤发黄，到医院里检查，肝胆都没有什么问题。找不到具体的原因，就没法治疗，他便来找中医。

爷爷便说，为什么皮肤会发黄呢？小指月说，黄家所得，从湿得之，湿郁热蒸，所以发黄。

爷爷又说，那你怎么判断他是湿热熏蒸呢？小指月说，脾主湿，又主四肢。这病人腿脚屈伸不利，走路沉重，这是湿性下注，湿留四肢。

爷爷又说，还有呢？小指月说，舌红苔黄，脉濡数，尿有热赤，这都是一派脾虚湿盛，湿热郁蒸之象。《内经》说，地之湿气，感则害人皮肉筋脉也。

爷爷点点头说，你是什么居住环境呢？这病人苦闷地说，我住在一间地下室。

爷爷说，为什么不住高点的房子呢？这病人说，就那里房租最便宜，我要省点钱，给孩子读书。

爷爷说，不能因为省钱把身体搞坏，得了病，花更多的钱，反而得不偿失。

你这身体的湿邪和久住在低洼之地、潮湿之所是分不开的。多花点钱，找个环境好点的，通风透光强点的，这样身体少生病，孩子也开心，读起书来也更有劲。

这病人听后点点头，确实是这样，为了省钱去住地下室，得了病又要多花钱，身体也遭罪，实在不值得啊！然后爷爷便说，指月，哪味药是退黄专药？

小指月说，茵陈乃治黄专药。爷爷说，没错，茵陈可以退脏腑里的湿热毒邪，但还缺一味药，要把皮肤外面的湿热黄浊也收下去。

小指月说，我知道了，就是白鲜皮。爷爷说，为什么呢？

小指月说，爷爷前面说过，白鲜皮气味膻烈，能通上彻下，无微不至，凡皮肉筋脉里伏藏的湿毒，这白鲜皮都可以把它们搜刮下来。这样湿热从膀胱小便排出，皮肤的黄浊，这些浊阴之色，就会慢慢变淡。爷爷点点头。

这病人回去就用白鲜皮配茵陈蒿煎服，吃了 5 天，花费不过几块钱，身上的不明原因泛黄之症，便像退潮一样退掉了。然后小指月在小笔记本中记道：

《药性论》记载，治一切热毒风，恶风，风疮疥癣赤烂，眉发脱，脆皮肌急，壮热恶寒，解热黄、酒黄、急黄、谷黄、劳黄。

《本草纲目》记载，白鲜皮，气寒善行，味苦性燥，为诸黄风痹要药，世医止施之疮科，浅矣。

◎白鲜皮拾珍

王济仁经验

白鲜皮 30 克，滑石 20 克，共为细末，打片，每片 0.5 克。日服 2 次，每次 3～4 片。主治荨麻疹。用上法共治疗 7 例荨麻疹，全部治愈。

如治周某，女，52 岁。患顽固性荨麻疹 5 年之久，曾用“扑尔敏”、泼尼松等治疗，不能控制。经用白鲜皮片，连服 7 日全愈，随访半年未见复发。

指月按：白鲜皮药力能抵达皮部，滑石能把浊水从皮肤往膀胱收。这样皮表浊阴出下窍，清阳能发腠理，荨麻疹自然可消。

19、苦豆子、三棵针、马尾连

◎新疆中草药苦豆子

爷爷拿着刚从新疆捎过来的苦豆子，跟指月说，指月啊，这苦豆子可是新疆、内蒙古那边特有的清热燥湿药啊。小指月说，为什么叫苦豆子呢？

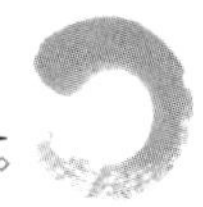

爷爷说，它是豆科植物，这种豆子味道苦寒，还有点小毒，所以内服时用量不可太大。小指月说，药书里说它清热解毒，它还有独到功效，就是止痛和杀虫。

爷爷说，没错，所以胃痛或肠道湿热泻痢都可以用它清热燥湿止痛。

小指月又说，那杀虫呢？爷爷说，像湿热带下，阴道瘙痒有虫蚀，就可以用苦豆子，苦能燥湿，寒可清热，由于它是种子，诸子皆降，善于直入下焦，清下焦膀胱、肠道、阴部的湿热而杀虫止痒止痛。

小指月又说，那它有毒怎么办？爷爷说，中医是以毒攻毒，用药物之偏性来纠正人体的偏性。所以古人是聚毒以供医事。

小指月又说，那如何用毒又不被毒伤呢？爷爷说，内服时剂量应该严格控制，像一般的胃痛吐酸，诸呕吐酸，皆属于热，这时用苦豆子 5 粒研粉冲服即可。当然像这种苦寒之品，最好是炒过，炒能健脾，避其苦寒之性。

至于外用，以毒攻毒，剂量就可以稍大一点，比如皮肤瘙痒、湿疹癣疾或者溃疡。新疆当地人喜欢单用苦豆子打碎，煎汤外洗患处，可以燥湿清热、杀虫止痒，正是以毒攻毒。

因为新疆偏于高原地带，蔬菜吃得少，牛羊肉奶酪吃得多，身体热毒浊阴比较重，所以容易爆发疮痈溃疡或顽癣。苦豆子在当地生长，正能治疗当地的疾病。一个医生要善于运用当地的中草药。

一般当地的常见草药就能把当地的常见疾病治好。只是很多人不知道这点，只知道外求，不能把自己当地的草药研究运用好。

小指月说，这苦豆子我们平时很少用。爷爷说，虽然苦豆子产于北方，我们比较少用，中医就像学海，不管从北方还是从南方，从高原还是从平地流来的水，都要接纳吸收，这样才能海纳百川，有容乃大。

小指月听后点点头，随后在小笔记本中记道：

治急慢性痢疾、阿米巴痢疾，苦豆子草 500 克，加水 1000 毫升煎煮，滤取药液，浓缩至 500 毫升。每次服 2 毫升，每日 3～4 次。

治胃痛，微吐酸水，苦豆子 5 粒，生姜 3 克，蒲公英 6 克，氧氧化铝 0.6 克。共研细粉，开水冲服。亦可单用苦豆子 5 粒，研末冲服。

治疮疖、外伤化脓、溃疡，苦豆子适量砸碎，煎汤外洗患处，洗后用无菌纱布包扎。

《中国沙漠地区药用植物》记载，治白带过多，苦豆子籽 10～15 粒，生服（服时不咬破，籽破则有头晕头痛之感），每日服 1 次。

◎身上带刺可消肿的解毒药——三棵针

小指月拿着爷爷托人从四川带过来的三棵针，这三棵针真是药如其名，连枝杆上分叉处都长出三根针，而且这叶子也很独特，椭圆形的叶尖带有小尖刺，边缘像锯齿那样，布满了针尖状的锐利锯齿。

爷爷看小指月出神地观察着三棵针，便说，指月啊，你能从这三棵针的形态和味道推导出它的一些常见功用吗？小指月点点头，我刚才尝了一点，又苦又凉，看来这是苦寒泻火清热之品，但它的泻火清热应该和平常的清热解毒药不同。

爷爷说，有什么不同呢？小指月说，从这三棵针我想到当地的两面针。两面针叶中带刺，是解毒要药，更是消肿妙品，是当地伤科医生最喜欢用的。

爷爷又问，那你说说为什么伤科医生喜欢用两面针呢？小指月说，叶边有刺皆消肿，这跌打损伤，局部瘀肿，很容易化热，令人烦躁。而局部瘀肿就是一个包，一般的清热解毒药进不去，发挥不了作用，唯有这些活血化瘀或者带刺的清热解毒药能够进去，这带刺的中药真是非同凡响。

爷爷说，有什么非同凡响的本事呢？小指月说，你看尖锐的物体容易刺进地下，所以带刺的药物大都可以穿破，可以消除局部瘀肿，可以打开积聚包块，可以破除痈疮肿毒，比如皂角刺，比如穿破石。

爷爷说，你的意思是带刺的就有刺穿之意，可以开通壅堵的血脉，可以畅达闭塞的经络，可以把病理产物刺破打散，可以引领清热解毒药进去，把局部瘀肿瓦解消散。小指月点点头说，正是这样，所以我推测三棵针和两面针功用大同小异，既可以解各类疮痈肿毒，又可以治跌打损伤。

爷爷点点头说，没错，像四川、贵州的一些地方草医郎中，治疗跌打损伤、局部瘀热就喜欢用三棵针的根来泡酒，不管内服还是外擦，都有效果。不过这三棵针也有小毒，内服时应该注意剂量。

小指月又说，爷爷，比较难治的顽固热毒，如咽喉肿痛，目赤肿痛，寻常清热解毒药搭配这些三棵针或两面针之类，居然效果倍增，这是什么道理？

爷爷笑笑说，你看咽喉肿痛，不就是一包热毒结在那里，用这些带针刺的解毒药，能够像将军一样，行疏泄之令，带着刀兵，逢山开路，遇水搭桥，直抵毒热现场。所以不管咽喉肿痛，还是眼目肿痛，在平常的龙胆草、黄连基础上配点这些透刺的三棵针或两面针，效果必倍增。这就像局部长了个疮包，用针一挑，它就破了，一破局部气血就对流，气滞血凝瘀热之象就解散开，很快就好了。所

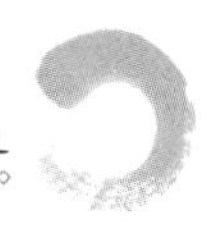

以你想要消除痈疮肿毒，特别是热肿，先得把肿包给挑了，然后再把热给消了。

小指月一拍大脑，豁然开朗，说，爷爷，我突然读懂了仙方活命饮，知道这方子为什么是阳毒开手第一方，为什么各类疮痈肿毒都可以用它来打头阵。

爷爷笑笑说，那你说来听听。小指月说，这仙方活命饮，妙就妙在有皂角刺，就是我们常说的天丁，它的刺很长，比手指还长，非常尖利。爷爷说过，在中药世界里，有其形必有其气。这么锋利的形状，它必定饱含一股锐利透刺的作用，所以局部肿包很快被穿透，然后又有后面的乳香、没药、当归、芍药之品，把气血带过去，生肌长肉，还有金银花能解毒败毒，让局部毒痈热肿清凉下来，就像收拾战场一样。

爷爷听后，哈哈大笑说，指月，你这个思路很好，一首仙方活命饮，就让你这几句话说透了。既要将军带兵过去，就像皂角刺、白芷、穿山甲把金银花带过去打仗，把气滞血凝之象破开，还要用金银花清理战场，后面还要把大量气血搬运过去，利用乳香、没药、当归、芍药，就像把民众带过去，在当地进行重建工作，这样疮毒解散，肌肉生长，局部又恢复了健康状态。

小指月不仅通过三棵针理顺了跌打瘀肿的治疗思路，也领悟到叶边有刺皆消肿的中药形态与功效的机制，同时更进入了中药形象生动的取象世界里。

以前爷爷治疗顽固的咽炎，往往药到病除。小指月不知道为何在解毒药里加上透刺的天丁或穿山甲，原来爷爷把顽固的红肿热毒结聚炎症当成痈疽包块来治疗。不用穿刺透达的药，还真没法把这肿痛炎热的屏障破开，让清热解毒药进去发挥疗效。

这样小指月不仅知道为何各类咽肿、目赤反复难愈，为何要加一些带刺的透药，同时更懂得了疮痈包块，甚至肿瘤癌症的一些基本治疗思路。

然后小指月在他的小笔记本中记道：

《分类草药性》记载，三棵针治跌打损伤，劳伤吐血。

《四川中药志》记载，三棵针性寒微苦，无毒。清热解毒，消炎抗菌。治目赤，赤痢，吐血，劳伤，咽喉肿痛，腹泻，齿痛，耳心痛，跌打损伤红肿。

《贵州草药》记载，三棵针，解热利湿，散瘀止痛，凉血。

◎味苦似黄连，根须如马尾

小指月又拿着一把含有众多根须的草药，原来这就是马尾连。小指月自言自语说，味苦似黄连，根须如马尾。

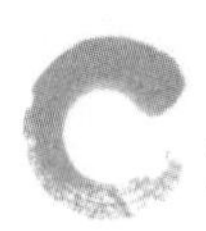

爷爷说，指月啊，你看这马尾连和黄连同样能清热燥湿，泻火解毒，它们之间有什么不同之处呢？小指月说，黄连的根茎比较大，所以它的清热解毒偏于脏腑，而马尾连这么多根须，像马尾一样，一把一把的，这小小的根须更像人体的经络，所以它可以清解经络里头的郁热邪热。

爷爷点点头说，没错，《本草纲目拾遗》中说，马尾连能去皮里膜外及筋络之邪热。小指月为自己取象比类推药理药性能够基本推出来，心中不禁有些惊喜，能够得到爷爷的肯定印证，这也是一种自豪。

这时爷爷说，马尾连泻火解毒，也是降本流末的。小指月说，如何降本流末？

爷爷说，从胸到腹，各处筋膜的邪热，它都可以以如黄连苦寒之味而使浊火出下窍。比如肺热咳嗽或心热烦躁失眠，但见双寸脉上亢者，都可以用此苦寒之品平降之。还有腹部的湿热浊阴泻痢，通降不彻底的，可以把马尾连当黄连用，没有黄连时，可以用马尾连来代替黄连治痢疾肠炎。这样胸膈和肠腑之热都可以清降，那四肢肌肉、头目九窍的痈肿呢？

小指月说，应该可以。诸痛痒疮，皆属于心。不论是痈肿在目，还是热痛在耳，或者火毒在咽，以及痈疮在肌肉，用马尾连都可以入心经而泻心火，导火下行，而诸痛痒疮自愈。若是眼目赤肿，便配蒲公英；若是咽喉炎痛，便配射干；若是耳部肿痛，便配少阳胆经郁火特效药龙胆草；如果是口舌生疮，配菖蒲、竹叶皆可；若是肌肉长痈疮肿痛，脾主肌肉，便可配白术。

爷爷最后总结说，当你明白了这些药物的性格时，你用新疆的马尾连，或者是四川的黄连，用贵州的三棵针，或者用广东的两面针，只要病机符合，都可以应手取效。所以学习中药，不要挑肥拣瘦，每味中药都要平等去对待，只有平等地去重视，平等地去研究，你才能够钻进中药世界里头，汲取到里面的精髓。

然后小指月在他的小笔记本中记道：

《新疆中草药手册》记载，治口舌生疮、结膜炎、扁桃体炎，马尾连三钱，黄芩二钱，刺黄柏三钱，栀子三钱，牛蒡子二钱，连翘五钱，甘草二钱，水煎服。

治渗出性皮炎，马尾连适量焙干研末，撒患处。或与松花粉各等份同用。如撒后患处干燥起裂，可用香油调敷。

治痢疾、肠炎，马尾连九钱，木香三钱，共为细末，每次一二钱，一日三次服。

《青海常用中草药手册》记载，治热病烦渴，马尾连、焦山栀各三钱，煎服。治湿热呕吐，马尾连一钱半，吴茱萸四分，煎服。

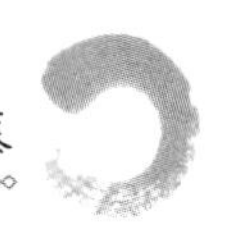

《云南中草药》记载，治红肿疮痈，马尾连二钱，水煎服，或研末外撒，或制成软膏外用。

20、金银花与忍冬藤

◎治一切内痈外痈要药——金银花

《医学心悟》记载，忍冬汤治一切内外痈肿，金银花四两，甘草三两，水煎顿服，能饮者用酒煎服。

小指月说，爷爷，仙方活命金银花，疮痈开手第一方是仙方活命饮，仙方活命饮开手第一药是金银花，这金银花是一切疮痈的要药啊！

爷爷说，世人皆知金银花为一切内痈、外痈之要药，但金银花治疮痈不传之秘却在于剂量。小指月说，剂量？

爷爷说，没错，是剂量，如果剂量这一关口没有突破的话，只知金银花为疮痈要药，也无所用其巧。用好金银花的关键在于剂量，一定要突破常规瓶颈。

小指月一直在想，这剂量该怎么突破呢？爷爷也没有传给我啊。

这天有个老爷子，背上长了个碗口大的疮，周围还有一些小疮。已经经历过好几个名医之手，用了各类治疮圣药，如金银花、连翘或黄芪等物，这疮居然纹丝不动。最后一个医生看到这疮，叹了口气说，此疮名百鸟朝凤。如果这巨疮不能透托，不久恐有生命之忧。老爷子想叫这医生帮忙用药治理，这医生摇头说，他也束手无策，叫他另请高明。他在别人的介绍下，敲开了竹篱茅舍的门。

小指月一掀开这老爷子背部的衣服，被眼前的情景吓了一跳，满身都起鸡皮疙瘩，心中嘀咕，难怪众医束手，不敢接治。一方面是这病确实少有，痈疮如此厉害；第二，这是个老人，年老体衰，搞不好随时有生命之忧；第三，用药必定也束手束脚，攻毒之药，轻了撼动不了背痈，重了怕这老爷子身子骨扛不住啊！

爷爷好像视若等闲，在纸上写了金银花和甘草两味药。不仅小指月觉得平淡无奇，就连老爷子也久病知医，他一看便说，大夫，这金银花、甘草，我不知道吃了多少。每个医生都说，痈疽发背，必以金银花为夺命之丹，但我屡吃乏效。你再给我用，估计也没有效果啊！

爷爷笑笑说，以前你用多少金银花呢？每次用多少剂量的？这老爷子说，刚开始医生给我开 10 克、20 克，到后来一个医生给我开了 50 克，都没有效果。

爷爷笑笑说，病重药轻，就像用五斤的力，怎么搬得起十斤的石头呢。

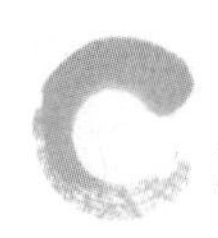

老爷子听后说，那该怎么办呢？爷爷说，欲起千斤之石，必用千钧之力。金银花善解肌肤之毒，为疮科要药，量小挑不得重担，重剂方能起沉疴。

小指月在旁边瞪大眼睛，想看爷爷究竟要用多大的剂量，难道前面用 50 克还嫌不够重，这已经严重突破了药典的常规剂量，难道还要再突破这个剂量？但见爷爷缓缓说道，金银花用四两，甘草用三两，水酒各半煎后顿服，必须一天之内服完。贵在大小便通利，药力方能通到疮痈。

这指月愣了，老爷子更是呆了，四两，120 克，这是什么概念，将近十倍于常规剂量，这个剂量瓶颈突破得未免太离谱了。

爷爷引《本草备要》说，忍冬酒，治痈疽发背一切恶毒，初起便服奇效。干者亦可，唯不及生者力速。忍冬五两，甘草二两，水二碗，煎至一碗，再入酒一碗略煎，分三服，一日一夜吃尽。重者日二剂，服至大小肠通利，则药力到。

但老爷子却毫无异议说，我喝！为何老爷子答应得如此爽快呢？一方面是这病痛太折腾人了，晚上睡个觉都不敢转身，得蜷卧得像猫一样，更可怕的是没有医生敢再用药了。于是这老爷子便“壮烈”地带着药回去依法煎服了。

小指月提心吊胆，为什么？病重药也重，一个不慎，老爷子如果吃出事来怎么办？来不了竹篱茅舍了怎么办？第二天没有动静，第三天老爷子一脸轻松，进来竹篱茅舍说，感谢大夫大恩大德，我老头子一生不敢忘记啊！

小指月说，怎么样啊？老爷子说，1 剂药下去，大小便痛快，浑身上下血脉顺畅，随后背部的大疮居然缩小了一半，到今天居然瘪下去了，就像干果一样。我自己觉得一下子好了七八成，晚上睡觉真舒服，胃口还大开。

小指月就疑惑，如此大剂量，非但没有伤胃败胃，还让恶毒背疮一下子消散了大半，真是匪夷所思，若非亲眼所见，当真不敢相信。

小指月马上回忆起爷爷那句话，金银花又叫忍冬、忍冬花，其藤冬天常绿，得金水之气足，亦能清热，故名忍冬藤。凡经络里结聚的壅热皆可清之。金银花虽然为内外痈肿要药，但这夺命之丹、痔疮圣品，如果不能突破常规剂量的瓶颈，便不能淋漓尽致地发挥它的最大效果。随后小指月在小笔记本中记道：

《外科精要》记载，忍冬酒治痈疽发背，初发便当服此，其效甚奇，胜于红内消。

《洞天奥旨》记载，归花汤治痈疽发背初起，金银花半斤，水十碗，煎至二碗，入当归二两，同煎至一碗，一气服之。

《本草新编》记载，金银花，一名忍冬藤，味甘温，无毒，入心、脾、肺、肝、肾五脏，无经不入。消毒之神品也。未成毒则散，已成毒则消，将死者可生，已

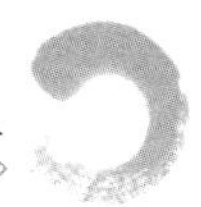

坏者可转。故痈疽发背，必以此药为夺命之丹。但其味纯良，性又补阴，虽善消毒，而功用甚缓，必须大用之。如发背痈，用至七八两，加入甘草五钱，当归二两，一剂煎饮，未有不立时消散者。其余身上、头上、足上各毒，减一半投之，无不神效。近人治痈毒，亦多识用金银花，然断不敢用到半斤。殊不知背痈之毒，外虽小而内实大，非用此重剂，则毒不易消。且金银花少用则力单，多用则力厚，尤妙在补先于攻，消毒而不耗气血，败毒之药，未有过于金银花者也。故毋论初起之时与出脓之后，或变生不测，无可再救之顷，皆以前方投之，断无不起死回生者。正勿惊讶其药剂之重，妄生疑畏也。或嫌金银花太多，难于煎药，不妨先取水十余碗，煎取金银花之汁，再煎当归、甘草，则尤为得法。

◎金银花配黄芪治痈疽久败疮

《活法机要》记载，金银花散治疮疡痛甚，色变紫黑者，金银花连枝叶（锉）二两，黄芪四两，甘草一两。上细切，用酒一升，同入壶瓶内，闭口，重汤内煮三二时辰，取出去滓，顿服之。

一大清早，小指月还没醒过来，门外就传来阵阵敲门声，开门一看，是一个老爷子拄着拐杖，用他那沙哑的声音说，神医啊，快救救我吧。

小指月说，这里没有神医，怎么回事呢？这老爷子说，怎么没有神医，没有神医怎么把那个大背疮的老汉治好了呢，我就是他介绍来的啊！

小指月又说，你又是怎么回事呢？这老爷子说，我背上也长了个大疮，而且比他的时间还长，都两年多了，到现在经常流脓水，没有结疤收口。

小指月说，那你该找医生去看啊，怎么一个背疮拖了这么长时间？这老爷子说，我这些年没停过找医生，都快吃成药罐子了，连你们上次开给他吃的治背疮的药，我也抓来吃了，怎么他治好了，我就治不好呢？

小指月说，刻舟求剑，哪里找得到剑呢？这是小孩子都知道的事，他适合穿的衣服，你未必适合啊！这老爷子听了也觉得有道理，点点头。

小指月说，中医就像裁缝一样，要量体裁衣，需要量身定做，辨证论治啊！

这时爷爷出来了，说，怎么回事啊？小指月把情况都跟爷爷说了。

爷爷把老爷子的衣服掀起来看，这个背疮跟前面的完全不一样，前面的红肿，还凸起来，而这个背上的痈肿都陷下去了，摸上去也没有热烫感，明显是体虚不能托毒外出，连脓汁都没有那么浑浊，甚至还显得有些清稀。

小指月问，爷爷，这该怎么办呢？爷爷说，《临证用药配伍指南》记载，金银花配连翘治痈肿疮毒；金银花配当归治痈肿初起；金银花配黄芪治痈肿脓成不溃，或已溃而脓汁清稀；金银花配穿山甲、皂角刺治痈肿疮毒较重者。

小指月点点头说，爷爷，我明白了。然后小指月在处方单上写了金银花、甘草、黄芪。老爷子看了说，大夫，前面两味药我刚吃过了，没有什么效果，黄芪我也吃过，效果也不理想，要不要换一个方子呢？

爷爷笑笑说，这些药你可能吃过，但你吃的剂量可能不到位。这时爷爷在金银花那里写了一两，甘草那里写一两，黄芪那里写四两。

老爷子有点愣住了，他说，大夫，卖菜的才用两，这药应该用钱，你会不会写错了。爷爷笑笑说，错不了，量变引起质变。你这身体体虚疮陷，没有大剂量的黄芪、甘草，不足以长肌肉，托疮毒；没有足够的金银花，又不足以消痈肿，只有补气排毒，托里透邪，生肌长肉，才是治疗久病痈疮的唯一出路。

小指月点头说，我明白了，《神农本草经》里说，黄芪主痈疽久败疮就是这个道理。爷爷说，是的，《本经逢原》里说，金银花解毒去脓，泻中有补，痈疽溃后之圣药，但气虚脓清者应当慎用，即便应用之时，亦必须配伍补气托毒之品，方能大建其功。

果然这老人家吃了这三味药加酒煎后，痈疮收口迅速，脓水排出，身体恢复正常。数载疾病，得一方愈之，方证的对也。然后小指月在小笔记本中记道：

《本草新编》记载，夫痈毒之初生也，其身必疼痛而欲死，服金银花，而痛不知何以消也；当痈毒之溃脓也，其头必昏眩而不能举，服金银花，而眩不知何以去也；及痈毒之收口也，其口必黑黯而不能起，服金银花，而陷不知何以起也，然此犹阳症之痈毒也。若阴症之痈毒，其初生也，背必如山之重，服金银花，而背轻如释负也；其溃脓也，心必如火之焚，服金银花，而心凉如饮浆也；其收口也，肉必如刀之割，服金银花，而皮痒如爪搔也，然此犹阴症而无大变者也。倘若痛痒之未知，昏愦之不觉，内可洞见其肺腑，而外无仅存之皮骨，与之食而不欲食，与之汤而不欲饮，悬性命于顷刻，候死亡于须臾，苟能用金银花一斤，同人参五六两，共煎汁饮之，无不夺魂于垂绝，返魄于已飞也。谁谓金银花非活人之仙草乎。

◎金银花、忍冬藤拾珍

白清佐经验

白清佐老中医重用银花白酒散（金银花 240 克，白酒 240 克）治疗乳痈。乳

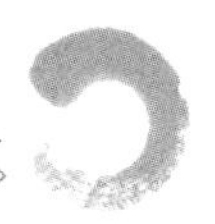

痈者，多为肝胃郁热，气血壅滞，以致乳络阻塞，发为乳痈。未溃者属邪实，乳房红肿疼痛，寒热交作，头痛胸闷，骨节酸楚，脉弦数。宜用大剂银花白酒饮，可期速效。或者以为用量过大，然在初期毒盛邪实，实非小剂可得而济也。而且金银花不仅清热解毒，其性亦补，为治痈最善之品；白酒温散善走，能引药力直达病所。二味合用，药专剂大力强，对初期乳痈体质壮实者，内消神速，诚良方也。如治卢某，26岁。1962年夏产后患乳痈，曾注射青霉素、链霉素等，肿痛不退，来门诊就医。检视左乳肿胀，疼痛非常，乍寒乍热，胸闷呕恶，脉弦数。断为肝郁胃热，气闭邪实，酿热成痈。给予银花白酒饮1剂而疼痛大减，2剂肿胀缩小，寒热止，再2剂痈消而愈。

指月按：痈疮热毒初起，用金银花大剂，药专力宏，其效速显，借酒能够行药力活血散瘀，金银花可以清热解毒，这样局部痈肿毒瘀迅速解散。唯此至平至常之药，有至神至奇之功。

文琢之经验 忍冬藤之力胜金银花

金银花广产于各地，昔人多忽视，而专用花而弃其藤，不知其藤能宣通营卫，清透疏达，渗入经络，能清肝胆风火上窜少阳、阳明而发生龈肿、发颐、痄腮、时毒，及善治瘰疬、结核、乳痈、身痛寒热、经脉痉挛、脱疽、水肿、疮疡等，较花为胜，勿以其简便廉而忽视其功效。

金银花以山东产者，较长大肥润，因其修长弯曲，故名眉银花，讹写则作蜜银花。色淡黄者为金花，洁白者为银花，合用则称为双花，人皆以此入药。不知此花是经过人工炮制，效力则远逊于忍冬藤，故文老多不采用，常以毛银花代之。用毛银花、各地土产银花及叶、藤枝15克，功在净银花30克以上，且价廉。

指月按：金银花和忍冬藤同气连枝，花走上窍，疏散风热之功更佳；而藤善横行筋脉，所以通络止痛之效更强，故风湿热痹，关节红肿热痛，屈伸不利，常用忍冬藤。花与藤叶效果都不错，而藤叶便宜不止十倍，更容易采摘，这样用起来更方便群众。

李玉和经验 重用忍冬藤治热痹

顽痹关节红肿灼热者，李氏常在治痹方中加入忍冬藤60～120克，常收到满意疗效。忍冬藤善于清络中之热而治热痹。为加强疗效，常加入防己30～60克以加强忍冬藤消肿通络止痛的作用。

指月按：忍冬藤乃专为风湿关节热痹而设，以其藤类药善通络，又禀含金水之气，能清络脉里的积热，所以不论内服，还是外敷、熏洗，对于局部红肿热痛，疗效神奇。一病人入山，回来后小腿红肿热痛，不敢踏地，局部并无外伤痕迹，断其为无名肿毒，遂重用新鲜忍冬藤 100 克，煎水服用，并且外洗患处，一次轻，三次愈。又有一产妇，患乳腺炎，哺乳困难，用新鲜忍冬藤连叶捣烂，外敷患处，数天后肿消热退，乳汁通畅。可见对于局部经络闭塞积热不通者，用忍冬藤，既可通络止痛，又可清热消肿。

21、连翘

◎一味连翘治风温感冒

最近流感，不少人都赶上了。特别是那种晚上熬夜，睡不好觉，又吃了燥热一点的食物，如煎炸之品。一旦感冒，症状起来得就非常快。

这个少年头痛发热，口干渴，咽喉痛。小指月说，爷爷，这不是风温外感吗？

爷爷说，没错，脉浮数，一派上焦浮热。小指月说，那是不是银翘散，或者维 C 银翘片就行了？爷爷说，可以，但如果用单味连翘就更简单。

小指月说，单味连翘就能治风温感冒？爷爷说，没错，连翘，既能向外疏散风热，又能向内清热解毒，所以外表之风热可借连翘疏散，微微发汗，体内温热之毒气亦可借连翘败毒而下。

随后这少年就单用一味连翘 30 克煎汤服用，微微出汗，第二天就好了。他说，我以前每次感冒没有五六天都好不了，这次怎么这么快？

爷爷说，因为你在疾病萌芽的时候就能迅速用药，对证治疗。小草拔的时候很容易，长大了，没有锄头是挖不掉的。

随后小指月在小笔记本中写道：

张锡纯说，连翘诸家皆未验其发汗，而以治外感风热，用至一两，必能出汗，且其出汗之力甚柔，又甚绵长。曾治一少年风温初得，俾单用连翘一两煎汤，彻夜微汗，翌晨病若失。

◎治肌表风热瘾疹要药

一场流感下来，很多人都好了，但有些人没有明显感冒症状，却皮肤起红疹，一抓就一条条的。这个病人已经十多天了，不抓吧，瘙痒难耐，一抓皮肤又难看，抓痕好几天才消。

小指月说，爷爷，这个脉也浮数。爷爷说，浮为病在表，还是发散表热，用

单味连翘。连翘乃治风热要药，不管是风热感冒，还是风热荨麻疹，皆有奇效。

于是用一味连翘 30 克煎汤服用，结果汗出表解，瘙痒消失，不再去抓了，那些一条条的红疹自然也消了。

小指月说，爷爷，奇怪，30 克连翘下去，不仅肌肤没有红疹了，连痒的感觉都没有了。爷爷说，诸痛痒疮，皆属于心。心经风热疏散开了，也就没有风痒了。

小指月说，连翘善于清心经之风热，为什么呢？爷爷说，连翘状似人心，两片合成，但开有瓣，古书记载连翘善泻六经郁火，但它轻清气浮，更是泻心妙药。故连翘专主入心，心主火，心清则诸经之风火热毒皆随之而清矣！

唯独胃虚食少之人要慎用连翘，毕竟连翘乃清凉之品。久服或重用凉药，中土不足者，容易败脾胃。所以《本草通玄》里说，连翘久服有寒中之患。

然后小指月在小笔记本中写道：

《玉樵医令》记载，治赤游斑毒，连翘一味煎汤饮之。

◎连翘乃疮家圣药

《本草经疏》记载，痈肿恶疮，无非营气壅遏，卫气郁滞而成。（连翘）清凉以除其瘀热，芬芳轻扬以散其郁结，则营卫通和而疮肿消矣。

有个老奶奶，性子非常急，在家照顾几个孙子孙女。想不到孙子孙女每天吵闹不休，搞得她打又不是，骂又不是，教育又教育不好，这样年长月久，身体有郁闷之气，发越不了，渐渐凝聚在咽喉，长成一个个的硬痛包块。医生说是颈部淋巴结肿大，但消炎药吃了不少，却没把这肿结包块给消掉。于是找来竹篱茅舍。

爷爷说，指月啊，为什么这么强大的消炎药还没法把淋巴结肿块消掉呢？

小指月说，这脉象左关弦硬，除了一派炎火外，还有肝气郁结。消炎药对于炎症有好的效果，但对于局部郁结却很难打得开。所以不仅要消炎，还要散结。

爷爷点点头说，哪味药既能够消散肝气之郁结，又可以解除疮毒之上扰？小指月说，连翘最妙，它是疮家圣药，专治各类热毒疮火上扰。

爷爷说，连翘能否消散肝气之郁结呢？小指月说，李东垣曰，连翘，十二经疮药中不可无，乃结者散之之意。连翘轻清芬芳，善于升浮，凡结者宜散之，这连翘因其质轻，善于飘扬，故能流通气血，治十二经血凝气聚。

爷爷点点头说，没错，《本草经疏》里认为，连翘善疏足少阳胆经之郁气，因为它有清扬芬芳之气。它又善于清足少阳胆经之热毒，因为它味苦而能泻。而脖子侧面乃胆经所过之处，长了淋巴结肿块，又口干舌燥，无非是胆郁化火伤了津液，肝气郁结，又结成包块。用连翘可以散其气郁，清其热毒。

这老奶奶用了单味连翘后，连服 5 天，不仅脖子的肿块消散，甚至连从前容易愤怒烦躁的脾气都变得平静了不少，也不容易发怒了。

随后小指月在小笔记本中写道：

《杨氏家藏方》记载，连翘散治瘰疬结核不消，用连翘、鬼箭羽、瞿麦、炙甘草各等份，打成细末，每服两钱，临睡时以米泔水调下。

张锡纯说，连翘又善理肝气，既能舒肝气之郁，又能平肝气之盛。曾治一媪，年过七旬，其手连臂肿痛数年不愈，其脉弦而有力，遂于清热消肿药中，每剂加连翘四钱，数日肿消痛愈。其家人谓媪从前最易愤怒，自服此药后不但病愈，而愤怒全无，何药若是之灵妙也？由是观之，连翘可为理肝气要药矣。

◎连翘拾珍

张振钦经验 连翘止呕

连翘用于清热解毒者多见，而用于止呕者则少有。张振钦老医师善以连翘止呕，云观自汤本氏之《皇汉医学》，验之临床 20 余年，每用辄效。

如治张某，女，58 岁，退休工人。腰痛、浮肿反复发作 3 年，伴呕吐频作，不能进食 5 天。脉沉细数而稍滑，舌质淡红，苔薄白。经抗炎、利尿、补液、止呕等治疗，效果不佳，而改用中药治疗。连翘 20 克，浓煎，徐徐少量浸服之，口服后呕吐即止。

何某，女，8 岁。因贪食冰棒、饼干等物，夜起腹痛、呕吐，经输液、抗炎、镇痛等药物治疗，虽痛减而呕吐仍不止，遂至门诊求治。脉弦紧而数，舌苔淡黄，舌质红而少津，胃脘部压痛。辨为饮食伤胃，胃热上逆。首用连翘 15 克，浓煎，少少与饮之；继进白芍 10 克，炙甘草 6 克，腹痛亦愈。

指月按：《皇汉医学》提到，大人小儿呕吐不止，可用连翘加入任何药方之内，此家传之大秘密也。并列出治验：某氏儿，2 岁。患惊风瘥后，犹吐乳连绵不止，众医为之技穷，及先生诊之，无热，而腹亦和。即作连翘汤使服，一服有奇效。

曾福海经验

医圣张仲景用麻黄连轺赤小豆汤专治郁热在里，身必发黄一症，一千多年来历代医家对方中连轺一药，争论不休，有认为连轺即连翘根，亦有直释连轺便是连翘，还有的说古用连翘根，今人当用连翘等，见仁见智，无可适从。

15 年前，余在陕西省商南县业医时，遇一老翁，姓徐，名医顺。喜读陈修园

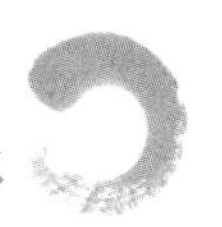

《医学三字经》，而尤擅长以草药疗疾，远近驰名。一日，一女10岁左右，随其父求治于徐。但见少女发热，目黄，身黄如橘子色。徐遂令其父采山中连翘根，每日一大把洗净，煎汤，分2～3次，让女服之。余闻之，疑而不信。7日后，父女又来求徐，但见女热退黄去。问其父服药几何？曰：女仅饮七大把连翘根煎剂。徐嘱，连翘根不再煎服，宜用1～2把山楂、神曲煎服，连服3～5日善后。时逾3个月，出诊路过少女家，特去追访验证，但见少女正在屋内学习功课，其母谓非常感谢徐老医师云云。余方确信连翘根治郁热黄疸之功效。

此后，每遇黄疸而属阳黄者，常在辨证立法处方的基础上加一味连翘根，屡获捷效。有云不为考证费工夫，但从疗效定取舍。仲景所用连轺本是连翘根，其效不逊，可惜后世及近时却很少有人注意，市场亦无售此药者。特以所见告诸同道，以济世人。

指月按：连翘壳质轻空松，开泄善通，善疗局部痈肿；而连翘根通行地底，更能助肝疏土，能理肝气郁、脾气滞，清湿热郁蒸。所以连翘根对于湿热熏蒸中焦肝胆脾胃导致的黄疸，既能利胆退黄，又可清热除湿，还能打开肝胆通道，使浊阴下排肠道，则胆汁不外溢矣。

22、穿心莲

◎草医郎中的两个绝招

在缺医少药的时代，有个民间草医郎中，善于用两种方药治疗大部分常见疑难病，一是补中益气汤治疗虚证乏力，一是用草药穿心莲或穿心莲片治疗从头到脚的实热炎症。这草医郎中已经退休了，小指月在爷爷的指引下，前往拜访。

小指月说，老前辈，我爷爷说你善用补中益气汤，还有穿心莲，治疗各类疑难病，这是什么道理呢？

老草医哈哈一笑说，老夫不敢说擅长治疗，只是民间缺医少药，很多病也是碰巧治好。小指月说，爷爷说你有真本事，不可能老碰巧治好疾病。要治好那么多的疾病，若说靠运气的话，真比中彩票还难。

这老草医听后，又是哈哈一笑说，虽然老夫一辈子用的药物品种不多，但治疗疾病的种类却不少，还是有一点点心得的。

小指月说，愿闻其详。老草医说，身体疾病千变万化，再复杂的病理不过阴阳而已，阴阳不过升降。补中益气汤能升提周身之气，穿心莲能从头顶降到脚底，

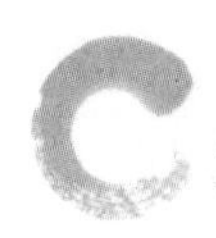

降泻一身浊火上炎。所以临床上只需辨明虚实寒热、有力无力，便可以随手治之。

小指月听完后，觉得这繁杂的医道怎么在老草医口中一下子变得这么简单。

老草医笑笑说，就像开车一样，无论怎么前进后退，向左向右，不就是一个方向盘转来转去吗？小指月说，我最近研习穿心莲，老前辈是如何用穿心莲的？

老草医说，我粗略统计了一下，几十年间我用穿心莲治疗的病种就有上百种，其实还远远不止。

小指月一愣，一味草药治上百种疾病？这种话如果出自平常之人，大家都会认为那是吹牛，但出自一个有丰富临床经验的老前辈口中，那就有足够的分量。

老草医说，我们就从头说到脚吧。治疗水火烫伤，你用什么呢？

小指月说，招法很多啊，用生姜捣烂敷，用芦荟捣烂敷，或者用黄连打粉调敷患处，方法各种各样，我都试过，都有效果。

老草医笑着说，没错，手中有什么武器就用什么。用穿心莲打成粉，调点茶油敷在上面，一般的水火烫伤很快就好了。

有个孩子烫伤，半边脸都被烫坏了，没有消炎药，我就用新鲜穿心莲煎成汤擦患处，一直用了十多天，伤口就好了。

小指月马上在小笔记本中记道：

一味穿心莲治水火烫伤。

◎从头到脚话穿心莲

随后老草医又说道，整个头面部，不管是中耳炎、鼻窦炎、腮腺炎、眼结膜炎、牙周炎、牙痛、鼻子肿痛，只要脉有力偏数的，都可以用一味穿心莲，最好用刚采来的新鲜草药，15～30 克煎汤，喝了就见效。

小指月说，那扁桃体炎、口腔溃疡，管不管用啊？草医郎中说，当然管用。

小指月说，如果采不到新鲜的穿心莲怎么办？老草医说，那就用干品打粉，每次用蜂蜜调服一两钱，效果也很好。要不就用中成药穿心莲片，单味穿心莲制成的，效果也不错。

小指月说，头面的所有炎症都可以治，只要脉势亢盛有力，属于诸逆冲上，皆属于火的，都可以用热者清之的大法。我明白了。

这时老草医说，其实头面孔窍的炎症是源于脏腑积热，脏腑若没有积热，头面是不会有炎症的。正如锅下没有积薪柴草，锅里就不会一派热气鼎沸。

小指月说，老前辈如何利用穿心莲来清脏腑积热呢？老草医说，口苦咽干，

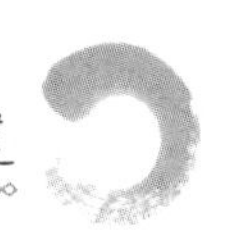

肝胆有热，穿心莲加柴胡特效。小指月马上记到笔记本上。

老草医又说，肺热亢盛，呼出来的气都是热的，穿心莲配桑叶，水煎服，特效。如果是大叶性肺炎，把穿心莲加到千金苇茎汤里，效果更快。

小指月的笔快速地把这宝贵的经验记下来。老草医看小指月这么好学，不仅用嘴巴问，耳朵听，还用手记，便感慨地说，如果我孩子像你这么勤奋就好了，我这一辈子的经验就不用带到土里去了。

这时老草医叹了口气，然后又说，以前很多急性肝炎有黄疸，全身都发黄，用穿心莲加茵陈、栀子，很快黄疸就退了。如果大便不通，就要加大黄。

小指月边点头边记下，这指月速记的功夫一点都不亚于采访的记者，因为爷爷从小到大就告诉小指月好记性不如烂笔头的道理，所以小指月不仅书读得多，而且笔记做得更多。

这时老草医又说，肝阳上亢，烦躁失眠，血压高，脑充血，满脸发红，用穿心莲叶子五到七片泡茶，几天就降下来了。如果小便黄赤，就再加几片车前草的叶子，效果更快。

小指月又点点头，这真是降本流末，导热从水道出来而降压的思路啊！对于实证高血压，不愧是一个民间妙方。

老草医又说，急性胃肠炎，用单味穿心莲 9 ~ 15 克煎水，一天就好了。

小指月问，治痢疾也有效吗？老草医说，痢疾也有效，但要是湿热痢，脉有力的。如果脉无力，排的都是清水，那就不能用穿心莲。

小指月对这老草医再次刮目相看，表面上看他是个采草药的郎中，但实际上这思维完全到了辨证医生的高度。

草医郎中又说，急性膀胱炎、尿道炎、盆腔炎、宫颈炎，不管下面炎症有多厉害，只要是尿黄赤，就用新鲜穿心莲十到十五片捣烂，加点蜜，开水一次冲服，就能好个大半，再服一两次就能断根。如果是脉象无力，属于虚的，就要靠健脾除湿，不能一味地清热。

小指月听后点点头，老草医又说，这穿心莲更有一绝，治疗毒蛇咬伤。小指月说，难道穿心莲也是一味蛇药？

老草医笑笑说，而且还是正宗的治毒蛇咬伤的妙药，它跟七叶一枝花不相上下。一般的蛇虫咬伤，把新鲜穿心莲捣烂，用以前经常抽旱烟的旱烟筒里的烟油调和，敷上去肿痛就很快消了。为了防止蛇毒攻心，还要另外用 9 ~ 15 克的穿心莲叶子，水煎服。

小指月边记边说，诸痛痒疮，皆属于心。用这穿心莲来清心解毒、消肿止痛，不仅治疗蛇虫咬伤，还治疗各种无名肿痛，疼痛难忍，真是绝妙的思路啊！

老草医说得滔滔不绝，小指月听得意犹未尽，一个喜欢传授，一个喜欢学习，这样一教一学，这个下午，老草医基本把他压箱的经验，几十年的宝贵心得都倾囊倒出来了。小指月再次拜谢老前辈，才恋恋不舍地回去了。

爷爷问小指月说，这次拜访老草医有啥体会啊？小指月说，我体会到了用一味药可以独领风骚的境界。

爷爷说，不要轻视每一味药。十八般武器，样样都行，只要功夫到，要啥像啥。想要走江湖，可以带刀，可以佩剑，甚至可以赤手空拳。学的时候可以博学，用的时候要精纯。就像庖丁解牛，一把刀可以恢恢乎游刃而有余，如入无间之地，如此应无所住，便由技而近乎道矣！

小指月说，爷爷是教我要透过中药去领悟人体阴阳升降之道啊！

23、大青叶、板蓝根、青黛

◎大青叶治阳明热毒斑

《本草正》记载，大青叶治瘟疫热毒发斑，风热斑疹。

《本草纲目》记载，大青能解心胃热毒，不特治伤寒也。

小指月说，为什么会发斑疹？爷爷说，斑为阳明热毒，疹为太阴风热。

这个孩子发热后，皮肤发斑，父母看了后有点担心。

爷爷说，只要心胃之热退下来，斑就能退下来。于是用《医学心悟》的犀角大青汤，利用水牛角代替犀角，用这大青叶配合水牛角，清心胃热毒，凉血消斑。一剂知，二剂已，孩子吃完药后，顿觉周身清凉舒适，红斑消退。

小指月说，爷爷，为什么大青叶和板蓝根，一个是叶子，一个是根部，叶子就善于凉血消斑，根部就善于解脏腑热毒，比如肝炎、咽炎？

爷爷说，枝叶多发散，根茎善下达。你看这板蓝根的叶子，就像植物的上焦肌表一样，吸纳空气、蒸发水分都靠它。对应的正是人体的肌表，所以肌表热毒发斑，便用大青叶。而板蓝根又不同，它是根部，虽然和大青叶同出一源，都能清热解毒，但更偏重于清解脏腑热毒，治疗咽痛红肿。

小指月听后点点头，然后在小笔记本中记道：

朱肱《活人书》记载，治伤寒发赤斑烦痛，有犀角大青汤、大青四物汤。

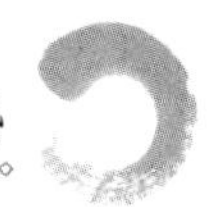

李象先《指掌赋》记载，阳毒则狂斑烦乱，以大青、升麻，可回困笃。

《本经逢原》记载，大青，泻肝胆之实火，正以祛心胃之邪热，所以小儿疳热、丹毒为要药。

《医学心悟》记载，犀角大青汤，清热解毒，凉血化斑。治伤寒，斑出已盛，心烦大热，错语呻吟不得眠，或咽痛不利。方药为：犀角屑、大青叶、玄参、甘草、升麻、黄连、黄芩、黄柏、黑山栀各一钱五分。口大渴加石膏，虚者加人参。

◎抽油烟机的作用

有个病人感冒后咽喉肿痛，先是流清鼻涕，后来鼻涕变黄了。他就自觉这是热毒性感冒，便买来板蓝根冲剂，加倍服用，咽痛稍稍好些，但却不能完全根治。

他就奇怪，人家都说板蓝根冲剂治疗热毒咽炎特效，怎么我都吃了一大包了，还是咽喉肿痛，是中成药力量不够，还是现在人工种植的药没有野生草药劲大？他便敲开了竹篱茅舍的门，请教爷爷。

爷爷说，你用板蓝根只用对了一半。板蓝根善于清热解毒，解咽喉部肿毒。这没有错，但这种咽喉肿毒，是脏腑热毒外发引起的效果才会好。

这病人便问，那我这咽喉肿痛，是不是脏腑热毒外发呢？

爷爷说，你这稍微要复杂一点，一方面脏腑里有热毒，另一方面吹了点空调，受了点凉，毛孔闭住，咽喉气郁，郁则火热，所以你刚开始感冒时流清鼻涕，到现在脉还是浮中带数，还有外邪束表。

他说，那该怎么办呢？爷爷说，你用板蓝根，再加点羌活，试试看。

这病人按照这种办法，取板蓝根一两，羌活五钱，就两味药煎汤，喝了两天，咽肿就好了，头也清爽了，呼吸也顺畅了。

小指月说，爷爷，为什么明明是受了风寒，吹了空调，咽喉会肿痛呢？爷爷说，风寒束表，里气不通，气郁化火，火行炎上，所以咽喉肿痛。

小指月还有些费解，爷爷便说，你看厨房里抽油烟机如果不打开，你在厨房里炒菜，空气郁滞，内外不对流，你马上周身烦热，面红耳赤。

小指月一拍脑袋说，爷爷，我知道了。这羌活是风药，是开窗户，是火郁发之，把束表的郁结打开，令里外气机对流，然后板蓝根才把热毒清降下去。这羌活就像抽油烟机，板蓝根就像家里的风扇，这样外疏内清，身体就凉爽，咽喉一派肿毒热火就清解了。

爷爷笑笑说，没错，是外疏内清。现在很多人只知道清热解毒，不知道解开表闭，就像只知道把窗户关了开空调，这样越冻心里就越烦躁。你只有到大自然中去，跟大自然气机沟通，那才是最清爽健康的。

随后小指月在小笔记本中写道：

《江苏验方草药选编》记载，治流行性感冒、咽痛、扁桃体发炎，用板蓝根一两，羌活五钱，煎汤，每日两次服，连服二三日愈。

◎李防御治嗽得官

青，取之于蓝而青于蓝。冰，水为之而寒于水。

以前小指月没学药之前，领会不了这句话，后来才知道青原来就是青黛，是由板蓝根的叶子提炼出来的。它可以做染料、色素，也是一味难得的中药，是浓缩的精华，提炼的结晶。所以这青黛清泻肝火的力量最强，除了和板蓝根、大青叶有一样的清热解毒作用外，更具备清肝泻火的功能，还可以凉肝定惊，治疗小儿肝热风动。

今天爷爷要跟小指月讲两个典故。其中一个就是关于青黛的。

爷爷说，欧阳修暴利几绝，乞药于牛医；李防御治嗽得官，传方于下走。

小指月说，爷爷，我知道那句话。它是说唐宋八大家之一的欧阳修，有一次得了水泻，朝廷里的御医都治不了，他的夫人从沿街卖药郎中那里买了一剂药，吃了就好了，这剂药就只有车前子一味。

爷爷说，为什么用车前子呢？小指月说，这是前后分消之法，通过利小便，可以实大便。

爷爷点点头说，第二个典故也很经典，也是出自于民间游医之手，治好了疑难杂病。小指月集中精神听。

爷爷说，宋徽宗时，有个妃子病咳嗽，通宵难眠，面浮肿如盘。宋徽宗很宠爱这个妃子，便叫御医李防御去治疗，说如果三天治不好，就要治他的罪。李防御感到自己没有把握，跟妻子哭泣道别，突然听到门外有卖药郎中的叫卖声，咳嗽药，一文钱一帖，吃了包管得睡！

李防御一听，立即买了药，先给自己服用，证明没有毒，然后给妃子服了，居然夜寐得安，不再咳嗽，早晨起来，脸面浮肿也消了。李防御因此也得到了重赏，后来他便向草医郎中打听此药的成分，原来不过是青黛和海蛤粉而已。真是单方一味，气煞名医啊！

小指月说，为什么两味这么简单的药，便治好了顽固的咳嗽？爷爷说，我推

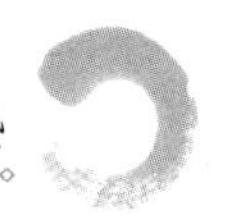

测此妃子必定是肝郁化火，木火刑金，导致肺脉亢盛，气降不下，所以咳嗽心烦，睡卧难安，气火上冲，导致面肿如盘。用青黛清肝泻火，以平弦数的肝脉，海蛤粉咸寒可以降金生水，把亢盛的肺脉降下去。所以只要肝郁化火，肺热上亢，胸胁疼痛，咳吐痰血，都可以放胆用这黛蛤散，往往一剂知，二剂已。

小指月听后点点头说，原来治咳嗽还要多从五脏考虑，有时是肝火犯肺，有时是脾湿上泛，都要伏其所主，而先其所因，治病必求于本，才能真正治好疾病。

爷爷说，不贵儒医，下问铃医，这才是真正医者的精神。不要轻视民间游医，很多民间宝贵的经验都靠他们得以流传。而且民间走医始终都遵循简验便廉的利民行医之法，如果背离了此道，就不是真正的民间走方医。

随后小指月在小笔记本中写道：

走方医有三字诀：一曰贱，药物不取贵也；二曰验，以下咽即能去病也；三曰便，能够就地取材。能守此三字者，便是走医中杰出者。

赵学敏说，昔欧阳子暴利几绝，乞药于牛医；李防御治嗽得官，传方于下走，谁谓小道不有可观者欤？亦视其人之善用斯术否也。

◎大青叶、板蓝根、青黛拾珍

龚士澄经验 清肺热力胜黄芩

起初，龚氏对风温肺热、咳嗽发热，清热药谨依传统习惯必用黄芩，以清上焦，不敢有违。后闻北京王鹏飞老中医治疗小儿肺炎，擅长用青黛清肺热，伍以银杏、寒水石和天竺黄制剂，疗效迅速，但青黛为大青及小青的加工制品，每有漂浮杂质混入。师王老中医法，不用青黛而用大青叶，于临床几经验证，清肺热功用很强，亦未见苦寒败胃伤脾之弊。成年人每次用量在10克上下。

指月按：如若两种药都有效果，一种药更便宜，更容易取得，我们往往就选用这种药，这样才能真正体现中医简验便廉、为民服务之特色。如若大青叶效果行，那就不必刻意用黄芩，因为大青叶更容易取得。

郝现军等经验 板蓝根善通大便，消斑

板蓝根性寒味苦，功能清热解毒，散结消痈，凉血利咽。临床发现板蓝根具有通大便作用，可用于治疗火毒炽盛所致的大便干结。用法：板蓝根30克，甘草10克，水煎服，每日2次。板蓝根还具有凉血透斑作用，可用于治疗肝病肝掌、蜘蛛痣。

指月按：肺与大肠相表里，肺又主皮毛，所以肺热盛，则肠道容易干燥津枯，

而皮毛也容易焦黄发斑。一味板蓝根善清肺导热入肠，这样热退则皮毛清透，肺气降则肠道通畅，可谓一举而两得也。

耿德军等经验

经我院老专家指点，但凡病前曾患感冒，病时伴有耳后乳突部疼痛或颌下淋巴结肿痛，以及头面部热象见证者，加用大剂量板蓝根一味，常获殊效。近年来，秉此法先后治疗本病近 20 例，结果屡试屡验，均获满意疗效。

祁某，男，47 岁，炊事员。患流行性感冒 1 周，经治已愈，但右侧面部渐觉不适，继则口眼歪斜。询之患侧耳后乳突疼痛，伴同侧偏头痛，舌尖红，苔薄黄，脉弦数。证属风热侵袭面部经络。予牵正散加味，白附子 9 克，僵蚕 9 克，炙全蝎 9 克，白芷 10 克，葛根 20 克，菊花 10 克，蔓荆子 15 克，赤芍 10 克，川芎 10 克。服药 3 剂，除偏头痛略有好转外，余无改善。原方加板蓝根 40 克，3 剂后，口眼歪斜及乳突痛明显好转，续服 5 剂，诸症皆除。

指月按：一般人认为风寒导致面瘫多见，殊不知风热亦会引起面瘫。这时不把面部风热壅结消散掉，面瘫恢复就慢，重用板蓝根乃消其风热壅结也。

裘笑梅经验 青马一四膏治疗外阴瘙痒、湿疹

青马一四膏：青黛 30 克，鲜马齿苋 120 克。先将马齿苋捣烂，入青黛加麻油和匀，外涂患处。功效：清热解毒，祛湿止痒。主治外阴瘙痒、湿疹。

青马一四膏为师传方。《本草衍义》云："青黛乃蓝为之。有一妇人，患脐下腹上，下连二阴，遍满生湿疮，状如马瓜疮，他处并无，热痒而痛……寻以马齿苋四两，烂研细，入青黛一两再研匀，涂疮上，即时热减，痛痒皆去。"故治妇人热证之外阴瘙痒、湿疹，效较满意。

指月按：诸痛痒疮，皆属于心。心主血脉，青黛善于清除血脉热毒。马齿苋本乃治热痢良药，这里移用过来治疗湿疹瘙痒，只要是湿热引起的，不管是肠胃痢疾，还是阴痒，用马齿苋捣烂外敷则痒肿消，绞汁内服，则恶物能排下。这样青黛配合马齿苋，真乃除血毒、去湿热、止痛痒之妙对也。

陈治恒经验 青黛愈带状疱疹

成都陈治恒老中医认为带状疱疹为肝胆湿热浸淫肌肤而成，治疗上注重外治疗法，以青黛适量，用米汤调匀外敷患处，取效迅捷。青黛咸、寒，"大泻肝经实火及散肝经火郁"(《本草求真》)，外敷治疗带状疱疹，有清热、凉血、解毒之功。陈老运用此方治愈者众，轻者只用外敷即可，重者可配合内服药，内外兼施。

指月按：带状疱疹，大都是肝经湿热，浸淫肌表所致，而青黛乃泻肝经湿热

实火特效药也，不过慢性顽固的带状疱疹仍需辨证论治。

24、贯众

◎贯众为什么能杀虫

《本草汇言》记载，贯众，杀虫化癥之药也。前古主腹中邪热结气，故时人用为杀虫化癥，皆属腹中邪热湿郁结气也。

除毒热杀虫于贯众，小指月背着这句朗朗上口的《药性赋》，便问，爷爷，贯众为什么能杀虫呢？爷爷说，一方面本身贯众有小毒，以毒攻毒；另一方面，《神农本草经》里怎么说的？

小指月说，《神农本草经》记载，贯众主腹中邪热气，诸毒，杀三虫。爷爷便问，什么时候大自然虫类最多？

小指月说，当然是春夏天了，因为春夏主生长，而秋冬是肃杀封藏，不仅虫少，万物草木都凋落。爷爷说，没错，贯众行的就是苦寒沉降的秋冬之令。虫无湿热不生，贯众之所以能杀虫，因为它善于主腹中邪热结气。正因为腹中有邪热湿郁结之气，才会长出很多虫来。如果邪热湿浊得到泻降，诸虫没有生长环境，自然也就没法生长了。

小指月说，我明白了。但为什么爷爷治疗流感时常用贯众呢？爷爷说，瘟疫流行是一种瘟邪疫疠之气，可以把贯众泡在水缸里，平时饮水，或者井里放几枚贯众，这样就不容易患流感。如果已经得了，单用贯众也管用。

小指月又说，贯众还能凉血止血，治疗血热出血。爷爷说，一般要充分运用贯众止血之功，贯众要炒成炭，因为血见黑则止，而且炒炭收敛之性增强。

小指月说，为什么血见黑则止呢？爷爷说，血色红，乃火之色，黑乃肾水之色，水可以克火，所以黑能够胜红。故很多药物炒炭后都可以止血，比如艾叶炭、侧柏炭、血余炭。你看看十灰散里头就知道了。

随后小指月在小笔记本中写道：

《本草正义》记载，故时疫盛行，宜浸入水缸中，常饮则不传染，而井中沉一枚，不犯百毒，则解毒之功尤其独著，不得以轻贱而忽之。

湖北《中草医药经验交流》记载，预防流行性感冒，贯众每天三钱，水煎，分二次服，儿童酌减。

《海上方》记载，治妇人崩漏，贯众同米炒，每服二钱，酒醋下。

◎贯众拾珍

王钟贤经验

辽宁已故名老中医王钟贤学识渊博，经验丰富。在他的指导下，应用生贯众粉治疗钩虫病 30 例，获得满意疗效。方法：取生贯众研细面，每次服 8～15 克。10～16 岁 8 克，青壮年 15 克，50 岁以上 10 克。饭前服，每日 2 次，白开水送下。忌食油腻。5～7 天为 1 个疗程。30 例中有 4 例未来复查。26 例经 1 个疗程治疗，随访 6 个月，经 2～4 次验便，全部转阴，驱虫有效率为 100%。本组病例驱虫后第二周，继以“生血片”补虚补血，血红蛋白明显上升，其中 8 例血红蛋白由治疗前的 3～5 克，1 个月后全部超过 9 克。

指月按：杀虫后，要注意补养气血，这样虫患去，新血生，气血和，身体壮。

25、蒲公英

◎乳痈要药蒲公英

《本草衍义补遗》记载，治乳痈，蒲公英（洗净，细锉）、忍冬藤同煎浓汤，入少酒佐之，服罢，随手欲睡，是其功也。

内蒙古《中草药新医疗法资料选编》记载，治急性乳腺炎，蒲公英二两，香附一两，每日一剂，煎服二次。

《梅师集验方》记载，治产后不自乳儿，蓄积乳汁，结作痈，蒲公英捣敷肿上，日三四度易之。

有不少妇人乳房中长各类包块，或者乳腺炎，都是在给孩子断奶的时候落下的。为什么呢？因为奶水应该继续排泄的，一下子断了，淤积在局部，就容易长成各类结节。所以很多妇人在回乳过程中，都感到婴儿刚停止吮吸乳汁后，乳房就会胀满，甚至疼痛好几天，严重的还会红肿热痛。

这个刚回乳的乳妇，由于平时乳汁较多，这次停止哺乳，乳汁淤积在局部，便开始胀痛发红。

爷爷说，《新修本草》记载，蒲公英主妇人乳痈肿。单味蒲公英，治疗乳痈特效也。为什么呢？小指月说，《本草求真》记载，蒲公英能入阳明胃、厥阴肝，乳头乃肝经所过，乳房乃胃经所过，故蒲公英能凉其血毒，又能解其热痈，故乳痈乳岩首重蒲公英。

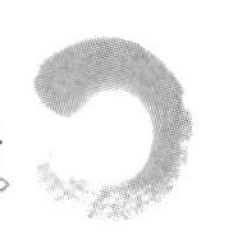

爷爷说，没错，人们一般只知道蒲公英入胃，清热解毒，不知道蒲公英禀春天少阳生发之气，还善于入肝胆，消肿散结，疏郁通乳。所以肝寒而郁者用桂枝，肝热而郁者用蒲公英。小指月说，难怪朱丹溪说蒲公英散滞气，达肝郁，以前我只以为它是清热解毒药，没料到它还能疏肝利胆。

爷爷说，所以单味蒲公英就相当于丹栀逍遥散，疏肝又清热，治疗肝郁化火化热，极效。小指月说，爷爷，我明白了。不管是乳痈，还是各类疔疮，只要局部红肿热痛，凸起来的，都可以看成是一个热包，看成是肝气郁结又化火生热的表现，如果纯用清热之品，不能散其结；若纯用疏肝之品，不能清其热，唯独蒲公英既能清热，又能疏肝，所以是乳痈妙药，更是各类热毒疔疮的要药。

然后爷爷便教这妇人回去用 100 克新鲜蒲公英，可到野外采，连根带叶，洗干净捣烂，用半斤米酒煮沸，喝其汤水，剩下的渣便敷在乳痈痛处。然后盖着被子在床上睡一个小时，再喝上一碗葱白煎汤，能够使身体微微出汗，气血流通。

这妇人回去，依法照做，只治了一次，乳房肿热疼痛便消了。

小指月在小笔记本中记道：

《外科正宗》治乳痈便用方。治乳蒲公英常说，同酒煎来趁热啜，再加葱汤催汗泄，消肿犹如汤泼雪。治乳痈初起肿痛未成脓者。用蒲公英春秋间开黄花似菊，取连根蒂叶二两捣烂，用好酒半斤同煎数沸，存渣敷肿上，用酒热服，盖睡一时许，再用连须葱白汤一茶盅催之，得微汗而散。此方乡村偏僻无药之处，所用极妙，亦且简便。

清代徐灵胎盛赞此方为治乳痈妙方，尤其是农村贫苦病人，一般一二剂即肿退热解痛除，千万不要因为药物简单，价格低廉而忽视啊！

◎单味蒲公英治胁胀黄疸

《南京地区常用中草药》记载，治肝炎或胆囊炎，用蒲公英一两煎服。

有个中年妇人，家中本来贫穷，在一次急性胆囊炎胁痛没有治好后，发为黄疸，整个脸呈黄色，胸胁胀满，小便黄赤。一方面找医生治疗，一方面又要打工干活，屡治乏效，本来黄色的脸居然变为暗黑色，大便也经常不通，肚子也慢慢胀大。医生跟她说，如果黄疸病久治不愈，变成臌胀，那就更难治了。

她十多岁的孩子很懂事，可是不知道怎么帮母亲治病。这孩子便去竹篱茅舍，他听别人说，如果这里的老神医都治不好的病，那就很少有人能治了。

爷爷听了这孩子的求助，便说，孩子，你到外面去采蒲公英，每天要采半斤，用新鲜的蒲公英煮水给你妈妈喝。这孩子说，蒲公英是什么啊？

爷爷笑笑说，蒲公英就是你经常在田边拔草碰到的奶汁草。这孩子说，爷爷，我知道了。奶汁草拔出来流白色的奶汁，开花后用嘴巴一吹，飘得到处都是。

一个月后，这对母子带着笑脸上山，来感谢爷爷。这中年妇女说，我孩子每天都给我煮奶汁草的汤喝，我喝了一个月，觉得身体轻松多了，能够下床了，本来脸上的黑色变成了黄色，黄色又变成了淡黄，淡黄最后变成了现在的正常气色。而且我这胁下再没有胀痛了。我现在还在喝呢，肚子也不胀了。

小指月感慨地说，《千金方》中说，人命至重，有贵千金，一方济之，德逾于此。这民间简便的小偏方，在危急的时候救人性命，这种功德比千金还贵重啊！不花分文，用这简单的草药，居然把迁延了一年多的慢性肝病治好了，不仅是这药方神奇，更是这孩子有一片孝心啊！应该是孩子的孝心感动了天地吧！

小指月便问，为什么蒲公英有这么大的作用？爷爷说，蒲公英有什么功效？

小指月说，蒲公英能清热解毒，消肿散结，利湿通淋。爷爷说，没错，你看一派热毒，身黄，目黄，需要蒲公英清热解毒，还有胁胀、胆囊炎、肝炎，胁下郁结胀痛，需要蒲公英消肿散结，最后这些热毒肿结都跑到哪里去了呢？

小指月说，当然浊阴出下窍，跑到二便中去了。爷爷笑笑说，所以蒲公英可以通肠利湿，可以通膀胱利尿，把从头面胸胁赶下来的湿热黄浊，通通都透过下面膀胱、肠道二便被清理出体外。所以这妇人吃完药后，大小便通调，身上黄暗的颜色像退潮一样，渐渐退下去了。

小指月想不到爷爷解释蒲公英居然如此生动，它能够从上面把热毒降下来，然后从旁边把经脉打结郁滞之处松通消散开，最后从下面把水湿热毒通过膀胱、肠道二便清理出体外，这才是蒲公英在体内的真正作用机制。

这就是一个降本流末而生万物，浊阴出下窍而推陈出新的过程。站在这个高度上来看蒲公英，不仅胆囊炎、肝炎知道怎么治了，乳痈、疔疮也知道怎么治了，甚至尿道炎、膀胱炎都知道怎么治了。这就是真正把药理搞通后，临证治病，遣方用药，就显得轻车熟路、得心应手。

随后小指月在小笔记本中写道：

叶橘泉老先生曾遇到一位以鲜蒲公英治愈的肝病病人，对其治疗经过感受颇深。病人为中年妇女，病由黄疸转为黑疸，面目青褐，胸满腹胀，顽固性便秘，家中贫困不堪，难以维持。人们认为，黄疸转为黑疸，已属不治之症。叶老给予免费治疗，送服几剂中药，略有好转。后嘱其家属挖取蒲公英煎汤服用（每日 90～

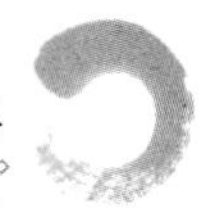

120克），服用一月余，未花分文，竟将迁延一年七个月的慢性肝病治好了。

叶老感叹道："过去我也常用蒲公英，而这次单独用其鲜草，未料竟有如此的威力，这就增加了我对中药的用法、剂量及疗效关系的新认识，使用单味药时剂量应增加。"清代《本草新编》中有言："蒲公英，至贱而有大功，惜世人不知用之。"蒲公英这一奇效就是可治黄疸、黑疸，此为北京叶橘泉教授治疗经验。辨证服用此物，可消炎杀菌，疏肝利胆，防止胆结石、肝炎形成。

◎眼科奇方——一味蒲公英汤

有个顽固眼疾的病人，眼目干涩疼痛两年多了。医院诊断其为病毒性角膜炎，时好时坏，四处求医，但都没有根治。为何一个小小的病毒性角膜炎这么难治呢？

他找到了竹篱茅舍。爷爷说，你这眼睛不是不好治，而是不懂得养。

他说，怎么不懂得养呢？我这么多年因为眼睛的问题，看了不少保健的书籍。

爷爷说，那你晚上还看电视吗？他说，会看到十点多才睡觉。

爷爷说，越是顽固的眼病越要在用眼方面严格保护。如果晚上不看电视，早点睡，你的眼睛就会恢复得更快。他疑惑地说，奇怪，怎么我看了那么多眼科医生，没有一个叫我晚上不要看电视的？

爷爷说，指月啊，有哪味药治眼疾，不管是哪种肿热眼疾，效果都很好？

小指月一想，肝开窍于目，一个好的治眼疾良药，必须具备两大特点，第一，能够把肝经的郁滞疏散开；第二，能够把眼目的肿热降下来，既能清热消肿，又可以行气散结的药，是哪一味呢？

小指月马上想到了蒲公英，爷爷说，没错，一味蒲公英乃治眼疾妙品。

这病人疑惑地说，就吃一味药，而且还要我自己去采，能治好吗？爷爷说，又不花钱，但试无妨。

这病人按爷爷说的采了一大把蒲公英，煎成两碗汤，喝了一碗，剩下的一碗趁热熏洗眼部，当天晚上就减轻了。而且开始晚上不看电视，早睡，接连一个多星期，都没有再发眼疾。他才相信这民间偏方确有神验，高兴地前来道谢。

爷爷说，这就是张锡纯治眼科疾患的第一方，一味蒲公英汤。

眼科奇方一味蒲公英汤，主治眼疾肿痛，或胬肉遮睛，或赤脉络目，或目睛胀痛，或目疼连脑，或羞明多泪，一切虚火实热之证。

随后小指月在小笔记本中记道：

张锡纯《医学衷中参西录》治眼科方中首方就是蒲公英汤，以单味蒲公英（鲜者 120 克，干者 60 克）煎汤两大碗，内服外洗。张锡纯说此方屡试皆效，甚是奇异，诚良方也。蒲公英长于治疮，能消散痈疔毒火，然世人不知其能治眼疾也。使人皆知其治眼疾，如此神效，天下无瞽目之人矣。

◎养胃五点

《岭南采药录》记载，蒲公英炙脆存性，酒送服，疗胃脘痛。

一个老胃病的病人，胃脘痛好几年了，这次痛得受不了，到医院一检查，胃镜结果是胃黏膜充血水肿，属于糜烂性胃溃疡。吃了不少治胃的药，也没有把胃病根治了。他找来竹篱茅舍，并且带来了他的检查结果。

爷爷说，你以前都吃了些什么药呢？他说了一大堆，各类治胃痛的药，他都吃遍了。中药里头，保和丸，半夏泻心汤，温胆汤，平胃散，这些他都吃过。现在稍吃得饱点胃里就难受。

爷爷说，那你就不要吃饱。胃病的保养要注意五点。他说，哪五点呢？

爷爷说，一少点，二淡点，三熟点，四暖点，五慢点。他说，这几点我以前没有一点能做到，不吃饱我不会放下筷子；清清淡淡的，下不了饭；煮太烂了，不够香；太热了，也吃不下；吃慢了，耐不住性子。

爷爷说，就是这样，你把你的胃给折腾坏了，这五点是胃的使用手册，你如果不懂得这使用手册，就像你不懂得电视、电脑、汽车的使用手册一样，你去用肯定很容易用坏。这人听了点点头。

随后爷爷给他开了黄芪建中汤，加一味蒲公英 30 克。小指月说，爷爷，怎么用黄芪建中汤治疗胃溃疡呢？

爷爷说，建中者，健脾胃中州也。脾胃主肌肉，不仅主看得见的手脚、身体肌肉，更主你看不见的脏腑里头的肌肉。像胃溃疡，局部溃烂，就像皮肤长疮一样，为什么老收不了口，肉长不好呢？

小指月说，脾胃不好，损其脾者，饮食不为肌肤。这是《难经》的教诲。当脾胃损伤后，肌肤生长功能就会减退，这是脾主肌肉功能受损的结果。

爷爷说，治胃不治胃，要治脾。这胃病多年，导致脾虚中气亏损，所以才老修复不好。用黄芪建中汤，健运中州，长肌肉，修复局部溃烂。

小指月说，为什么还要加进 30 克蒲公英呢？爷爷笑笑说，蒲公英最善治胃脘痛，只要胃脘部有郁热，蒲公英都可解之。你看这检查结果，呈现局部充血水肿溃烂，这就是一派局部郁热之象。

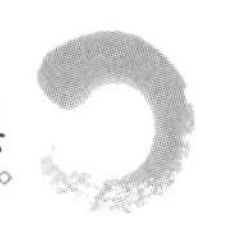

小指月说，黄芪建中汤是温的啊，和局部郁热的病机不就相反了吗？

爷爷笑笑说，问得好。他舌淡苔薄白，脉势下陷，整体是气虚不足的，而局部又是溃烂充血肿热，所以我们用黄芪建中汤，恢复其整体气血功能，再加点蒲公英，清除其局部郁热的病灶。

章次公先生治疗各类慢性胃溃疡，但见脾虚体弱有小建中汤证者，都用小建中汤加蒲公英 30 克，疗效甚佳。此配伍看似温凉混杂，实乃章老先生既重视整体，又针对局部胃黏膜充血水肿病灶，而选用辨证和辨病相结合、治标和治本相统一而组合成的方子。这样看似温凉杂合，实则重视整体，也不忘局部。

小指月听后说，我明白了，爷爷，黄芪建中汤能够治疗痈疽久败疮，通过健脾，把胃部溃烂之处尽快长好，以治其本；再用蒲公英来疏散胃局部充血水肿溃烂，以治其标。这样整体辨证，加上兼顾局部，标本并治，其效必速。

这病人服用后，果然胃脘部疼痛很快消除了，而且很少复发。

《冷庐医话》讲到名家治病往往于众人所用方中加一两味，便如画龙点睛，即可获效。或许是爷爷汤方神效，但爷爷却说，胃病三分治，七分养，这汤药只尽到三分功力，病人注意到养胃五点，最后才能真正把胃治好。

然后小指月在小笔记本中记道：

吉林市名老中医邓维滨善用蒲公英治疗溃疡。①角膜溃疡：春季可采鲜蒲公英吃，每日 3 次，每次 50 克。或干蒲公英 50 克，水煎服，每日服 3 次。②消化性溃疡（胃及十二指肠球部溃疡），在辨证方中加入蒲公英 50 克。③口腔溃疡：在辨证方中加入蒲公英 50 克，痊愈快，减少复发。

◎蒲公英拾珍

俞尚德经验

泻肝胆木火，习惯选用龙胆、芩、连之类，然其味苦涩，常易引起呕吐，亦不宜久服。俞老认为治胆病郁火以蒲公英为首选，具清热解毒、凉血利尿之功，《本草衍义》谓其化热毒，屡试不爽。蒲公英清热解毒，而非大苦大寒之品，故久用可无损胃气，为胆囊炎症首选药物。

指月按：有个慢性胆囊炎的病人，每每吃鸡蛋、糯米，胆部就胀满难受。春天时，他就到野外采蒲公英凉拌吃。吃完后，尿不黄了，胁不胀了，口也不渴了。像这种既可以当野菜吃，又是中药的药食两用之品，安全平稳有效，又非大补大寒，乃治病之首选。

刘惠纯经验

蒲公英一药，传统用于解疮毒、治乳痈、疗诸疔；西医则谓其有利胆作用，用于治疗肝胆疾患。余读《本草从新》，书中载蒲公英为通淋妙品，常思一试。后诊一病人，腰痛，叩之更剧，小便频数，尿道刺痛，尿常规红细胞、白细胞较多，即处以单味蒲公英60克，水煎服。2剂后腰痛减轻，再服1剂，排出黄豆大结石1粒，症状逐渐消失。附记于此，以资交流。

指月按：《本草纲目》讲蒲公英能治小便不利，原来它疏利肝胆，清降胃肠，最终都通过尿液把水热排出去。所以各类急性膀胱炎、尿道炎，尿黄尿赤的，用之无不应手取效。

崔伟医师等曾治一案，某女，40岁，教师。患胃溃疡多年，素胃脘疼痛、灼热，自觉痛如火灼，嘈杂泛酸，口苦口干，小便黄，大便干结。此乃火热作痛，正如清代王洪绪有云："蒲公英，炙脆存性，清酒送服，疗胃脘痛。"遂以鲜蒲公英60克榨汁，清酒送服，连服3次，药后大便畅行，脘腹顿舒。

指月按：蒲公英原本是治疮痈要药，把它移用于治疗糜烂性胃炎、胃溃疡，也是一绝。而这疮痈和炎症糜烂溃疡，其形相似，其理相同。吴尚先云：外治之理即内治之理，外治之药即内治之药。所以单味蒲公英就是各类胃炎、胃溃疡或十二指肠溃疡的良药。可以用鲜品，水煎服，但剂量必须大，一般二两到半斤，用干品或者打粉作散剂，每次服用20克，早晚分服，10天为1个疗程。胃病治疗期间，要注意忌饱食，好吃不多吃，长期七分饱，才能养好胃。

26、紫花地丁、野菊花

◎疔疮能手——紫花地丁

《本草正义》记载，地丁专为痈肿疔毒通用之药。

《千金要方》记载，治疗疮肿毒，用紫花地丁捣汁服。

山下一个农夫，手臂上长了一个大疔疮。他以前也长过各种无名肿毒，都是随手采蒲公英捣烂敷在局部，或者熬点蒲公英水喝，很快就好了。但这次用了两三天都没有好，而且身体还发热。他便找来竹篱茅舍。

爷爷见他舌红少苔，便说，指月啊，你看为什么用清热解毒的蒲公英，还治不了这疔疮呢？小指月说，蒲公英是痈肿妙药，偏于走气分，他这疔疮病根更深，像铁钉一样钉到肌肉深处，应该用走血分的紫花地丁，用这疔疮通用之药。

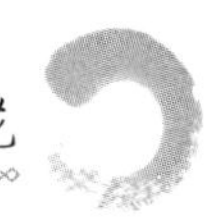

爷爷点点头说，为什么紫花地丁能够走血分治疗深部疔疮呢？

小指月说，上次跟爷爷去采过紫花地丁，当时我就在想，紫花色紫，善走血分，为什么叫地丁呢？我看它长在地面上，而根却钻在地底深处，一条粗根直接插入，地面上开散着叶子，这形象完全就像一根铁钉，而且这紫花地丁还喜欢长在山坡石缝周围或湿地里头，能够把根钻到最深处，把下面的养分拔上来。所以外用紫花地丁可以拔疔毒，内服可以去疔疮肿痛。

爷爷听后点点头说，回去就用紫花地丁吧，这也跟蒲公英一样，到处可采。

这病人用了两三天的蒲公英都没有治好的疔疮，还搞得烦躁失眠，用了这紫花地丁就好了。

他是用紫花地丁捣汁送服，然后把药渣子敷在疔疮肿痛处。这正如《冷庐医话》所说，名家治病，往往于众人所用方中变化一二味药，即可获效。

小指月又问，爷爷，为何紫花地丁古人还用于治疗喉痹和黄疸？效果也很好。

爷爷说，这紫花地丁不仅入血分，它还有个特点，就是善于辛开凉降，辛开可以把喉痹、黄疸的闭结打开，再靠它苦寒凉降之力，把热毒清下来。正如它善于把顽固的血热壅滞疔疮打开一样，其味道中有股辛散的力量，可以进到疔疮或者病灶深处，进去后再发挥它苦寒凉降退热之功，这也是一般清热解毒药所不能及的。一般清热解毒之品，只解其毒，不能开破其气凝血滞，不能辛散其局部瘀肿，所以未必能够直中病所，发挥疗效。

而紫花地丁，《本草正义》提到它辛凉散肿，长于退热，所以血热壅滞，红肿赤痛，普通药进不了的地方，它都可以进去，就像普通草药，钉不到地底深处，这紫花地丁就可以一根直下，如同铁钉一样，钉进深处去，把疔疮之毒打散。

随后小指月在小笔记本中写道：

《中草药手册》记载，治疗一切化脓性感染、淋巴结核，用新鲜的紫花地丁和野菊花各二两，捣汁，分两次服用，药渣外敷。

《本经逢原》记载，地丁善治疔肿恶疮，兼疗痈疽发背，无名肿毒，但疮肿塌陷、漫肿无头或不赤不肿者禁用。以其性寒，不利阴疽也。

◎每个季节都有好药

小指月说，爷爷，这么多疮肿要药，该怎么选择呢？

爷爷笑笑说，在当地当季有什么用什么。比如春天蒲公英多，碰到疮肿的病人，就用蒲公英；夏天金银花多，就用金银花；到了秋天，野菊花满山都是，你

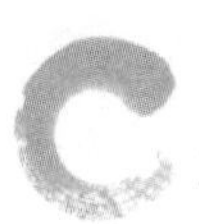

就可以用野菊花；等到冬天，千里光很多，冻疮可以用千里光。一年四季，你身体得什么病，大自然都为你安排好了最好的草药，顺着季节去用当地当季草药，这样你就不会有什么疑惑了。

小指月又说，如果在城市里采不到道地的草药，有些热毒疮痈怎么办？

爷爷说，这也很简单，各类疔疮初起，发热恶寒，即使局部再怎么红肿热痛，只要看到舌红苔黄，脉数有力，你就用《医宗金鉴》的五味消毒饮，里面有春天的蒲公英，夏天的金银花、紫花地丁、紫背天葵，秋天的野菊花。这些都是治疗各类疔疮肿毒的要药，都是最有代表性的，强强联合，集中在一起，是治疗各类疔疮肿毒非常强大的阵容。

小指月说，为什么用野菊花呢？爷爷说，野菊花和菊花虽然是同科植物，都能清热解毒，但野菊花更为苦寒，解毒消痈之力更强；菊花辛散之力更强，疏散风热更擅长，所以上焦头目风热多用它。

小指月点点头说，难怪爷爷说，碰上一般的疔疮肿毒，就到山上采一把野菊花，带叶子也可以，捣烂敷患处，很快就好了。这单味野菊花也是治疗疮痈毒的要药啊！

爷爷点点头说，没错，懂得清热解毒治热毒痈疮之理，天底下都是治热毒痈疮的妙药，不局限于你的所知所学。

然后小指月在小笔记本中记道：

《岭南草药志》记载，治疗疮，野菊花和黄糖捣烂贴患处。如生于发际，加梅片、生地龙同敷。

◎紫花地丁拾珍

龚士澄经验

年轻时阅《普济方》，见有用本品治疗喉痹肿痛的记载。抗战期间，龚氏避居乡僻，每遇喉痹症，苦于配药困难，常教村人挖鲜地丁草绞汁点敷喉间，并以鲜紫花地丁 60 克煎汤内服，确实有效。自忖喉为肺系，推理当可治肺。遇咳嗽发热者，也试用鲜草 60～90 克煎服，亦能退热减咳。以后在临证中，对风温犯肺，咳嗽壮热，西医所指呼吸系统炎症者，总加用紫花地丁，可增强疗效。对温热入营，发热夜重者甚宜。消颌下筋疬，尤有捷效。

指月按：喉痹肿痛，如果热在气分，可以用蒲公英；如果热在血分，就要用到紫花地丁，紫色入血，善于凉血解毒。

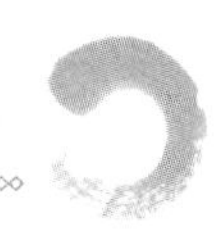

27、重楼（蚤休、七叶一枝花）

◎一粒金丹退高热

《临证碎金录》中说，单味七叶一枝花退小儿高热。

七叶一枝花，深山在我家。痈疽如遇此，一次手拈拿。小指月一边背着七叶一枝花的歌谣，一边跟爷爷在山里采着七叶一枝花。

爷爷说，痈疽、蛇伤，以此为妙药。小指月说，前面学了那么多治疗痈疽的药，这七叶一枝花有什么过人之处呢？

爷爷说，这七叶一枝花治疗痈疮高热效果极佳，可以单味打成细粉，调醋外敷，也可以煎汤内服。

爷孙俩采完药，经过山下一家农舍，听到有孩子的哭声。这孩子才 10 岁，这几天感冒后发高热，烧到 40℃，甚至意识有点模糊，手足有些轻微抽搐。家人见有采药郎中经过，赶紧请他们爷孙俩进来。

爷爷看了下孩子，额头发热，脉象洪数。这热如果不及时退，必定会热扰心神，伤到心脑。小指月说，爷爷，我们正好有七叶一枝花，这七叶一枝花连大痈疽引起的高热都可以退，何况一般感冒引起的发热。

爷爷说，没错，就给他用一两七叶一枝花，分两次煎服，如果热退了，就不用服第二次了。这家人赶紧把这七叶一枝花煎汤，喂给孩子喝，孩子喝后出了点小汗，就安然入睡了。第二天没有用药，未再发热。

小指月说，爷爷，怎么这七叶一枝花退小孩高热这么快，我以前只以为它是痈疽要药、蛇毒妙品，想不到它还可以治温病高热。

爷爷说，一味七叶一枝花，打粉冲服，是治疗小儿温病高热的特效方，就算烧到热极生风，手足抽搐，这七叶一枝花都可以凉肝定惊，息风止搐。

随后小指月在小笔记本中写道：

恽铁樵先生自秘不传的一则验方，治小儿高热惊厥，功胜牛黄清心丸，一岁服一粒，故方名“一粒金丹”。此一粒金丹仅用一味金线重楼（白蚤休）作丸如小樱桃大，金箔为衣。

◎蚤休酒治马蜂蛇虫螫咬伤

《浙江民间常用草药》记载，治蛇咬伤，蚤休（七叶一枝花根）10 克，研末，开水送服，每日二三次；另以七叶一枝花鲜根捣烂，或加甜酒酿捣烂敷患处。

爷爷说，指月啊，你把这些蚤休泡成药酒吧。小指月说，泡药酒做什么呢？

爷爷说，蚤休 50 克研成粉末，放入半斤白酒里，泡一两周，然后用这药酒外涂，可以治疗各种蛇咬伤、马蜂蜇伤引起的皮肤瘙痒疼痛，还可以治疗牙痛。

小指月说，这么简单，这么好的药酒方，应该家中常备啊！

一周后，正巧山下有五六个孩子贪玩，到树林里去捅马蜂窝，结果被马蜂蜇得哇哇大叫，还好不是大毒蜂，如果是大毒蜂，都有可能把人蜇死了。

小指月便拿出一小瓶蚤休酒，用棉花一蘸，给他们一个个地涂抹，涂抹后就感觉不痛了，还挺清凉舒服的。家长们总算松了一口气，小指月便把这一小瓶蚤休酒送给他们，平时如果碰到马蜂、蛇虫蜇咬伤，就用这个药酒外用涂抹，效果不错。而且平时牙痛了，含口药酒在嘴里，也可以很快地止痛。

随后小指月在小笔记本中记道：

《本草纲目》记载，蚤休蚤休，蛇虫之毒，得此治之即休。也就是说，对于虫蛇咬伤，蚤休是良药。蚤休可是大名鼎鼎的蛇药，很多蛇药片里就有它的身影。而且这蚤休还专爱长在深山野岭、树木遮天的茂林中，那里很多毒虫蛇蝎出没，正所谓一物降一物，蛇虫毒蝎所在之地，往往就喜欢生长一些灵草妙药。

《濒湖集简方》记载，治中鼠莽毒，金线重楼根（七叶一枝花）磨水服。

◎跌伤妙药——童便蚤休

《广西药用植物图志》记载，治新旧跌打内伤，止痛散瘀，蚤休（七叶一枝花根），童便浸四五十天，洗净晒干研末，每服三分，酒或开水送下。

爷爷叫小指月把小便撒在一个大桶里，小指月不知道爷爷要搞什么。大桶里装满了小便，爷爷居然把一些蚤休泡在里面，真是有点不可思议，把药泡在尿里头干什么呢？

爷爷说，指月啊，你看童便有什么功用？小指月说，童便咸寒，走血分，乃血液里头的浊阴利出来的，所以它进入体内能够重新循环一遍，把血液里的浊阴瘀热导从小便出。

爷爷听后点点头说，没错，跌打损伤，胸腹有瘀血，闷胀难受，急用童便饮服，可以防止恶血攻心，令瘀热浊阴出下窍，所以童便乃跌仆损伤急救妙品。

小指月问，爷爷为什么把蚤休泡到童便里呢？爷爷说，蚤休本身入肝家血分，能消肿止痛，化瘀止血，单味蚤休研末冲服，不仅是痈肿妙药、蛇伤妙品、小儿

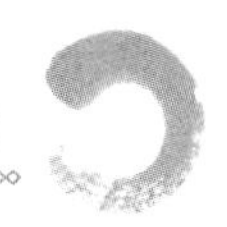

高热良药，更是跌打损伤、瘀血肿痛要药。它和三七、血竭之品连用，可以大大加强瘀热下行的作用，免留跌打损伤后遗症。小指月说，原来蚤休作用还这么大。

正好有个骑摩托车摔伤的病人，虽然腿骨骨折都好了快半年了，但车祸以后，他经常不明原因身体发一阵内热，搞得晚上经常睡不好觉。车祸前从不失眠，现在晚上居然开始烦热难眠。

爷爷说，这是怎么回事呢？小指月说，爷爷，这脉象涩，涩脉表示身体有瘀滞，身体有瘀血，阴实挡道，阳不入阴，就会烦热内扰。

爷爷说，有什么特效的药呢？既能把跌伤的瘀血化开，又可以把这些瘀热降下去。小指月说，就用我们制的童便蚤休，童便能降瘀热，蚤休可消血肿，这样血肿消，瘀热退，就不会发热烦躁了。

这病人才吃了3天的药，就恢复了以前的睡眠质量，也没有再发内热。

随后小指月在小笔记本中写道：

朱丹溪曰，降火最速，莫过于童便。蒲辅周老先生治疗经久不退的各类低热，往往会加点童子尿，或者饮用童子尿。他说治疗内热，长久服药乏功，服此即可。

◎重楼拾珍

赵学航经验　重楼治瘰疬

赵氏族人赵济周颈项右侧生了一瘰疬（本地俗名久子痒），自发病起，即由本乡联合诊所用中西药结合治疗，一直到溃烂，没有见效。嗣后遇一族人赵子恒介绍用重楼治疗，即用好醋磨，搽敷，收效很快。此为民间很好的验方，系赵氏亲身目睹。

指月按：痈疮遇到重楼，就像用手拿掉一样，所以瘰疬、咽肿皆可用。

陈永前经验　大剂量重楼治愈乳房纤维腺瘤

钟某，女，36岁。西医诊断为乳腺多发性纤维腺瘤，建议手术治疗。病人消瘦，精神郁闷，眉宇间略呈青黄色。舌质深红，舌苔黄微腻，少津，脉沉弦细略数。先用丹栀逍遥散为主方，随证加用穿山甲、王不留行、红花、生地黄、赤芍等药，10剂后无明显效果。遂改用蚤休为主药，每剂用量为30~60克，仍配以上方药，每日1剂。6剂后，总计用蚤休约1000克。此时，右乳内肿块已基本消失，左乳内尚有一大小如蚕豆肿块。嘱病人将原来处方再服10剂，病人却自行将原药渣中的重楼选出，焙干，为细末吞服，未做其他治疗。翌年，病人喜告乳内肿块已消失。

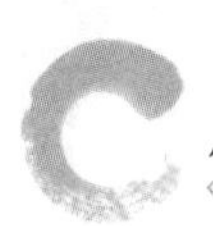

指月按：蛇药往往也是治疗痈肿包块的特效药，比如含有重楼的季德胜蛇药片，可以变这蛇药片为治疗痈疮肿毒，甚至癌肿的要药。不过重楼毕竟是寒凉之品，局部红肿热痛、有形壅堵时，在使用它的同时往往需要配伍一些温散破结之药，以提高疗效。所以时常加进白芥子、浙贝母，或者加进仙方活命饮里，这样解毒能够开破，散结能够败毒，疮肿、包块、积聚就消散得快。

28、拳参

◎一味拳参乃宫血清宁

小指月疑惑地问，爷爷，为什么七叶一枝花、蚤休叫重楼，而拳参也有人叫它重楼，这不就混淆了吗？爷爷说，药名不统一，就容易出问题。我们在开药时，尽量开规范的药名，少开药物的别名、地方名。

小指月说，爷爷，我发现拳参和七叶一枝花虽然不是同科的植物，但药物功效却极其相似，都能清热解毒，治痈疽蛇伤，都可以凉肝息风，治疗小儿热病高热神昏，还可以凉血消肿止血，治疗血热出血。

爷爷点点头说，没错，只是拳参味道带点涩，止血的作用更为突出。

有个 20 岁的女孩子，因为月经来时第三天正好搬宿舍，在抬重物的时候，用力过度，导致阴道出血，淋沥不尽一个多月了，血色红，经常烦热口干。

小指月一把脉象细数，明显阴虚有热。爷爷给她用拳参磨成细粉，装到胶囊里，并把这胶囊叫作宫血清宁，每次只服用 2 粒，每天服 3 次。才服用第二天，血量就明显减少，到第五天不仅不出血了，也不口干烦热了。

小指月说，爷爷，为什么叫宫血清宁呢？爷爷说，她这是血热妄行，一旦把血热降下来，出血自动就会止。这拳参凉血降热之功非常大，所以不管是血热妄行的崩漏，或者吐血、鼻子出血，一旦脉数之象平息下来，把它热盛之势清降下来，出血就马上安宁而止了。所以我们把它叫作宫血清宁。

29、漏芦

◎画龙点睛的漏芦

有个流行性腮腺炎的病人，腮部肿热，他服用了大剂量的板蓝根，热是退了，效果不错，但还有些余肿，很难消，爷爷就加了一味漏芦，肿热消退如潮水。

又有个乳妇，跟丈夫吵架后，气脉壅塞，乳汁不行，乳房内胀痛难耐，生成红肿痈块。医生用王不留行、路路通，乳汁通了，但痈肿没有退掉。

爷爷说，这是痈脓不肯“下漏”，加进一味漏芦，随后乳房痈肿消退神速。

还有一个闭经的女孩子，四个多月没来月经，吃了不少补血通经之品，还是没有动静。爷爷说，排月经如同漏斗排水，下漏的地方由于瘀血化热堵塞了，所以尺脉滑中带数，下不来。在原方基础上加进漏芦一味，取其利窍漏下之功，服用后大小便通畅，而且月经下来了。

还有一个长背痈的，用了黄芪、连翘，还是托透不出来。爷爷说，气也足了，疮毒也有药去解，现在就差一味可以开破漏下之品，使疮毒浊阴能从下而走。于是加入一味漏芦，这背痈很快就消退了。原来这漏芦叶子呈锯齿象，带有一定开破之力，不然如何能够像《神农本草经》所说，漏芦能通经下乳，主治热毒恶疮。

又有个瘰疬的病人，咽干口燥，舌红尿黄，医生用五味消毒饮，还加了夏枯草，结果好了大半，但还有一些尾巴不能根除。爷爷就在原方中加入漏芦一味，就把瘰疬连根拔除，把病灶消除。

爷爷说，五味消毒饮虽是治热毒痈疮要药，能清热解毒，消除脓肿。如果病人阳明经脉堵塞，你即使把肿毒消了，还是排不下来，这时漏芦就可以作为导浊下漏的开路先锋，它和王不留行功用相近，却更能够滑利泻热，叶带锯齿，开破下走，使浊阴出下窍，而在身体留不住……

然后小指月在小笔记本中记道：

《太平惠民和剂局方》记载，漏芦散治乳妇气脉壅塞，乳汁不行，及经络凝滞，乳内胀痛，留蓄邪毒，或作痈肿。漏芦二两半，瓜蒌十个（急火烧焦存性），蛇蜕十条（炙）。上为细散，每服二钱，温酒调服，不拘时，良久吃热羹汤助之。

《新疆中草药手册》记载，治流行性腮腺炎，板蓝根一钱，漏芦一钱半，牛蒡子四分，甘草五分，水煎服。

《本草汇言》记载，治瘰疬，排脓，止痛，生肌，漏芦、连翘、紫花地丁、贝母、金银花、甘草、夏枯草各等份，水煎服。

◎像漏斗一样把浊阴下漏出去的药

小指月就疑惑了，说，爷爷，近来看你治疗各类痈疮、乳汁不通、月水不下，甚至腮腺炎，在一般药物效果不理想时，你在原方基础上加一味漏芦，怎么效果马上出来了？爷爷笑笑说，指月，你能看到这点很不错。你有没有发现？我治疗

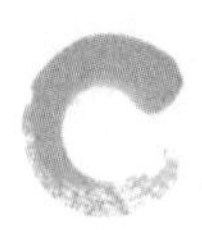

这些痈疮闭塞，血水不下，大都是热毒实证，属于气聚血凝。如果是疮疡阴证，平塌散漫的，我就一点漏芦都不用。

小指月说，但我还是想不明白爷爷为什么用这味如此平凡的漏芦，却能起到画龙点睛之效。爷爷说，指月，你去好好观察观察漏芦，并琢磨琢磨漏芦的名字，你或许会有些新的启发。

小指月拿着漏芦，左看看，右看看，发现这漏芦有几大特征，第一，这根有点像圆锥形；第二，这老根还容易裂成片状；第三，这漏芦还有各类菱形网状裂纹，看上去像筛网一样。这几大特点，一下子让小指月想通了不少。裂缝加上筛网状，这不是善于走漏吗？也就是说这漏芦就像漏斗一样，不仅善于通瘀滞的乳汁，就算是周身上下的脓血败浊，只要是实证痈疽，由于它是苦寒的，又归胃经，善于把这些浊阴从上往下漏出去，本身阳明胃肠又是排浊的最大通道，而乳房属于阳明胃经所管，这正是漏芦能够通经、通乳的作用所在。

从头面的腮腺炎，到胸中的乳痈、乳汁不通，再到腹中的闭经，然后再到身体肌肉的痈疮，这一系列疾患，看似发自不同地方，名相各异，但如果都是热毒痈疽，都归到这同一条线上来，实质却是一致的。这时用普通药物不能令这些毒热脓血出下窍，用了漏芦，等于打开阳明胃经下行通道，就像把下窍漏斗的漏口拿开，浊阴就像水一样纷纷下来。

所以这漏芦稍微用量大一点，大便很容易作泻，使邪从下出。即《本经逢原》中说，漏芦为消毒、排脓、杀虫要药。古方治痈疽发背，以漏芦汤为首称。盖咸能软坚，寒能解毒，故服之必大便作泻，使邪从下而出也。

小指月又问，爷爷，为什么我看一些不是湿热痈疽的乳痈，明明是气血比较亏虚，乳汁少而清稀，你也用漏芦？爷爷说，没错，这漏芦堪称乳痈良药，虽然体虚乳少，但有浊阴阻窍不去，先用漏芦推陈，再在方子里配黄芪、鹿角胶等补气养血之品，助身体生出新鲜气血，这样陈旧漏去，新血可生，乳汁可生，乳痈可消。这样组配出来的方子，暗合推陈出新之妙，才是真正的医理要道。

为何爷爷治疗一些顽固风湿痹证局部红肿热痛也用漏芦呢？爷爷说，没错，一定要是风湿热痹。《本草正义》记载，漏芦滑利泻热，与王不留行功用最相近，而寒苦直泻，尤其过之，苟非湿热不可轻用。

小指月点点头说，爷爷，要把局部的风湿肿热也通过漏芦为引，建立一个漏斗的场，使浊阴漏出下窍。爷爷说，所以用漏芦，即使是实热之证，也只能暂用，不可久用，它虽然能够通利膀胱、肠道，畅通乳汁，排脓止痛，疏通经脉，但如果虚人服之，便容易耗伤阴液，破损正气。

小指月听完后，眉飞色舞，哈哈大笑，说，爷爷，我想通这些后，古书中所有关于漏芦的记载，我都能看明白了，好像一下子找到了一把开门的钥匙。漏芦这味药一下子成为我最好的朋友！

随后小指月在小笔记本中记道：

《神农本草经》记载，漏芦主皮肤热，恶疮疽痔，湿痹，下乳汁。

《本草经疏》记载，漏芦，苦能下泄，咸能软坚，寒能除热，寒而通利之药也。故主皮肤热，恶疮疽痔，湿痹，下乳汁。疮疡阴症，平塌不起发者，非所宜投。妊娠禁用。

《圣济总录》记载，古圣散治历节风，筋脉拘挛，骨节疼痛。漏芦半两（去芦头，麸炒）、地龙（去土，炒）各半两。上二味捣罗为末，先用生姜二两取汁，蜜二两，同煎三五沸，入好酒五合，以瓷器盛。每用七分盏调药末一钱匕半，温服不拘时。

30、土茯苓

◎单味土茯苓汤治梅毒疮

《滇南本草》记载，杨梅疮毒，土茯苓一两或五钱，水酒浓煎服。

《赤水玄珠》记载，治杨梅风十年、二十年，筋骨风泡肿痛，土茯苓三斤，川椒二钱，甘草三钱，黑铅一斤，青藤三钱，将药用袋盛，以好酒煮服之妙。

一妇人两边大腿各有一个如掌面大杨梅疮毒（梅毒到了后期，其临床表现特点像成熟的杨梅一样，故又称梅毒为杨梅疮毒），疮毒根深蒂固，盘根错节，直抵筋骨，所以筋骨常常拘挛疼痛，3 年了都没好。平素忧愁，郁郁寡欢，吃饭也没有胃口。医生给她辨证用药，处以逍遥散，效果不显。

爷爷说，此脾虚湿盛，湿浊下流，应该用补脾圣药白术，利水胜湿要药茯苓，然后再加进这梅毒要药土茯苓。结果几剂药下去，心胸开朗，饮食倍增。随后服用培补气血的八珍汤加土茯苓，吃了一个多月，3 年的毒疮就彻底收口了。

有个商人，每次劳累后一喝酒就浑身长疮，吃了各类祛风败毒的药，头面胸背，甚至手臂、胁下，长出一块块像杨梅大小的毒疮，既痛又痒，脓水淋沥。医生认为这是元气亏虚，所以疮毒久拖不去。于是给他内服八珍汤，外敷当归膏，效果不理想。然后再用托里排脓汤，还是不能把脓水托排干净。

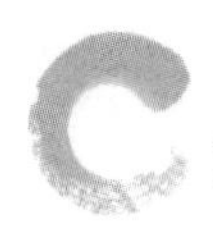

爷爷说，你在这方子基础上，再重用一味土茯苓试试，这叫单味土茯苓汤，专治湿热流注，遍身毒疮。每服二两，水三盅，煎一盅半，去渣，徐徐温服。病甚患久者，以此一味为主，而加以兼症之剂。这病人就照做了，毒疮消退得很快。

又有一人遍身皆患梅毒疮，左手脉浮数。医生先以荆防败毒散，表证乃退，各种瘙痒难耐之感暂缓，但疮痛仍在。医生再以仙方活命饮 6 剂，疮痛渐愈，唯独疮肿还比较硬，仍没消掉。爷爷叫他服用单味土茯苓汤，月余而愈。

然后小指月在小笔记本中记道：

《证治准绳》记载，表实者宜先解表，荆防败毒散。里实者宜先疏里，防风通圣散。表里若俱实，解表攻里。表虚者补气，四君子。里虚者补血，四物仍加兼症之药并愈。表里俱虚者补气血，八珍汤主之。

◎取象悟药土茯苓

《江西草药》记载，治皮炎，土茯苓二至三两，水煎，当茶饮。

《浙江民间常用草药》记载，治风湿骨痛，疮疡肿毒，土茯苓一斤，去皮，和猪肉炖烂，分数次连滓服。

小指月说，爷爷，为什么单味土茯苓汤可以治疗各类杨梅疮毒呢？爷爷说，普通的治疮痈肿毒之药，只能到皮肉、血脉，而很多杨梅疮毒，病情日久，深入筋骨。这些湿浊埋伏得很深，不是一般疮痈之药所能到达的。

小指月说，那为什么土茯苓就能到达呢？爷爷说，你看土茯苓叫什么名字？

小指月说，土茯苓又叫过山龙，采药时经常可以碰到，挖都挖不完，它坚硬的藤条能从这边的山坡爬到那边去，而且这藤条带刺，非常刚硬，像筋骨一样。

爷爷说，一般的坚硬刚强之药大都含有一股霸气，就像三棱、莪术、三七，善于破血逐瘀。你看这坚硬的土茯苓善于干什么呢？小指月说，善于通利关节啊，这是大家都知道的。

爷爷说，为什么善于通利关节呢？小指月说，一方面它是蔓藤，软藤横行筋骨中，这藤本植物善于游走上下，攀援爬物，所以必定善于疏通。

爷爷说，金银花藤也是藤啊，为什么治梅毒顽疮，力量不如土茯苓呢？

小指月说，虽然都是蔓藤，都能通利，但金银花藤是小藤，土茯苓是大藤，金银花藤更柔软，而土茯苓更刚强、更硬，所以土茯苓民间又叫硬饭团。金银花藤善走小经小络，土茯苓善于深入大筋大骨，甚至大关节。所以药书里说，金银花藤治疗风湿经络痹痛，而土茯苓却可以治筋骨关节毒疮痛。这土茯苓强硬的藤

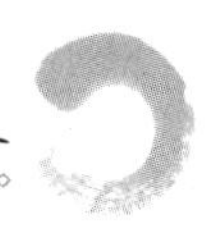

条，应该是它第二方面通筋骨的表现。

爷爷又说，像红藤、鸡血藤这些藤条，也照样粗大刚硬啊，怎么不见它们像土茯苓这样治疗毒疮呢？小指月说，土茯苓第三方面的特点就是它还带些刺，会扎手。我们到山里采药时，衣服经常会被它们挂到。《草药歌诀》里说，有刺草木善消肿，善开破，就像将军之官肝一样，必善于疏泄筋骨，像推土机一样，能够把顽固结块疏松推开。所以局部硬肿难破、难开、难消的，红藤、鸡血藤一般力量不够，这时非得请出这带刺扎手的土茯苓不可。

爷爷又笑着说，皂角刺这三方面功效都有，为什么皂角刺不能成为梅毒疮痈要药呢？皂角刺的刺够坚硬吧，比土茯苓的刺还霸道。

小指月笑笑说，皂角刺最擅长的就是刺破，但只是刺破，没有除湿解毒的功能，也不能把浊湿化掉啊。这土茯苓第四方面的本事，就是善于除湿解毒。

爷爷说，为什么善于除湿解毒呢？依据何在？小指月说，土茯苓甘淡平和，煎的汤水没什么特异的味道。《草药歌诀》里说淡渗利湿，淡味入腑通筋骨。像这些平平淡淡的药进到体内，能够稀释浊阴湿毒，并把它们淡化，排出体外。

爷爷听后点点头说，是这样的。一些血液浓稠黏滞的病人，为什么要建议喝一些玉米须、薏苡仁煲的清汤，不放油、盐，这样血液就能得到净化，湿毒可以很快排出。这也是为何清淡素食可以让人长寿、让人身体少长包块的道理。

小指月一拍脑袋说，爷爷，这么一讲，我把土茯苓在体内怎么走的思路都理顺了。爷爷说，怎么理顺的？说来给爷爷听听。

小指月说，这土茯苓先以它威猛刚硬的性格来通利关节，把所有毒疮瘀滞之处通通打开，这些道路打开后，土茯苓再利用它甘淡平和的味道，进到毒疮里头，中和它，同化它，然后这淡味善于出下窍，走膀胱，利小便，这些湿毒便纷纷从尿道排出。这样就能够解释为何各类顽固湿浊毒疮，甚至伴筋骨痛的，少不了土茯苓了。爷爷听后点点头，笑了笑。

小指月说，我今天又打开了一扇中药大门，真正学会了土茯苓，哈哈！

然后小指月在小笔记本中记道：

《本草正义》记载，土茯苓，利湿去热，故能入络搜剔湿热之蕴毒。其解水银、轻粉毒者，彼以升提收毒上行，而此以渗利下导为务，故为专治杨梅毒疮，深入百络，关节疼痛，甚至腐烂，又毒火上行，咽喉痛溃，一切恶症。

古人治梅毒多用水银、轻粉等，毒性大，内注筋骨则破溃流水，造成梅毒性关节炎，土茯苓通利关节，可以治之。由于水银、轻粉又会收毒上提，久而久之，容易导致龈烂齿衄，这是水银、轻粉中毒。而土茯苓熬汁内服，却可以使积毒内消外走，所以土茯苓不仅解梅毒、疮毒，也解药毒、汞毒。

◎土茯苓重用治顽固头痛

《春脚集》记载，头痛立愈汤，用土茯苓一两，治一切头痛，再配常规佐使药。

《先醒斋医学广笔记》记载，一头痛神方，其中土茯苓用至四两，堪称头痛神方。一妇人患头痛，非常厉害，欲自缢，服 2 剂，数年不发。

有个乡村教师，偏头痛十余年了，每次头痛发作，没有三五天好不了。最令人难忍的是，每隔两三个月就会发作一次，发作时整个头部都会胀痛，以左侧最厉害。后来他自己看书，看到《辨证录》里有个散偏汤，专门治疗各类偏正头痛，而且书中记载此方神验，于是便抄录下来：川芎 30 克，白芍 15 克，白芷 10 克，白芥子 10 克，柴胡 10 克，制香附 10 克，郁李仁 6 克，生甘草 3 克。每日 1 剂，水煎服，分 2 次服，发作期可分 3～4 次服用。1 剂即止痛，不必多服。结果每次头痛，他都抓这个方，而且只喝 1 剂头痛就消失了。所以平时他就在家里放几剂药，等到再头痛时，用这方又有效，可却没法彻底根治。这次又头痛了，正好他家里放的那几包药都发霉了，也就不想再吃，便找来竹篱茅舍。

小指月听他诉说这十多年来头痛的经历，然后再把脉、看舌象，发现舌苔一片白腻。爷爷说，该怎么办呢？

小指月说，头痛不离川芎，这个散偏汤有各类风药上达巅顶，还有滋润药缓急止痛，应该效果不错，但为什么不能去根？爷爷便说，不妨舍症从脉。

小指月说，如果抛开这头痛的症状，看他的舌脉，舌苔白腻，脉濡缓，体内有湿，这湿性重浊，应该往下走，怎么会头痛呢？

爷爷说，尽信书不如无书。水湿往下走是没有错，可你没有看到，下雨过后，满山都有白色的云雾，这水雾之气也会弥漫在山顶啊！小指月说，对啊。

然后爷爷便跟这教师说，你平时喜欢吃什么？特别是冰箱里的东西。这教师说，冰箱里的？我不爱吃雪糕、冰激凌，就爱吃水果，天天一个苹果。书上说，一天一苹果，疾病远离我。

爷爷说，那你吃了这么多年，为什么头痛还没有好呢？他在琢磨。

爷爷又说，对于久病头痛的病人，如果身体湿气重，切忌不可多吃水果。水果一般都是生冷之品，生冷之品只会助长湿气，对于身体壮实、脉势亢盛的人来说，可以适当吃吃。但对于脉象濡缓、湿邪重的病人来说，吃了却会使身体水湿更多，更不舒服。

他点点头说，原来你们中医还有这讲究，我以为只要有维生素、有营养就可以多吃呢。爷爷笑笑说，中医讲的是阴阳寒热，你看那些阳虚的老人家，为什么你给他水果他也不吃，因为他们吃了就消化不好，拉肚子，或者风湿痹痛发作，筋骨痛。所以水果虽然有营养，但阳虚水湿盛的人应该远离慎食。

小指月说，那怎么治这个头痛呢？爷爷说，治他的湿气就可以了。

小指月说，治湿有好多办法啊！爷爷说，重用土茯苓四两，煎汤。

小指月从来没看到过爷爷用这么大剂量的药。原来《救荒本草》记载，土茯苓又叫仙禹粮、硬饭团，在饥荒年代，可以代替粮食，采挖来吃。长期大剂量服用，并无明显不良反应，因为它非常甘淡平和。《本草秘录》记载，土茯苓败毒祛邪，不伤元气。

爷爷说，头痛耳鸣，九窍不利，肠胃之所生也。不把肠胃中的水湿导利出去，这头部就没法安宁。重用土茯苓，因为土茯苓非常平和，除湿健脾，还能解毒；更甚者，它是藤类药，能上通下窜，凡身体顽固痹痛，经脉关节堵塞处，皆可通之。一旦通开了，局部病灶的湿浊都能被大剂量的土茯苓化解排出体外。

果然这病人服 1 剂后，头痛若失，服完 3 剂，加以巩固，未再复发。从此也不天天吃水果了。随后小指月在小笔记本中记道：

李庭喜医师曾治一偏头痛案。某女，36 岁，教师。左侧头痛反复发作 7 年余，一二个月发作一次，发则头如锥刺，前额、眼眶胀痛，深以为苦。现症又发，求中医治疗。察其舌质暗红，边尖有瘀点，苔薄黄，脉弦略数。脉症合参，用《辨证奇闻》散偏汤加减，川芎、白芍各 30 克，白芷、柴胡、白芥子各 10 克，葛根 30 克，细辛、生甘草各 6 克。服 6 剂，头痛止。不久病人头痛复发，忆及有资料载重用土茯苓止头痛，遂于上方加土茯苓 120 克。服 1 剂，头痛即止。又续服 5 剂。此后头痛仍间有发作，尝试独用土茯苓 120 克煎服，亦可 1 剂止痛。迄今为止，病人头痛发作间隔时间延长，4～6 个月发作一次，症状明显减轻。且每发辄自取土茯苓 120 克煎服，均一次止痛。

◎土茯苓拾珍

罗忠贤经验　重用土茯苓治疗膝关节积液

郑州老中医罗忠贤善用土茯苓治疗膝关节积液，阎崇文医师在跟随罗师学习期间，曾经治数十例，均获良效。方法：以王清任身痛逐瘀汤为基础方，加大土

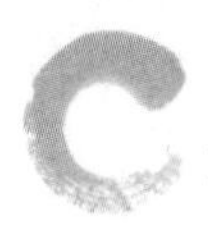

茯苓用量，轻则 30 克，重则可达 120～240 克（视病情轻重、体质强弱、服药耐受性等加减用量）。一般病情轻者 20 剂即可见效，重者 100 剂左右收功。曾治杨某，男，51 岁。患右膝关节积液 3 个月，经多方治疗罔效，每周均需抽积液一次，数量几毫升至几十毫升不等。采用上方治疗，土茯苓由 30 克逐渐加量至 90 克，服药 30 余剂，病告痊愈。

指月按：土茯苓善通利关节，利水渗湿，所以关节里有水湿，可以利用它甘淡之味，善于走窜之性，穿透进去，把水湿拔出来。血不利则为水，土茯苓配合善于活血行气的身痛逐瘀汤，气血通利，水湿积液自去。

31、鱼腥草

◎不吃药也治病的鱼腥草

有个小孩感冒后咳嗽，感冒虽然好了，却遗留下咳嗽的后遗症。经常有痰又难咳出，甚至晚上都咳醒。这样一直迁延了将近一个月。

父母要带他去医院打针，这孩子死活都不肯去。父母只好说，带你去看中医，不打针，把把脉就可以了。这孩子才同意了，只要不打针就行。

爷爷一看他咳嗽，痰黏难出，肺脉又偏大，便说，这是一般的肺热，可以喝几剂中药。谁知这孩子说，中药苦，我不喝。

父母便说，不吃药怎么治好病呢？谁知爷爷却说，不吃药也可以治好病。

这孩子说，不吃药就可以治好病，我就要这种方法。爷爷说，那你得答应我一个条件，才可以不吃药治好病。这个条件就是接下来不要吃零食哦。

这孩子爽快地说，可以啊。爷爷便说，你们就到山脚下水沟边采些鱼腥草，那是一种野菜，很好吃，把它凉拌了，你们全家人都可以吃。

这孩子高兴地说，我就喜欢吃野菜。回去后全家吃了 3 天的凉拌鱼腥草，孩子很喜欢吃，清凉爽口，痰也容易咳出，肺也不那么燥了，而且痰也不黏了。又吃了 2 天，咳嗽好了，痰也消了。以后这孩子的父母一见孩子咳黄痰难出，便去采鱼腥草凉拌给孩子吃，吃后痰也消了，也不咳了。

鱼腥草一味，真是清洗肺中痰热的妙药啊！凡痰热壅肺，用之无不应手取效。

随后小指月在小笔记本中记道：

罗林钟医师用鱼腥草治感冒后咳嗽，效佳。咳嗽原因较多，有 20%～30%的感冒病人主症消失后，遗留喉管有痰难咳出，使呼吸不畅而产生轻微咳嗽，有的

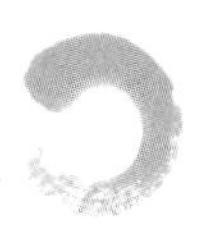

病人咳嗽延续一二个月。经近3年摸索对比治疗，可采用鱼腥草鲜品25克洗净，加食盐或酱油拌匀当菜吃，连服 1～3 天可愈。先后收治感冒治愈遗留咳嗽病人39例，采用本方1～3日，全部治愈。

胡某，女，29岁。因着凉感冒，反复发作咳嗽达2个月之久。拟方：鱼腥草鲜品洗净，加少量食盐拌匀，每餐食用25克。病人连吃五餐即痊愈。1年后随访，反馈效果好。

◎能洗肺污垢的鱼腥草

《本草经疏》记载，鱼腥草治痰热壅肺，发为肺痈，吐脓血之要药。

《先醒斋医学广笔记》记载，鱼腥草水煮，不住口食之，治肺痈吐脓血，神方也。

小指月说，蒲公英、鱼腥草都可以当野菜吃，它们有什么不同呢？

爷爷说，它们都可以清热解毒，消痈排脓利湿，都可以用于热毒疮痈。但蒲公英是乳痈要药，鱼腥草是肺痈要药。

小指月说，我知道了。蒲公英善入阳明胃，乳房归属阳明胃。鱼腥草善入太阴肺，新鲜草药带有一股冲鼻的鱼腥味，辛走肺，可以散结，寒能降泻，把肺中痈脓热毒排下来。爷爷又说，所以凡见咽喉部发炎、泛腥臭者，或者肺中吐脓浊、热痰都可以用鱼腥草，以腥治腥。

小指月说，为什么爷爷说鱼腥草凉拌吃效果最好？爷爷说，因为鱼腥草含有挥发油，久煎挥发油就都跑了，所以稍微煎久点儿的鱼腥草没什么味道。

有个肺痈病人，动完手术后，还是经常咳吐浓痰。他不知道这些浓痰从哪来的，不知道自己身上为什么有这么多浓浊之痰。

爷爷说，你住的城市，出去逛半天街回来，用纸巾塞在鼻孔里转转再拿出来是什么颜色？这病人说，是灰黑色。

爷爷说，这就是为何城市里哮喘等呼吸道疾病的病人那么多的原因所在。城市里四五十岁以上的人，肺部都不那么鲜红了，甚至很多偏于灰褐色。这病人说，那我该怎么办呢？

爷爷说，少抽烟，少喝酒，少熬夜，少吃荤，少逛街。这病人说，医生，你说的这几样都是我经常干的啊。以前在单位经常应酬，都是大鱼大肉。

爷爷说，鱼生痰，肉生火，再加上烟酒之性往上走，熬夜更是动痰浊。这样数年下来，你身体肺部就储存了很多浓浊之痰，所以不得已才动手术。

这病人说，为什么我动完手术还那么多痰浊？爷爷说，手术只是摘掉你局部的一个瓜，这根没有拔，它又会在另外一个地方再长一个瓜。

这病人说，我明白了，我回去好好回归正常生活。我也知道这么多年应酬，确实把身体搞得很污浊。然后爷爷便说，这肺部污浊有一味药可以洗涤之，在菜市场都可以买到。

这病人问，什么药在菜市场可以买到呢？爷爷说，就是鱼腥草，也是一种野菜，是清除肺部污垢的妙品。

这病人回去后连吃了半个月的凉拌鱼腥草，每天吃一点，想不到很管用，咳痰日见减少，肺部那种闷痛感也消失了。

小指月说，爷爷，这么顽固的肺痈后遗症，就凭小小的凉拌鱼腥草治好了，这鱼腥草真不简单啊！爷爷说，如果他能再到野外采些桔梗，切了和鱼腥草凉拌，那他肺部的痈脓会好得更快、更彻底。

小指月说，我明白了，单味桔梗也是排脓汤啊！但我不知道他这肺中的黏痰都到哪去了呢？爷爷笑笑说，通过少烟少酒，少荤多素，在源头上减少了生痰。然后再利用鱼腥草能够消痈排脓，再在去路上打通之，把脓痰排走。

小指月又说，脓痰排到哪去了呢，为什么没看到他吐出来？爷爷笑笑说，脓痰是浊阴，浊阴当然出下窍，你看天上的乌云到哪去了呢？

小指月说，变成雨后下到大地，归入江湖，流进大海。爷爷又说，你再看看，这身体的津液是怎么循环的？

小指月马上背起《内经》来：饮入于胃，游溢精气，上输于脾，脾气散精，上归于肺，通调水道，下输膀胱……

爷爷说，没错，肺为水之上源，如天空；膀胱是水之下游，如大海。这天空中污浊了，必定要降本流末，浊阴下走，所以纷纷归入膀胱、肠道，排出体外，这样浊降清升，肺部就可以恢复往日的清朗。

小指月笑笑说，爷爷，我知道这肺部痰浊痈脓怎么排走了，一条路径是通过肺与大肠相表里，排肠毒就可以排肺脏毒，就像三子养亲汤治疗老慢支、高年哮喘、痰浊阻肺一样。通过苏子、白芥子把痰浊化散降下来，再利用莱菔子，把这些痰浊从肠道里面排出去。爷爷又说，那另外一条路径呢？

小指月说，是通过肺与膀胱相别通，排膀胱浊水，可以把肺部瘀热脓浊带走。就像爷爷常用千金苇茎汤加鱼腥草之品，治疗肺中热痈一样。这苇茎既善清肺，也善利膀胱，里面还有桃仁、薏苡仁、冬瓜仁，合起来善于把肺热从下面膀胱导出来，通过洁净府、利水道的方式，让肺变得清洁。

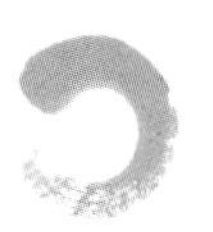

爷爷点点头说，鱼腥草为什么还有利尿通淋的功用呢？《分类草药性》记载，鱼腥草主五淋，消水肿，又善治小便淋沥涩痛。这就告诉你身上的热邪痈脓虽然在高高的肺，最后却要上病下取，从膀胱、肠道二便通利出去，这样才能降本流末而生万物，周身脏腑组织才会富有生机。

小指月说，我明白了，爷爷，用鱼腥草治浊阴在肺，还是要遵循一个浊降清升之道，难怪爷爷常建议城市的人们偶尔吃点凉拌鱼腥草，可以洗洗肺，清清胸膈。

爷爷说，毕竟鱼腥草偏于凉利，所以虚寒之人应该慎用。

然后小指月在小笔记本中记道：

龚士澄经验：鱼腥草能上清肺热痰浊，下利膀胱水停，并清肠道湿热。如痰浊热毒郁肺咳嗽，又尿频、尿急、尿涩痛，小腹胀满，须重用本品以清上利下，一物兼擅二长；对湿热为因的泻利痢疾，单用本品 30 克或用 15 克配方，均效。

对贫困之人患肺痈，咳嗽气逆，喘息，胸胀且闷，咳吐脓痰腥臭，窘于无力购药者，即令采鲜鱼腥草（凡阴湿地处均有生长），捣烂绞汁，每次 50 毫升，兑陈芥菜卤汁 10 毫升，炖温顿服，每日 2 次。在成脓初期用之，非常有效。若冬无鲜草时，以干品 30 克煎汤代汁。肺痈病人服鲜鱼腥草，不觉其腥。

◎鱼腥草拾珍

龚士澄经验

婴幼儿感冒，咳嗽，多涕，鼻息不利，对难以给药者，龚氏喜用鱼腥草 30 克，置罐内，加水文火煎沸，让药气溢出，患儿闻吸，有较好的治疗作用。每次煎熏 1 小时，一日数次。

指月按：往往感冒咳嗽痰黄浊者，一味鱼腥草施之，能洗涤肺部浊阴，其效甚佳，也可以内服。不过鱼腥草若用于内服，以鲜草绞汁效果佳。如果煎汤也应该后下，因为煎煮太久，药效便会减少。

徐元庚经验

徐氏十余年来运用鱼腥草洗剂治疗各类肛门病 500 余例，获得了满意疗效。方法：鱼腥草 30 克，马齿苋 30 克，贯众 15 克，枳壳 15 克。上药煎汤 2000～3000 毫升，趁热熏蒸患处，待温热适宜时倒入盆中坐浴，为时 20～30 分钟。每日 1 剂，早、晚各煎 1 次，每日熏洗 2 次。①用于炎性外痔：肛门疼痛，行走不便，具有红肿热痛的感染病变，肛查局部明显红肿，宜上方加蒲公英 20 克，连翘 15 克。②用于血栓外痔：静脉丛破裂出血形成血瘀块，于上方加芒硝 20 克。③用于嵌顿性内痔：肛门疼痛，黏膜水肿，致尿潴留，用上方加大黄 15 克，苏木 15 克。④用于肛门湿疹：局部瘙痒，皮损潮红，宜用上方加苦参 20 克，蛇床子 20 克。⑤用于肛门术后水肿：于上方加萹蓄 20 克，明矾 20 克。

指月按：肺与大肠相表里，鱼腥草能治肺痈，马齿苋善疗肠痈，而肛门是五脏六腑用来排浊的地方。《内经》云：魄门亦为五脏使。当脏毒出腑不畅时，肛周就容易出现炎症、肿胀、痔疮，鱼腥草配马齿苋，能从上往下排脏毒，所以此汤方可以熏蒸，亦可以内服。

32、金荞麦

◎净肠草，金荞麦

孟诜曰，金荞麦实肠胃，益力气，续精神，能炼五脏滓秽。

疳积的小孩非常多。有个孩子，严重疳积，消瘦，半年多没有什么胃口，肚子经常胀痛，稍微吃点东西就不舒服。

爷爷说，这是疳积在腹中，积不去，新不生，要用一味能够磨化五脏六腑渣滓积滞之物的药。小指月说，用焦三仙怎么样？

爷爷摇摇头说，消普通食积可以，但消顽固疳积化热则不可。

小指月又说，那鸡内金怎么样？爷爷说，鸡内金化积热力量还嫌不够。

小指月又说，那保和丸呢？爷爷说，保和丸对于普通食积有效，但顽固疳积还是不行。

小指月就想不到了。爷爷说，一味金荞麦。

小指月说，金荞麦不是治肺痈肺热的吗，也能消肠道积滞？爷爷说，正因为金荞麦善消肠道积滞，肺与大肠相表里，肺痈也要靠下面大肠来排。

小指月马上翻开《本草纲目》，果然记载金荞麦善降气宽肠，磨积滞。

爷爷说，《植物名实图考》谓金荞麦性能消积，俗称净肠草。一般植物的俗名最能体现它的功用。这金荞麦号称净肠草，一定有它过人的清理肠道本领。《食物本草》中说金荞麦能炼五脏滓秽，俗言一年沉积在胃肠者，食之亦消去也。

小指月说，这么厉害，顽固疳积，陈年累月的，也可以消磨殆尽。

于是给这孩子用了几天的金荞麦，居然排泄出大量黑色燥屎，从此胃口大开，身体长肉，气色转为红润。然后小指月在小笔记本中记道：

《简便方》记载，肚腹微微作痛即泻，泻亦不多，日夜数行者，用荞麦面一味

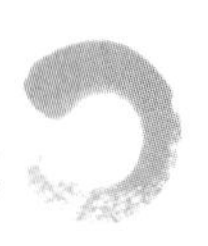

做饭，连食三四次即愈。余壮年患此两月，瘦怯尤甚，用消食化气药俱不效。一僧授此而愈，转用皆效，此可证其炼积滞之功矣。

◎一味金荞麦治肺脓肿

有个长了肺脓肿的病人，医院检查说，不动手术，命不久矣。但这人不要说是手术费，连吃药的钱都拿不出来。这该怎么办呢？天天咳吐脓血，还发热，眼见着日渐消瘦，没什么希望了。他抱着试一试的心态，找到竹篱茅舍。

爷爷就叫他去采一种叫金荞麦的草药，第一次叫指月带他去，第二次就让他自己去，指月也以为这不过是尽尽人事而已，也不报什么希望。这病人也觉得单味草药怎么可能治好自己的病呢，会不会老先生也没有办法，借这一味草药来推诿他呢？想到这里病人更郁闷了，但不花钱，又可以吃到药，还有几分治病的希望，那也只有吃了看看。

一个月后，这病人来到竹篱茅舍，对爷爷千恩万谢说，救命之恩，功同再生，无以为报。原来这病人天天熬金荞麦喝，咳的脓浊越来越清，越来越少，人也越来越有劲，烧很快就退了。所以他信心大增，一连吃了将近一个月的草药，再去医院检查，医院都怀疑以前是不是误诊了。

小指月便奇怪地问，爷爷，金荞麦不是健脾消积、化肠道食滞的药吗？怎么治起肺脓肿效果也这么好啊？爷爷笑笑说，这一味金荞麦治肺脓肿可是不传之秘。

然后爷爷跟小指月讲这金荞麦的故事。原来金荞麦俗称“野荞麦”，又叫“铁脚将军草”。20 世纪三四十年代曾以该秘方治愈了成千上万例发热、肺脓肿、慢性气管炎、肠炎痢疾等疾病的病人。持方人始终恪守授方人——某道人“此方可救命治病，不得外传”的嘱托，凭该方“金荞麦”成为独有奇术的著名中医。

后来这金荞麦治疗肺脓肿、呼吸道感染、肠炎痢疾等疾病确有神奇疗效，为了能够让更多的病人受益，他便把此方捐给国家，并且研制出中成药金荞麦片。

33、红藤

◎肠痛要药红藤

《浙江民间常用草药》记载，治肠胃炎腹痛，大血藤三至五钱，水煎服。治急、慢性阑尾炎，阑尾脓肿，红藤二两，紫花地丁一两，或败酱草一两，水煎服。

有个慢性阑尾炎的病人，经常右下腹隐痛。他自己看到药书里说，败酱草是治肠痈的要药，便采新鲜的败酱草煎汤喝。腹痛虽然缓解了，但隐隐还有一些胀满，再吃还是胀满绵绵。他不知道是为什么，便问爷爷。

爷爷说，败酱草属于寒凉之品，你这慢性阑尾炎和急性的不一样。急性热毒壅甚，用败酱草清热排脓、导浊下行是有效果的。一旦转为绵绵胀痛、闷痛的慢性阑尾炎后，大都体质偏虚，气血无力，正虚难以运药。所以药物虽好，也未必能够在体内得心应手地走动。这病人说，那该怎么办呢?

爷爷说，你可以加上另一味肠痈要药——红藤。这病人说，不都是治肠痈的要药吗? 它们有什么区别吗?

爷爷说，这红藤和败酱草最大的不同，在于它善于活血，能入血分，把深部脓肿或慢性脓疮疏通开，这一点是一般清热解毒药所不能及的。你腹中那团瘀滞，如果只用清热，不用行气活血，未必能够把浊热清刷干净。就像只用水去冲洗碗，不用刷子刷一下，碗中的垢积未必能彻底除净。

这病人还挺有悟性的，他说，老先生的比喻我有点明白了。你是说这败酱草仅仅只是冲刷肠道管内的表面脓浊，它还留伏有一些深部的瘀滞，这时红藤就像钢刷一样，善于走筋窜骨，进入血分，把深部的瘀滞刮刷后排下来。

爷爷点点头说，你可以这么理解。这病人听后高兴地回去了，在败酱草的基础上，加二两的红藤，用水煎服。想不到连服 3 剂后，不仅疼痛没了，连胀满隐隐不适感也消除了，大肠清空，非常舒适。小指月说，爷爷，这红藤太厉害了。

爷爷笑笑说，红藤，又叫大血藤。它是一条长长的藤，像不像肠管、血管? 它除了排肠浊外，还能够活血化瘀，甚至消肿止痛，这可是一般清热解毒药远远所不能及的啊。各类阑尾炎腹痛，有脓血，既有瘀血，也有热毒，还有大便不畅。清热药未必能通大便、活血化瘀，活血化瘀药一般很少能清热解毒又能通便，通便的药，一般又没有活血化瘀的作用，而这活血化瘀、清热解毒、通便排浊三大功能居然同时集中在红藤身上，所以这红藤不愧是治肠痈的要药。

然后小指月在小笔记本中记道：

《景岳全书》记载，凡肠痈生于小肚角，微肿而小腹隐痛不止者是。若毒气不散，渐大内攻而溃，则成大患。先用红藤一两许，以好酒二碗，煎一碗，午前一服，醉卧之。午后用紫花地丁一两许，亦如前煎服，服后痛必渐止为效。然后以当归五钱，蝉蜕、僵蚕各二钱，天龙（蜈蚣）、大黄各一钱，石蝎虬五钱（此草药也），老蜘蛛二个（捉放新瓦上，以酒盅盖定，外用火煅干存性），共为末，每空心用酒调送一钱许，日逐渐服自消。

◎伤科药酒的不传之秘

《本草图经》记载，红藤攻血，治血块。

《简易草药》记载，红藤治筋骨疼痛，追风，健腰膝，壮阳事。

有个民间伤科专家，他用手法复位接骨治好的骨伤不计其数。有些车祸后严重的粉碎性骨折，没办法只有送到医院做手术。如果是平常的骨折，手法就可以复位，然后带些药酒回去，外敷内服，再注意休息，很快就好了。他家中视此药酒为不传之秘。

今天爷爷说，指月啊，你想不想知道这伤科药酒的不传之秘？小指月说，当然想了，什么药酒有这么好的效果。

爷爷说，如果说穿了，那就分文不值。小指月说，是什么呢？

爷爷说，就是用黄酒浸泡红藤，专治各类跌打损伤瘀肿，甚至还可以治疗各类风湿痹证。小指月有些不解地说，爷爷，只听闻红藤治肠痈最妙，怎么这红藤还可以治跌打损伤瘀滞，而且效果还这么好，不敢想象？

爷爷说，刚开始我也猜不到，后来有一次我帮他的一个家人治好了顽固性脑瘤头痛，用的就是大剂量的土茯苓。当我把这个经验告诉他时，他就坦诚相待，把他家中历代伤科的不传之秘——红藤药酒告诉了我。

小指月说，原来爷爷是这么得到这个秘方的啊！爷爷说，说是秘方，如果不把里面的道理讲破，告诉你你也用不好；把里面的道理讲破，你即使不知道这个秘方，也能够组配出跟这个秘方有得一拼的跌打损伤药酒方。

小指月说，这里头有什么道道啊？我想不出。爷爷笑笑说，指月，你听好，你试着把顽固的跌打损伤当成肠痈来看待。我就说到这里，你回去好好参究吧。

小指月还没听清楚爷爷说什么，爷爷就说完了。什么？跌打损伤当作肠痈来看，要把这跌打损伤当成阑尾炎那样来治，这是什么思路呢？天马行空，好像风马牛不相及的两类疾病啊！

小指月马上到书房里去，思考着肠痈的机制，他先要把这肠痈的机制搞清楚。所以就查阅了张仲景治疗肠痈的名方——大黄牡丹皮汤，虽然只有五味药，大黄、芒硝、桃仁、牡丹皮、冬瓜仁，里面居然分为三大理法。

第一，冬瓜仁能够清解热毒，肠痈局部发热，肯定有一派热毒在那里，如果不用点清热解毒的药，不可能把这局部的炎肿给消下去，这点是肯定的。

第二，桃仁和牡丹皮这两味药是活血化瘀的。这肠痈说穿了，就是气血凝聚

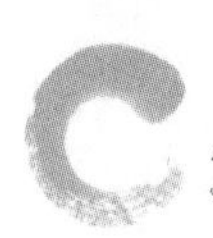

在局部不通。痈者壅也，就像交通拥堵一样，它不拥堵时，车辆畅行，一点也不烦热，一旦交通堵塞，局部马上化热，大家都知道，交通堵塞，急躁烦热。所以治疗烦热，只是在车子里开空调，饮冰水，不把交通拥堵理顺，照样烦热不已。就像治疗肠道气血凝聚壅塞发热，只是用冬瓜仁或败酱草之类的药清其热毒，而不用一些活血化瘀之品，打通局部气滞血瘀，这热肿还会源源不断生出来。所以治肠痈，不用活血化瘀、疏通经脉之品，就不可能把这壅堵之象解开。

第三，大黄、芒硝，就是一承气汤的思路，专门通肠排浊的。热清了，局部瘀肿化散开了，剩下的这些病理产物就应该交给肠道，提高肠道排泄的功能，像清扫房间垃圾一样，把这些浊阴排出下窍去，所以治肠痈少不了给邪以出路的通下之品。

小指月想到这里，好像有些眉目了，红藤这三方面都符合，把肠痈的病因病机、治理思路都容纳进去了，一味红藤堪称是天然的大黄牡丹皮汤。因为它既能清热解毒，还可以活血化瘀止痛，更可以通肠排浊，真是难得的肠痈妙品。

可爷爷为什么会说，把顽固的跌打瘀肿当成肠痈来看呢？

这时小指月又开始分析骨伤瘀肿了。首先，局部乌青的肿包，用手摸上去热乎乎的，这局部发热得让它清凉下来啊。其次，骨伤局部瘀肿就是气滞血瘀之象，所以不通则痛，才那么疼痛难受。不把局部瘀肿打通疏理开，这疼痛怎么能减轻，这瘀肿怎么能消散，这身体怎么能恢复？再次，这些瘀肿病理产物不可能通过手术完全清除，还得靠体内化解吸收，再通过血液运行，借助肠道来排出体外。所以跌打损伤的汤方里都需要通肠泻浊之品。

这样一想，小指月豁然开朗，微微一笑，我明白了，我明白了。这时小指月明白了红藤酒治跌打损伤，甚至治阑尾炎的真正机制，他觉得一下子洞悉了古代治伤科的所有名方。比如复元活血汤里头无非就是清热解毒、活血化瘀和通肠降浊。所用的药物不过就是在这几大法里头变化而已。

然后小指月笑笑说，跌打损伤局部瘀肿就是阑尾炎局部瘀肿。它们疾病完全不同，一内伤一外伤，但病理机制、治法思路却在源头上相同，都必须遵循气血脏腑辨证，都要让热毒降下来，气血疏通，加强六腑排浊的功能，所以这一味红藤都能够管住。《内经》说，智者察同，愚者察异。我好像更明白这句话了。

跌打损伤就是肠痈、阑尾炎，如果谁听到这句话，那他一定会笑话说这句话的人肯定是个傻瓜。这种话连小孩都知道是错的，为什么你一个经多世事、学识丰富、还是专业医者的人会说出这句话呢？这里头的道理只有明心者能体会到。

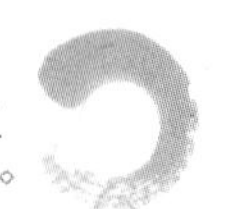

爷爷见小指月说出这样的话来，便笑笑说，医者意也，可以意会，不可以言传，以后千万别跟人家说是爷爷教你这样讲的哦，爷爷可从来没教你这样说过。这时爷孙俩再次相视哈哈大笑。然后小指月在小笔记本中记道：

《湖南中草药手册》记载，治风湿筋骨疼痛、经闭、腰痛，大血藤一两，水煎服。

治跌打损伤，大血藤、骨碎补各适量，共捣烂，敷伤处。

34. 败酱草

◎败酱草治腹痛痢疾

《现代实用中药》记载，败酱草治肠炎下痢。

《闽东本草》记载，治赤白痢疾，鲜败酱草二两，冰糖五钱，开水炖服。

一人拉肚子，赤白相间，臭秽稀烂如腐败豆酱。爷爷叫他采二两新鲜败酱草，煎汤的时候再加进冰糖调服，喝了一次就好了。

小指月说，为什么用败酱草呢？爷爷说，败酱草，顾名思义，其草气如败豆酱，有一股陈腐气，陈腐败酱者，皆浊阴之味。夫浊阴者，善于出下窍。

小指月说，我明白了，这赤白痢疾排食物残渣未消化，非常臭秽，应该通因通用。所以爷爷用单味败酱草清肠止痢，排脓散瘀。可我不明白为什么还要加冰糖呢？这败酱草不难喝，而且病人又不是小孩。

爷爷说，甘能缓急，病人有腹痛，可以急食甘以缓之。小指月笑笑说，我明白了，难怪爷爷说，顽固抽筋的时候，在芍药甘草汤里加点糖，甜甜的，效果更快，本身炙甘草也带甘甜，就是取它缓急止痛的作用。这样就能达到行滞通肠、缓急止痛的效果。随后小指月在小笔记本中记道：

《本草正义》记载，败酱草有陈腐气，故以败酱得名，能清热泄结，利水消肿，破瘀排脓。宜用以实热之体。

◎产后血滞，败酱可下

《卫生易简方》记载，治疗产后腹痛如锥刺，败酱草五两，水四升，煮二升，每服三合，日三服。

有个产后腰痛的病人，痛得腰都不能转摇，尺脉滑数。爷爷便用四物败酱汤，一剂知，二剂已。又有一例产后腹痛如刺的病人，尺脉虚数。爷爷一样用四物败酱汤，也是一剂知，二剂已。

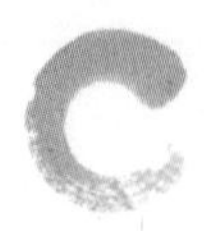

小指月说，爷爷，俩人不同病，脉象也有异，怎么都用同一方子治好了？爷爷说，虽然病象不同，但产后的特点却是一致的。这两个妇人都是产后恶露，排不干净，用这四物败酱汤可以帮助恶血排出。

小指月说，这败酱草不是偏于走肠道吗？偏于走气分吗？爷爷说，这就是加四物汤的道理，有四物汤照顾产后血虚，带入血分，用败酱草把血分瘀浊因势利导从下窍出，这样浊降清升，所以腰痛愈，腹痛除。

小指月说，我明白了，这都是产后恶血排不干净引起的腹痛或腰痛，只要把恶血排干净，腹痛、腰痛都会好转。爷爷说，没错，有些还产后头痛、腰背痛的，只要恶露排不干净，一样可以借助败酱草引领浊阴下行。在四物汤的带领下，可以把血分瘀滞带往下面排出体外，这样头痛、背痛也都可以得到治疗。

小指月说，看来败酱草应该把它当成下体内败浊之药来看啊，这样用途就广泛了。这时爷爷引《本草正义》说，用败酱草，唯产后诸痛，当以瘀露作痛为宜。可见败酱草不仅下肠痈败浊，为肺痈、肠痈妙药，更善于下子宫中恶露败血。凡周身中败浊之气，善于用药配伍之，皆能下。

小指月说，为何这败酱草能够有如此本事，把脓浊都败下呢？爷爷又引《药性论》说，败酱草治毒风顽痹，主破多年瘀血，能化脓为水，又主产后诸病。

随后小指月在小笔记本中写道：

《外台秘要》记载，治产后恶露七八日不止，败酱草、当归各六分，续断、芍药各八分，川芎、竹茹各四分，生地黄（炒）十二分。水二升，煮取八合，空心服。

《广济方》记载，治疗产后腰痛，乃气血流入腰腿，痛不可转者，败酱草、当归各八分，川芎、芍药、桂心各六分。水二升，煮八合，分二服。忌葱。

◎败酱草拾珍

龚士澄经验

败酱草辛散行血，对血滞所致的胸腹腰胁疼痛，痛处不移者，龚氏惯用败酱草 10 克以上，加入四逆散中，其痛即可缓解。对产后恶露停滞，腹痛如锥刺者，用败酱草、炒白芍、全当归各 10 克，甘草 8 克（或当归芍药散配合败酱草，能把血水浊阴往下降），以行瘀和血缓急，可较快缓解剧痛。

指月按：胸腹气滞，血水就会堵塞，瘀腐化浊，就如败酱一般，这就是各类炎症、水肿、脓疮的来由。所以用四逆散解开气滞，用败酱草败下浊阴，故胸腹气滞血瘀、浊阴挡道疼痛可解。至于产后气血瘀滞或各类盆腔炎、附件炎、宫颈

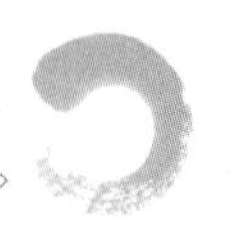

炎等妇科炎症，在用行气活血的同时，佐以败酱草，能把气血瘀久化浊热的病机解开。这样气通血和，败浊得下，身体自安。

沈仲理经验 经行腹痛善用败酱草止痛

如属热因痛经，多因肝郁气滞，郁而化火化热，以致火郁血热，阻于冲任二脉而作痛。实证者，多见经前或经期少腹胀痛，伴有乳房胀痛或乳头痛，苔薄，脉沉弦。治以和血疏肝、理气止痛法。采用逍遥散合金铃子散加败酱草。虚证者，多见经行腹痛绵绵或经后腹痛不止，舌质暗红，脉弦细带数。治以养血疏肝、清热止痛。采用红酱金灵四物汤，药用四物汤加红藤、败酱草、川楝子、五灵脂、乳香、没药等。

指月按：败浊不去，腹痛难解。一味败酱草乃去败浊、止疼痛要药。李时珍说，败酱草治血气心腹痛，古方妇人科皆用之，乃易得之物，而后人不知用，盖未遇识者耳。可见败酱草善于败妇科炎症，引诸毒下行。这样再配红藤之清热消肿，五灵脂之散瘀止痛，用于治疗热因痛经，有明显的疗效。或者用少腹逐瘀汤配合败酱草、蒲公英或鱼腥草，能治疗各类慢性盆腔炎、宫颈炎。久病多瘀，瘀久化热。少腹逐瘀，败酱去热，故曰，逐瘀下行不上扰，各类炎症皆可消。

郝现军经验

用生败酱草治疗慢性胃炎，收到满意疗效。方法：取生青败酱草放入清水中洗净，再用凉开水洗一遍，盛入盘中食用，每次30克，每日3次，一般连续食用5天，可获痊愈。曾治某女，40岁，患慢性胃炎10余年；某男，38岁，患慢性胃炎8年，均服用败酱草获愈，随访2年未发。

指月按：慢性浅表性胃炎，其痛多在食后发作，且稍食即胀，不能多吃，这是浊阴不降。气病日久，痛处固定不移，郁久又会化热，故胃脘部多有烧灼感。这时用一味败酱草，既能降胃，也可以引郁热腐热下行。但要注意胃病三分治，七分养，唯有长期饮食不过饱，不吃难消化之物，胃病才能真正康复。

杨德明经验

杨氏在多年的临床实践中，发现败酱草有降低神经系统兴奋性的作用，善治神经衰弱。取败酱草300克，加水1500毫升，文火煎至600毫升，上、下午各服1次，每次50毫升，晚上睡前服150毫升，7天为1个疗程。观察86例，均在服药后当天有效，3个疗程后症状消失。随访1年，均未复发。

刘某，男，37岁。1999年10月15日初诊。5年前起经常失眠多梦，头痛，眩晕眼花，时有头胀耳鸣，烦躁易怒，记忆力减退，不能正常上班。经神经科检查，诊为神经衰弱。用精乌冲剂、地西泮等药治疗，无明显改善，来我处就诊。用上法治疗，3个疗程后症状消失。1年后随访，病情稳定。

指月按：《内经》云：头痛耳鸣，九窍不利，肠胃之所生也。如果用一种现代的说法，就是头部一派烦躁热扰，信息场紊乱，这是由于肠胃通降功能不好，浊阴不下行，才向上干扰，所以胃口不好，睡眠欠佳。这时专用败酱草，但见脉弦硬有热者，用之大败肠中浊阴出下窍，头脑自然清爽，睡眠变好，精神放松，呼吸舒坦。最主要是败酱草或蒲公英之品，皆平和之药，大剂重用，一般对证都能显效，又不伤胃，真良药也。

朱彤经验

对于输卵管不通（除外先天因素）者常用败酱草配合入复方中应用，而对一般输卵管通而不畅者多以单味败酱草取效。刘某，女，27岁。2000年6月5日因婚后3年未孕就诊。女方双侧输卵管通而不畅，舌暗红，苔根部薄黄，脉弦细涩。由气滞血瘀、湿热下注所致。考虑到其经济状况，嘱购败酱草400克，每取40克，加水600毫升，水煎2次，煎至300毫升，兑红糖两汤匙，每日分2次服。后让其自行采集败酱草，用100克鲜品煎汤服如前法。经治3个月余，妇科通液术显示，双侧输卵管通畅。又1个月后妊娠，足月顺产一子。

指月按：人体浊阴容易阻塞管窍，特别是下焦最容易因为瘀浊阻滞管道，而败酱草以其独特的气味，能够畅通管道，排降败浊，管道通畅，气血调和，就容易助孕种子。

路飚医师对中医杂志2002年第3期和第12期刊载的“穿山甲用于治疗不孕症”及“败酱草治疗输卵管不畅”进行了临床验证。

李某，女，29岁。检查显示双侧输卵管粘连，西医诊断为继发性不孕，采取X线下输卵管通液术2次无效。处方：炮穿山甲6克（碾粉），先煎30分钟后，加败酱草50克，共煎20分钟，每日1剂，煎2次合并，分2次服用，连用7天，然后单用败酱草50克，月经期不停药。嘱其避免过度劳累，注意休息，房事有度。后足月顺产一婴。

王某，女，30岁，已婚，因继发性不孕就诊。结婚7年，婚后2年进行过3次人工流产术，因宫外孕施行过宫腔手术，术后施行过输卵管通液术5次，西药抗炎治疗无效，双侧输卵管粘连无改善，请求中医治疗。处方：炮穿山甲6克（碾粉），败酱草50克，煎2次合并后分2次服，服7剂后单用败酱草50克，每日服2次，月经期不停药，同时嘱其避免过度劳累，注意休息，房事有度。病人遵用

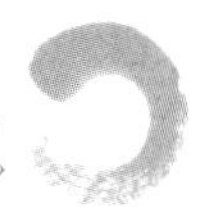

该法服药60天左右，告已停经35天，妊娠试验阳性，B超下显示妊娠囊置于子宫腔内，后足月剖宫产下一健康婴儿。

指月按：堵塞不通者，穿山甲可通之；浊阴粘连不去者，败酱草可引浊阴下行。两味药，一个活血通经，一个消痈排脓，这样粘连的输卵管随之而通，停滞的败浊之物因之而下，瘀去新生，卵管畅通，便有助于受孕。当然穿山甲可以用皂角刺、穿破石或红藤、白芷来代替，取它通透排浊之意。

35、射干、山豆根、马勃

◎喉痹咽痛要药——射干

《本草纲目》记载，射干能降火，故治喉痹咽痛为要药。

《神农本草经》记载，射干主咳逆上气，喉痹咽痛，不得消息，散结气，腹中邪逆，食饮大热。

有个病人，连吃了几天油炸之物后，咽喉居然发不出声音，疼痛难忍。

爷爷说，到野外采一把射干来煎汤，加点蜂蜜喝，结果喝一次就好了。

原来这一味射干乃治喉痹咽痛要药，《圣济总录》称之为单味射干汤。

小指月说，爷爷，这射干喝到肚子里，就跑到肠胃去了，它怎么能够成为治咽喉痹痛的要药呢？爷爷说，想知道这射干归啥经，怎么走，你自己去尝尝。

然后小指月特地去挖了一棵射干，洗干净后，把这射干的根放在嘴里大嚼起来。药汁吞进胃里，最奇怪的是半个下午咽喉还是清凉的，在咽喉部迟迟不散，以前吃其他药咽喉没有感觉。这射干好像专门射向咽喉，难怪古人把射干作为咽喉特殊的引药，治疗喉中闭塞不通或咽喉肿痛。

随后小指月在小笔记本中写道：

《圣济总录》记载，射干汤治喉痹，射干细锉，每服五钱匕，水一盏半，煎至八分，去滓，入蜜少许，旋旋服。

《袖珍方》记载，治咽喉肿痛，射干花根、山豆根阴干为末，吹喉。

《福建民间草药》记载，治腮腺炎，射干鲜根三至五钱，酌加水煎，饭后服，日服两次。

◎咽喉肿痛第一要药——山豆根

《本草图经》记载，山豆根八月采根用，今人寸截，含以解咽喉肿痛，极妙。

《永类钤方》记载，喉中发痈，用山豆根磨醋噙之，追涎即愈，势重不能言者，频以鸡翎扫入喉中，引涎出。

有个病人因为工作繁忙连续加班一周，天天熬夜，熬夜过后又泡方便面作为夜宵，然后咽喉肿痛，干燥难忍，饮水不解，说话声音都是沙哑的。

小指月说，爷爷，这用一味射干就不行了，这个脉象不是单纯的肺脉上亢，他还伴有左尺肾阴不足，这应该是长期熬夜所致，所以在降肺炎火热的同时，还得滋肾阴，令金水相生，咽痛自愈。

小指月说，令肺肾金水相生，能治咽痛的方子，应该是玄麦甘桔汤，玄参、麦冬、甘草、桔梗四味药，专门养阴生水，降金清肺。

爷爷又说，没错，不过还要加一味专治热毒咽炎第一要药。小指月说，我知道，就是山豆根，山豆根是解咽喉肿痛第一要药。

于是小指月便写上 10 克的山豆根。爷爷说，山豆根不能用太大剂量，这个药很苦，苦到脾胃虚的人一喝进去就想呕吐，而且也有点小毒，所以山豆根治一般咽喉肿痛，用到 3 克就行了。

小指月点点头，这病人吃了后，果然咽痛消失，声音清爽。

小指月不相信这山豆根真那么厉害，于是他就搞了 10 克熬水喝，想不到药汤才刚入口，苦得他直皱眉，随后就吐出来了。这么苦的药，看来以后不是热毒亢盛，不要轻易使用啊！爷爷笑笑说，正因为极苦，所以古人就搞一小寸，含在嘴里，咽喉肿痛很快就减轻了。随后小指月在小笔记本中写道：

《肘后备急方》记载，治齿痛，山豆根一片，含于痛处。

《本草汇言》记载，山豆根苦寒清肃，得降下之令，善除肺胃郁热，凡一切暴感热疾，凉而解毒，表里上下，无不宜之。

《本草求真》记载，山豆根，大苦大寒。功专泻心保肺及降阴经火逆，解咽喉肿痛第一要药。缘少阴之脉上循咽喉，咽喉虽处肺上，而肺逼近于心。故凡咽喉肿痛，多因心火夹其相火交炽，以致逼迫不宁耳！治当用此以降上逆之邪，俾火自上达下，而心气因尔以除。

◎长得像大灰包一样的马勃

《太平圣惠方》记载，治妊娠吐衄不止，马勃末，浓米饮服半钱。

《袖珍方》记载，治吐血，马屁包（马勃）为末，砂糖丸如弹子大，每服半丸，冷水下。

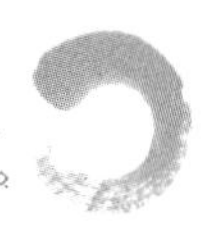

有个砍柴的孩子，他到山上砍柴，一不留神，小腿被柴刀割破，血流不止。这可咋办呢？四处又没人，如果等着走到山下，血都会流干。这时他看到身边有个大灰包长在地上，他也不管三七二十一，就拿起来往自己出血的地方按，奇怪，一按下去就止住血了，而且过了几天伤口就长好了。以后他就不管是手被刀割了，还是脚碰破了皮，只要出了血，就去找这大灰包，把这大灰包敷在上面，外伤出血很快就好了。这样山下的人都知道大灰包可以止血。于是大家便拿这大灰包来问爷爷，这是什么中药？

爷爷哈哈一笑说，这是马勃，长得像一个大灰包一样。一旦把它掰破，就有很多粉，这些粉撒敷在伤口上，血很快就止住了。

小指月又问，如果不是外伤出血，是流鼻血或咳吐血，属于内出血的管用吗？爷爷说，这马勃能够清热凉血，收敛止血，所以只要是血热妄行的吐血衄血，可以单用，也可以用马勃和糖一起制成丸子。

小指月又说，这马勃还是治咽痛的专药。爷爷说，没错，马勃非常轻，至轻者善于走上焦肺，肺与咽喉同系，所以《本草纲目》里说，马勃善于清肺热，止咳嗽，主喉痹、衄血、失音诸病。

小指月又说，爷爷，上次看你用马勃粉给病人当痱子粉用，扑在阴囊上，很快就把阴囊潮湿治好了，难道这马勃也有止湿水下注的功用？

爷爷说，没错，马勃就像干燥的粉剂，所以张锡纯说，马勃能够燥湿，以疗湿疮。陶弘景也说，马勃敷诸疮甚良。所以马勃也有一定收湿的效果，故阴囊潮湿可以用单味马勃粉来治。然后小指月在小笔记本中记道：

《太平圣惠方》记载，治咽喉肿痛，咽物不得，蛇蜕皮一条（烧令烟尽），马勃一分。上药细研为散，以绵裹一钱，含咽津。

《本草从新》记载，每见用寒凉药敷疮者，虽愈而热毒内攻，变生他病，为害不小，此药辛平而散，甚为稳妥。

36、青果

◎青龙白虎汤

有个农夫咽喉肿痛，又非常干渴。爷爷说，用什么汤方，既能够把津水送上肺咽去生津止渴，又可以把肺咽的肿毒浊火降到大肠来排泄而去？

小指月说，能够生津止渴，一定是酸甘之品，又能够治咽痛的，我看非青果

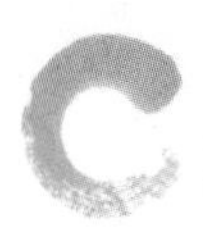

莫属！青果就是可以当果实吃的青橄榄，也是一味中药材。

爷爷点点说，青果，酸、甘、平，新鲜青果尝过后，口中生津，热毒减轻，但它向下降浊火的力量不够，得再加一味色白的，能够降肺经燥热归大肠之品，最好是平常瓜果蔬菜，这样容易得到，也不需花钱。

小指月说，我想到了，就是新鲜的白萝卜。平时咳喘、咽痛的病人，多吃点新鲜的白萝卜，咽喉、肺中气就会顺降，大便更通畅。这一味新鲜白萝卜，就是降肺炎浊火归大肠的妙品。

爷爷笑笑说，好，就用这个青果白萝卜汤，生津以降浊火治咽喉。小指月笑笑说，爷爷，我们干脆把它叫作青龙白虎汤，青果是青龙，白萝卜是白虎。

这么平常的蔬菜果实之品，这病人还有些怀疑，不过不花钱的试试又何妨呢。就用这两样煎水喝，咽喉干燥变成满口生津，咽喉肿痛，大便不通，也通通好了。

随后小指月在小笔记本中记道：

《王氏医案》记载，青龙白虎汤治时行风火咽痛，喉间红肿，用鲜青果、鲜莱菔（即鲜萝卜），水煎服。此方能消经络留滞之痰，解膏粱鱼面之毒，杜春季喉恙。此予自制方也。橄榄色青，清足厥阴内寄之火风，而靖其上腾之焰；莱菔（萝卜）色白，化手太阴外来之燥热，而肃其下行之气，合而为剂，消经络留滞之痰，解膏粱鱼面之毒，用以代茶，则龙驯虎伏，脏腑清和，岂但喉病之可免耶！且二味处处皆有，人人可服，物异功优，任久无弊，实能弥未形之患，勿以平淡而忽诸。

◎不用手也能采到青橄榄

正逢秋季，爷孙俩又到外面采药，青橄榄成熟了，很多果农都在采集青橄榄。

爷孙俩发现有几个人围在一棵橄榄树前面。这棵橄榄树很高大，根本不是普通人能爬上去的，而且橄榄树的枝条比较脆，即使爬上去后也不方便采摘，一不小心枝干折断，不死也重伤。所以每年采集橄榄时，大家都甚为忧愁。

果农跟大伙儿说，你们谁能帮我把这棵树的橄榄采下来，我分给他一半。大家都摇摇头，望着这棵高大的橄榄树而无奈。

爷爷笑笑说，让我来吧。这果农便劝说，老爷子，看你年事已高，可别为了这点橄榄把身体也赔掉啊！

小指月也觉得奇怪，爷爷从来没爬过树，他怎么采橄榄呢？这果农说，你用

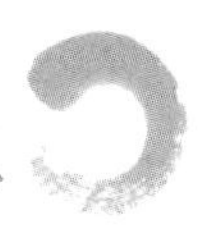

什么采橄榄呢？爷爷说，我不用手，不用脚，也不用身体。

众人都愣了，那你还能叫橄榄自己掉下来不成。爷爷说，我凭的是智慧，凭的是大脑。大家都很好奇。

爷爷笑笑说，你们在这地下铺满袋子，明天等着来捡橄榄吧！大伙儿看爷爷认真的样子，也没有多说，都想拭目以待。

第二天大家都带着好奇心来到橄榄树前，没有不啧啧称奇的，满树的橄榄都掉下来了，起码也有上千斤。这棵从来没有人能够采得完的橄榄树，想不到今年居然被采得这么彻底。

这果农兑现自己的诺言，高兴地说，老先生，算你厉害，这里一半的橄榄，你尽管拿去。爷爷笑着摇摇手说，用不了这么多，我们背一点回去做药就可以了。

然后爷孙俩就慢慢消失在众人对爷孙俩的议论声中。大家对竹篱茅舍的老先生不禁生起了几分敬佩，还感到几分神秘。

小指月笑笑说，爷爷，昨天你叫我回去，又用木钉子钉那橄榄树，又往那橄榄树的皮内塞些盐，这是怎么回事？为什么今天橄榄掉得这么干净？

爷爷笑笑说，你要用中医生长收藏的理论去解释就明白了。小指月一拍脑袋说，爷爷，你不提醒我还不知道，你一提醒我就明白了。

爷爷说，那你说来听听。小指月说，现在是深秋了，气都慢慢地往下收，一旦到冬天，气就彻底往地下封藏，树木到了冬天没有不落叶飘零的。春天属酸，夏天属苦，长夏属甘，秋天属辛，冬天属咸。爷爷用咸味提前造了一个冬天的场，这样盐入树内，行动静收藏之令，果实便纷纷掉落。

爷爷点点头说，没错，可还有一点，为什么要用木钉子钉树呢？小指月就有点想不明白了。

爷爷笑笑说，很多骨折病人，两三个月修复期间，都会不同程度地掉头发。还有很多手术病人，或者放化疗的，也会不同程度地掉头发，你能想通这道理吗？

小指月一拍脑袋说，爷爷，我明白了。人体骨伤后，气血要去自救，去修复伤口创口，发为血之余，没有多余气血往上供，头发自然纷纷脱落，动手术、放化疗的道理也是一样。爷孙俩相视哈哈大笑。

随后小指月在小笔记本中记道：

《岭表录异》记载，橄榄树，有野生者，子繁树峻，不可梯缘，但刻其根下方寸许，纳盐于其中，一夕，子皆自落。

《本草纲目》记载，青果，此果虽熟，其色亦青，故俗呼青果。青果树高，将熟时以木钉钉之，或纳盐少许于皮内，其实一夕自落，亦物理之妙也。其子生食甚佳，蜜渍盐藏皆可致远。

37、锦灯笼、金果榄

◎最便宜的喉痛散

有一家专门烧锅炉的工厂，天气一热，很多员工都会因为不同程度的咽喉热痛而没法上班。这老板就想这该怎么办，工厂又不能停工，所以找来竹篱茅舍，问爷爷有没有既便宜，最好不怎么花钱，又能防治工人们咽喉肿痛的妙方？

爷爷笑笑说，你们那锅炉厂，本身就是一派热火，火盛容易伤金，肺金与喉相连，所以咽喉容易肿痛。这老板说，那该怎么办呢？不能工厂关门啊。

爷爷说，有两个办法。这老板说，愿闻其详。

爷爷说，一个是把工厂里面的通风设备做好，如果空气能够内外对流，温度即使高，火也不容易往上发。这老板点头说，这个可以做到，我在厂房里多开几个大窗。

爷爷又说，第二个就是工作不要太赶，安全、健康第一，适当安排好工人的休息，不要长期没休没止地赶活，不断加班，这样铁打的人也会垮下来。

这老板点点头说，这方面我们做得确实不够，不仅休息少，还经常加班，因为工作实在是太紧了，订单也太多了。

爷爷说，磨刀不误砍柴工。一个不懂得休息的人，是不会真正懂得工作的，一个不能妥善安排休息的工厂，也很难真正发挥员工们的积极性。

这老板听后点点头说，我明白了，谢谢老先生的指点。

随后爷爷说，你工厂周围有很多灯笼草，你去采来晒干打成粉，再加点冰片，共同研成粉末，制成简验便廉的喉痛散，给那些咽喉痹痛、声音沙哑、红肿难耐的工人们发一点，往喉咙上面喷点就好多了。如果刚得咽炎，用一两次就好了。

这工厂老板就按照这种办法，配制了工厂独特的喉痛散，果然咽喉肿痛的工人们就少了大半。

◎整条消化道炎症热毒的要药——金果榄

《百草镜》记载，治咽喉一切症，金果榄一二钱，煎服。

治喉中疼烂，金果榄三钱，冰片一分，为末吹之。

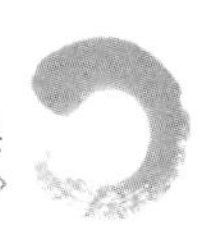

小指月一边捣着金果榄，一边蘸点药粉放嘴里一尝，马上皱眉了，怎么这么苦啊，跟黄连比起来，一点都不逊色啊！难怪金果榄俗称九牛胆、地苦胆、青牛胆，苦得都没法说了。

爷爷在那边说，怎么样啊，指月，金果榄捣好没有？小指月说，爷爷，没那么容易，这金果榄又硬又沉，比三七还难捣啊！

爷爷说，既苦，又沉重，你想到什么？小指月说，苦是降下泻火的，沉重又是下坠的，看来这金果榄能够从咽喉降到肛门去，把毒热给消了。

爷爷说，没错，世人一般只知道金果榄利咽消肿，这就小视了金果榄。《百草镜》记载，单用金果榄煎服，或者把金果榄和冰片共同打粉吹咽喉，可以迅速治好肺胃热甚的咽喉肿痛，所以后人一般只把金果榄当成喉科要药，殊不知它更是整条消化道炎症热毒的要药。小指月说，整条消化道从上往下的热毒都可以消。

爷爷说，没错，只要右脉亢盛数热，不管是上面的口腔溃疡、腮腺炎、急性咽炎、扁桃体炎，或者中间的食管炎、胃炎、乳腺炎，还是下面的肠炎、阑尾炎，这金果榄都可以以它极苦善降、质重速沉的个性，把热毒扫下去。唯独脾胃虚弱的人必须慎用。

小指月听后点点头，难怪现在爷爷叫自己把金果榄捣粉装胶囊，专治各类急性胃炎胃痛，一味金果榄真乃胃炎散也。

然后小指月在小笔记本中记道：

《新医药资料》记载，治疗口腔溃疡，金果榄磨醋，点敷溃疡面。

治疗小儿喘息型支气管炎，金果榄 9 克，水煎，分 2～3 次服。

《全国中草药新医疗法展览会资料选编·内科》记载，治疗胃痛，青牛胆（金果榄）切片晒干研粉，每次服 3 克，每日 3 次，儿童剂量减半。忌食生冷酸辣食物。

《全国中草药新医疗法展览会资料选编·外科》记载，治乳腺炎、阑尾炎、疔疮、急性及慢性扁桃体炎、口腔炎、腮腺炎、急性菌痢等，地苦胆（金果榄），每次 2～3 克，开水泡服。或研末，适量外敷。

38. 木蝴蝶

◎肝胃气痛咽喉不利用木蝴蝶

广州部队《常用中草药手册》记载，清肺热，利咽喉。治急慢性支气管炎、肺结核咳嗽、咽喉肿痛、扁桃体炎。

有位妇人平时性急，经常胃痛，一闻厨房里的油烟气，马上痒喉咳嗽，严重的时候连饭都吃不下，到医院也没有查出什么来，吃了些止咳化痰的药，也不见好转。

爷爷说，这是风热在肺，肺与咽喉同系。小指月说，为什么小小的风热壅遏在那里，就咳得这么厉害？

爷爷说，目容天地，纤尘可以失其明；心包太虚，一念可以塞其广；耳听八方，片言可以闭其声。

这妇人说，为什么我咽喉吹到风就痒咳？小指月说，咽喉乃气机出入之门户，稍有瘀滞，上下不得，升降失和，便咳嗽不止。

这妇人说，老先生，为什么这几个月都不好，一痒就咳？爷爷说，别那么着急，性子一急，就容易闭郁气机，变成咳嗽。咳嗽是身体在自救，想让气机顺一点，所以不能轻易地去止咳。

这妇人说，不能止咳，怎么治好咳嗽呢？爷爷说，指月啊，有没有一味药，善走肺部，质地轻飘，又能清理咽喉，治疗风热咳嗽，还可以疏理肝中气机，缓解紧张焦虑？

小指月大脑之中马上开始筛选。他想到前几天在药柜里看到的木蝴蝶，这木蝴蝶非常轻薄，就像纸片一样，抓一把就有很多张，人称千张纸。由于木蝴蝶是高大乔木的种子，但这种子像纸片一样，又像蝴蝶翅膀一样，一片片的，又叫木蝴蝶，其薄片居然透光，有些洁白，于是人们又通常称之为玉蝴蝶。

爷爷说，就用木蝴蝶试试。这妇人用酒送服了木蝴蝶焙干打成的粉后，咳嗽很快就消失了。而且原来经常胁肋痛，生气后乳房就胀、胃就痛的症状，她没有跟爷爷说，居然也治好了。就这轻轻薄薄的像纸片一样的药，居然有这么神奇的效果，真是不可思议。

爷爷说，调气机的药不需要多，就像开车把方向盘，不需要壮汉，一个弱女子微微旋转，就可以左转右转，得心应手。木蝴蝶善于把上焦胸肺的气机理顺，而且能清肺利咽，把咽喉中的浊阴消掉，咽喉没有浊阴刺激，也就不再作痒，咽喉只要不痒了，吹风也就不再咳嗽了。

小指月说，为什么她胁胀、胃痛也好转？爷爷说，用酒送服木蝴蝶粉，能够加强疏肝和胃的效果，肝胃调和，胸肺气机顺利，诸症便愈。

随后小指月在小笔记本中记道：

木蝴蝶可以治肺中风热咳嗽，能清肺利咽。木蝴蝶又可以治肝胃气痛，能够

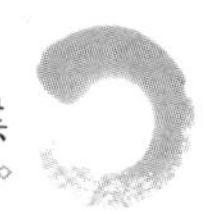

疏肝和胃，缓解胸胁胀满。

《本草纲目拾遗》记载，治心气痛，肝气痛，下部湿热。又项秋子云，凡痈毒不收口，以此贴之。

◎木蝴蝶拾珍

郑陶万经验 治疗扁平疣的一扫光秘方

先生认为本病的基本病机为湿热毒邪入血分搏于肌肤而变生。青年发病较多，尤以青春期前后少女多见，好发于颜面及手背。一扫光秘方可平疣还原貌。药用木蝴蝶30克，冰片5克，白酒500毫升。将药入白酒内浸泡7天，勿漏酒气，即可使用。使用本剂时，先将患处清洁后，取出木蝴蝶一片，撕开内心，在患处揉擦至有热感为度。若一片不够，再取之。每日3次。一般半个月即可见效，多数1个月可愈，最长疗程不超过3个月。经治疗数十例，无一例失败。

徐某，女，28岁。面颊两侧发米粒大小扁平褐色丘疹，稍隆起，灼热，时发痒已半年余。四川省皮肤病研究所确诊为扁平疣，治疗未愈，经使用一扫光秘方1个月，扁平疣全消，病人甚为欣喜。

指月按:《现代实用中药》谓木蝴蝶治湿热浸淫恶疮，痈疽不敛；酒能够通行血脉，以助药力，令皮肤发红发热，血液循环加快；冰片气味透发冲鼻，能够开孔窍，散积郁，在各类药酒方里，常用它打开肌表，令药力渗透进去。所以看似普通的药方，却能够清热除湿，活血化瘀，令肌表斑浊、疣体消退。

毛玉贤经验

常用补中益气汤加木蝴蝶30克治肺脾气虚遗尿者，每获良效。

何姓男孩，10岁。近两年余白昼尿失禁，夜晚遗尿，以致不能上学，注意力不能集中，食少神疲，尿黄少臭秽，舌尖红，苔薄白，脉弦滑。证属肺脾气虚，肝经郁热夹痰。治以补益脾肺、固摄小便兼涤痰清泻肝热。补中益气汤加减，潞党参10克，黄芪30克，白术15克，柴胡10克，当归10克，法半夏10克，陈皮10克，生姜3片，大枣12枚，木蝴蝶30克，栀子8克，白芍10克，煅龙骨、煅牡蛎各30克（先煎），炙甘草10克。服5剂后诸症减轻，昼日已无尿失禁，夜偶有遗尿。上方加泽泻10克继服。药后昼日尿已正常，10天来仅有一次遗尿，头仍眩晕，性急，舌尖红，脉弦细。上方去泽泻，加黄芩10克，珍珠母15克，桑螵蛸10克，为末，蜂蜜调服。2个月后饮食增加，诸症痊愈，已复学。随访近1年未复发。

指月按：木蝴蝶又叫千张纸，乃轻灵之品，能疏肝和胃，治疗气郁不舒的梅核气；又可以润肺利咽，治疗各类慢性咽炎；还能够敛疮生肌。利用它收敛之性，能提气上达，而止其遗尿。凡清阳能出上窍者，自然能够控制浊阴二便。若清窍失聪，为浊阴干扰，必定浑浑噩噩。所以补中益气汤配合木蝴蝶，有引清气上达、气化尿液之意。

39、白头翁

◎治热毒血痢——白头翁

味苦性温白头翁，主入心经与肾经。
温病发狂为主治，并消积聚与癥瘕。
瘿瘤瘰疬皆能散，鼻衄金疮亦可平。
阴疝痊兮偏肿愈，秃疮膻腥治亦能。
腹痛骨病牙痛止，红痢能将毒性清。
肠垢搜刮堪竭净，佐之以酒效尤灵。
……

小指月背着白头翁的诗，向爷爷请教，如何解读好这首诗。

爷爷打开《本草经疏》，指给小指月看：（白头翁）暑伏足阳明经，则发温疟；伏手阳明经，则病毒痢、滞下纯血；狂易鼻衄者，血热也；寒热者，血瘀也；癥瘕积聚，瘿气，靡不由血凝而成。积滞停留则腹痛，金疮血凉则痛自止。苦能下泄，辛能解散，寒能除热凉血，具诸功能，故悉主之，殆散热凉血行瘀之要药欤！这段文字基本上把白头翁的常见功用和机制梳理了一遍。

随后爷爷说，白头翁何以能治温疟寒热、齿痛、骨痛、鼻衄、秃疮、疝瘕等症？亦因邪结阳明，服此热解毒清，则肾不燥扰而骨固，胃不受邪而齿安，毒不上侵而止衄，热不内结而疝与瘕皆却，总皆清解热毒之力也。

小指月说，难怪药书里说，白头翁是热毒痢的特效之药，它的地位没有其他药物可以代替。爷爷说，张仲景治疗热痢下重，肛门灼热，用的正是白头翁汤，自此以后历代医家皆以白头翁治热毒血痢，疗效甚佳。

小指月说，是不是白头翁有很好的杀菌功能呢？可以治疗传染性的痢疾？

爷爷说，杀菌功能是附带的，它最重要的是帮助肠壁祛除垢积，《本草纲目拾遗》中提到白头翁能去肠垢，消积滞，这样肠壁垢积排尽，各类病菌就没法肆无

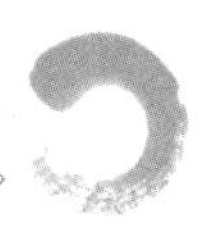

忌惮地生长作乱了。

小指月说，这就是肠垢搜刮堪竭净，热毒血痢皆可平啊！治热痢，取白头翁干品 15 克，或鲜品 30 克，水煎，调冰糖服，小儿减半，以愈为度。

随后小指月在小笔记本中记道：

《神农本草经》记载，主温疟狂易寒热，癥瘕积聚，瘿气，逐血止痛，金疮。

郝万山在《伤寒论讲稿》中说，白头翁汤是治疗湿热下利的一首名方。它由四味药组成，白头翁是治疗湿热下利的要药；黄连、黄柏清热燥湿，也是治疗热利的重要的药；秦皮苦寒入肝，有清湿热、凉血的功效；秦皮略有一点涩性。

我在临床用这个方子治疗湿热下利的时候，常常要加马齿苋。马齿苋也罢，蒲公英也罢，清热解毒，清热利湿，不伤胃。

我们查了一下关于白头翁汤临床应用的文献，有人用白头翁汤治疗目赤肿痛，有人用来治疗颈淋巴结核或颈淋巴结炎，有的用它来治疗急性乳腺炎，有人用它来治疗肋软骨炎，还有人用它来治疗带状疱疹，也有人用它治疗肝炎，还有人用它治疗泌尿系感染、急性盆腔炎、急性前列腺炎。这是对白头翁汤的临床扩展应用，这些证候没有一个是里急后重、便脓血的。它是通过什么途径、什么思路可以用于这些证候呢？这都是肝经或者肝脏的问题，这些部位都是肝经所过，肝经连目系，肝经过颈部，肝经布胸胁，肝经抵少腹、络阴器。这些病证，只要辨证属于肝经湿热的，都可以用白头翁汤来治疗。

这又是抓病机、扩大经方应用范围这个思路的临床应用。当然，治疗这些病证的时候，比方说目赤肿痛，急性结膜炎，那要适当地加上一些治疗眼科的专药；急性颈淋巴结炎，也要适当地加上一些软坚散结的药，要适当加减。这是我们临床常用的扩大古方使用范围的一种思路和方法，是非常值得我们学习的。

◎白头翁拾珍

张登如经验

①治背疮：取白头翁干品 15 克或鲜品 30 克，清水煎服，每日 1 剂。此法治愈背疮病人甚多。②治痢疾：取白头翁干品 15 克或鲜品 30 克，水煎，调冰糖服，治热痢，小儿酌减，以愈为度，治愈甚多。③治白带：白头翁性凉，能清热解毒，为治白带良药，每用白头翁干品 30 克或鲜品 60 克，同猪肾煮服，3～4 次即愈。

指月按：疮为阳明热毒所发者，可用白头翁；痢疾由于热痢下重者，亦可用白头翁；白带只要是肝肠湿热下注的，用白头翁极佳。

卢尚岭经验

郭某，男，成人。胸闷、憋气、心悸 2 年，情志不遂，愤怒时加重。舌红苔黄，脉弦。肠中积热，便不畅。以解郁清肠安神之法，用四逆散加白头翁、苦参等数诊得愈。

指月按：胸闷、心悸虽曰心脉受病，但肝脉弦结而急，怒后引发心悸，或大便不畅后心悸加重。此由肝胆气机不畅，肠腑内蕴郁热所致。《名医杂著》曰："凡心脏得病，必先调其肝肾二脏……肝气通则心气和，肝气滞则心气乏，此心病先求于肝，清其源也。"所以用四逆散解其肝郁，木能疏泄，则心得血气供养，然后配合白头翁、苦参清利膀胱、肠道之品，则邪有去路，心脏负担得减。肝气和，心脏有气血来源，肠气通，心脏浊阴有排泄出路。源清流畅，所以胸闷、心悸得愈。

曹国文经验

曹氏循古人"塞流"（止血）、"澄源"（清热）、"复旧"（补血）之大法，采用白头翁地榆炭煎剂治疗崩漏，效果显著。方法：白头翁 60 克，地榆炭 60 克，水煎沸约 15 分钟，过滤去渣，加入红糖 60 克，文火煎 3～5 分钟，以糖全部溶化为度，分 2 次口服。接受本方治疗时，停用其他止血药。18 例中，服 2 剂血止者 10 例，3 剂血止者 6 例，6 剂血止者 1 例，6 剂血未止者 1 例。

寿某，女，46 岁，干部。每次行经持续 10 余日，量多，用纸三四卷，已 3 年。1977 年曾因疑患子宫肌瘤而住院月余，后确诊为功能失调性子宫出血，用甲基睾丸素治疗，效不佳。出院后经多方治疗仍不效。本次行经第四天，用纸两卷。现面色苍白，乏力，头昏，心悸，两目干涩，口干欲饮，手足心热，舌质淡而尖红，脉弱。投上方 2 剂血止，后以他药调理，1 年后随访未发。

指月按：地榆炭能够塞流止血，以炭类药善收敛故也；白头翁能清热，澄清肠腑火热，凉血解毒，使血不妄行；后加入红糖可以养血，引药入血分，恢复血脉功能，所以三味药看似简单，却理法井然。

40、马齿苋

◎药食兼备的痢疾良药马齿苋

有个中学生反反复复大便泻下黏液有 3 个月了，人都瘦了不少。平时他在学校食堂就喜欢吃辛辣肥腻之物，常感到腹中隐痛不适。加上这次放假回家，又吃了过多的肥腊肉，当天晚上，肚子就胀满不适，第二天就拉了很多黏液便，到医

院消化科做检查，发现是非特异性结肠炎，肠道有黏膜脱落，吃了一些止泻的药，没有止住。他便找来竹篱茅舍。

爷爷说，孩子，你肠胃本来就不太好，饮食要清淡，清淡才养肠胃。他家人也说，每次给他吃好的，他就拉肚子，看来孩子无福消受啊！

爷爷说，以后那些辛辣肥腻之物不要吃了，这慢性肠炎，如果久治不愈会出大问题的。他点了点头。

爷爷便说，你们回去，采一种叫老鼠耳的药材，其实就是马齿苋，当地人看它叶子长得像老鼠的耳朵，便叫它老鼠耳，到处都有。

这家人每次采一两斤马齿苋，用这些嫩茎叶做成凉拌菜，晚上大家都吃一点，剩下的就煎汤代茶饮。吃了 3 天，大便成形，腹痛消失，从此以后很少发作。

小指月说，爷爷，这马齿苋既能当菜吃，又能开胃通肠治病，真是治疗各类肠胃炎、痢疾的药食兼备佳品啊！

爷爷说，胃肠炎要注意病从口入，你不注意忌口，那么天底下最好的治肠炎、痢疾良药也没有办法。随后小指月在小笔记本中记道：

郝万山《伤寒论讲稿》说，马齿苋可以让病人采新鲜的，开水焯完了，拌上作料当菜吃。治疗慢性痢疾，光用马齿苋一味，就有很好的效果。

外地的一位县委书记，每年到了夏季，他的慢性痢疾就复发，反反复复五六年了。后来他来北京，说你能不能给我弄个方子，让我可以方便、长期吃一段时间，让痢疾不要再发。我说，很简单，到了春天、夏天的时候，你就多弄些马齿苋，放在背阴的地方阴干了，做成粗粉。它很难打成细粉，因为纤维素比较多。做成粗粉以后，从秋天开始吃，每次 3～5 克，一直吃到第二年夏天。

结果他这么吃了半年多，痢疾从此未再复发。所以马齿苋是一个治疗痢疾的很好的药。我在用白头翁汤治疗痢疾的时候，总要加马齿苋。药房的马齿苋是干的，我们最少用 30 克。如果是急性痢疾的话，可以用到 50 克。

◎马齿苋外敷治肛周脓肿

《滇南本草》记载，治多年恶疮，马齿苋捣敷之。

《千金要方》记载，治痈久不瘥，马齿苋捣汁，煎以敷之。

有位病人多年无子，他家人认为营养不够，便经常炖煮鱼鳖之物给他吃，结果经常发热、拉肚子，有一次肛门还长了两个大脓肿，伴随着发高热，医院一检查，说这脓肿得动手术。他便找来竹篱茅舍，看看老先生有没有可以治病，又避免手术的招法。

爷爷说，指月啊，这是什么脉象？小指月说，肺胃脉独大亢盛。爷爷说，为什么肺胃脉独大亢盛，会导致肛周脓肿、肛门灼热呢？

小指月说，《内经》说，魄门亦为五脏使。这是说五脏的热毒都要借助肛门来排泄。如果热毒壅盛，肛门排泄不利，肛周就会灼热，严重的还会长脓肿。而肺与大肠相表里，胃下面就是肠道，所以肺胃热毒都要通过六腑来往下排，排泄不利，便发为郁热。爷爷又说，那这些热从哪里来的呢？

小指月就不解了。爷爷便说，肥甘厚腻生热毒，壅塞肠道红肿痛。你以后要少吃这些鱼鳖高营养之物，消化不了，囤积在里面，反而容易长各类疮肿。

这病人听后点点头说，我会把饮食变清淡的。小指月说，爷爷，我明白了，膏粱厚味，足生大疔。这肥甘厚腻之品，足以让人体长各种各样的疔疮肿毒。

爷爷笑笑说，经云：营气不从，逆于肉里，乃生痈肿。不要以为口福就一定是福，福兮祸之所伏，消化不了的营养反而会积累成热毒。

随后爷爷便叫他去采马齿苋，用新鲜马齿苋捣烂敷肛门，一天反复多敷几次。《本草正义》记载，马齿苋最善解痈肿热毒，亦可作敷药。

这病人就叫他家人去采来马齿苋，捣烂后敷，刚开始谁都不看好，认为这再也普通不过的青草，怎么能治好要动手术的肛周脓肿呢？第一天敷完，病人就感到肛周清凉不少，好像脓肿有缩小的趋势，而且也没那么高热了，就有了信心。第二天又依法再敷，结果脓肿缩小了不少。连续敷了 7 天，肿消热退，排便正常。

小指月说，马齿苋外敷都有这么好的效果，那内服就更不简单了。爷爷说，其实也可以用马齿苋煎汤内服，内外兼治，效果更快。像这种肛周脓肿不是什么大问题，只要注意清淡饮食，用这些草药来治，效果都不错。你别小看这些民间中草药，对于各类红肿热痛、热毒，只要属于阳毒的，效果都挺不错的。

小指月点点头说，爷爷，我明白了，热者寒之。大部分阳热之毒，都可以用这些清凉的草药来治。随后小指月在小笔记本中记道：

《濒湖集简方》记载，治肛门肿痛，马齿苋叶、三叶酸草等份，煎汤熏洗，每日二次，有效。积年恶疮，用马齿苋捣烂封住，或取汁煎浓敷涂。

《本草经疏》记载，诸痛痒疮，皆属心火。马齿苋辛寒能凉血散热，故主癥结、痈疮疔肿、白秃及三十六种风结疮。捣敷则肿散疔根拔，绞汁服则恶物当下，内外施之皆得也。辛寒通利，故寒热去，大小便利也。苦能杀虫，寒能除热，故主杀诸虫，去寸白，止渴；辛寒能散肺家之热，故主目盲、白翳也。

◎马齿苋拾珍

李有伟经验

肺痈之治以清热解毒、化瘀排脓为主。李师常用马齿苋30克，鱼腥草20克为主药，佐以清热化痰之品，多获良效。

指月按：肺与大肠相表里，肺痈是肺部浊阴不降、脏邪不能还腑的结果。而肺的肃降和大肠的传导是同步的，所以利用鱼腥草治肺部痈肿，配合马齿苋，善清大肠积热，打开肺气下降的通道。对于痰热壅肺的各类肺炎、支气管炎，能够迅速令脏邪还腑，给邪以出路。

陈寿永经验

陈氏先母曾授方专治慢性前列腺炎，其方法是每天取干马齿苋10克，干玉米须5克，用开水冲泡代茶饮。取用此方，常获良效。

如治程某，53岁，近5年来小便不畅，解出则分叉；近2年常尿频尿急，滴沥难尽，尿道口有白色分泌物，大便干结。服上方2个月后症状减轻。续服1个月后诸症皆除。

指月按：下焦水湿与瘀热相结是各类前列腺炎的常见原因。马齿苋酸寒，善入下焦，能散瘀消肿。《本草正义》称其能入血破瘀，又可散肺家之热，这样能迅速令源清流洁。而玉米须甘淡，可以疏理三焦，令水湿下行。两药相伍，瘀热得消，水湿流通，故获良效。

周明道经验　马齿苋治吐血

瞿妪身体素健，向无疾病，一日突然吐血，口鼻俱溢，合家惊惶，邀周氏急诊。按脉弦大，苔黄舌绛，溲赤便干。根据脉舌见证，当属胃热。僻处乡里，中西药一时尚缺，颇感危急。因思马齿苋有清热解毒、消炎止血作用，嘱寻鲜马齿苋，捣汁200毫升，冲入童便200毫升顿服，约半小时血止，神静思睡。如上法连服2天，调理而愈。

指月按：诸逆冲上，皆属于火。马齿苋治吐血是撤火下行，清热凉血。当然不是规定要用马齿苋，明白医理后，你选用大青叶、墨旱莲，或者白花蛇舌草、蒲公英，随手采来新鲜草药绞汁，兑入童便，引气下行，使火不上越，其血亦可止。所以说，中医可执方，亦可不执方，只要理法能顺，用药便可随心所欲。

董雨亭经验

董雨亭老中医用马齿苋治疗跌打损伤之肌肉挫伤、关节扭伤疼痛者每获良效。

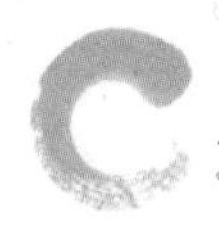

方法：鲜马齿苋500克，洗净捣汁，每日分3次服。如无鲜品，用干品60~120克煮汁亦可。

刘某，女，40岁。被花盆砸伤左脚，肿痛不能着地，动辄痛剧，诊为左脚软组织损伤。因过敏体质，不能外敷跌打药，嘱其采鲜马齿苋500克，捣汁分3次服，连服3日。复诊时疼痛大减，肿胀已消大半，已能缓慢行走，瘀血青紫已转淡，再连服6日而愈。

米某，男，36岁。被公共汽车车门夹伤右手腕，局部肿胀压痛，活动受限，诊为右手腕关节软组织损伤。用马齿苋90克，水煎服，每日3次，连服3剂。复查时肿胀已消，稍有疼痛，活动时加重，再服3剂，肿消痛止而愈。

指月按：马齿苋乃痢疾、肠炎、肛周囊肿要药，为何能移用过来治肌肉拉伤、关节扭伤呢？原来脏腑脓肿是局部气凝血聚，瘀久化热，而肌肉关节外伤造成的血肿，也是气凝血聚，瘀久化热，但见病机相同，谁说不可移用？

范联芳经验

范氏临床发现马齿苋治疗痰湿壅阻型高血压有良效。治疗此型高血压时常加用本品，鲜者100克以上，干品50克以上，每获良效。然对气滞血瘀、肝阳上亢等类型的高血压则无效。

李某，男，58岁。2年前患有腔隙性脑梗死，治疗后留有语言不利后遗症，于1个月前无明显诱因出现血压居高不下。病人肥胖，头闷痛如裹，流有痰涎，平时素好肥甘之品，舌苔白腻，脉滑，血压190/100mmHg，诊为高血压痰湿壅阻型，给予建瓴汤合二陈汤加白芥子、白豆蔻、佩兰叶，禁食肥甘之品。进药7剂，无济于事。为改变病人口味，家人制作马齿苋包子，进食后顿觉头目清亮，当时测血压160/100mmHg。嘱其继续用鲜马齿苋约100克，水煎服，每日3次，7天后测血压160/90mmHg，病人头不痛，痰涎无。嘱其继续应用1个月后，测血压150/80mmHg。随访半年，血压无明显升高。

指月按：读者必须小心阅读，擦亮双眼，看到“禁食肥甘之品”六字。肥甘厚腻乃百病之源，李时珍曾说痰生百病食生灾。饮食过度、过咸、过油、过饱，容易导致肠胃堵塞，百脉闭郁，无故爱生闷气，会加大血管压力。所以对治之法无非就是三少——少油、少咸、少饱胀。这样身体痰浊自然减少，百脉压力减轻，才是治病求本的精神。而用马齿苋去其痰热，给邪出路，只是暂时急则治标而已。故曰不穷其源而攻其流，是犹舍本而逐末也。虽然有大量名老中医用药心得的金刚钻，不从养生饮食起居上注意预防，欲求疾愈，安可得乎？

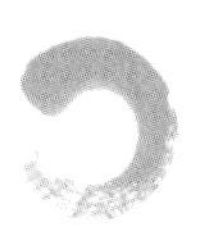

谭毅经验

谭氏根据民间一老药工所传方法，将马齿苋用于治疗急慢性中耳炎、鼻窦炎。取适量新鲜马齿苋捣烂取汁，加苍耳虫数条，冰片少许，加入麻油中浸泡。患中耳炎者，每日滴3次，每次2~3滴；患鼻窦炎者，每日滴3次，每次1~3滴（双侧鼻孔）。

张某，女，10岁。中耳炎病史8年，双耳反复发作，每用抗生素治疗，虽可一时控制症状，但时作时止。此次发作，痛苦无比，其母邀谭氏诊治。用上方如法滴耳，滴耳9次而愈，后又滴9次以巩固治疗，随访未复发。

姚某，男，28岁。鼻窦炎病史5年，呼吸不畅，流黄浊涕，天气变化加重，工作、学习效率下降，多方求医未果。用上法滴鼻，3天后自觉症状明显减轻，继用本方滴鼻15天，症状消失，以后每月滴鼻3天，3个月后共滴鼻9天而愈。

指月按：不要以为民间单方简单、便宜就忽略。新鲜马齿苋绞汁，能够解毒消肿，不管鼻炎，还是中耳炎，局部热毒炎肿，逢之如遇甘霖。苍耳虫（寄居在苍耳草中的一种昆虫幼虫，形如小蚕），春秋季节取之，以其虫性善走里。冰片气味浓烈，载药通达，走而不守。麻油纳诸药，缓达病所。

周水平经验

周氏家乡湖南湘潭一带常用马齿苋治疗小儿急性扁桃体炎。在八九月间连根收集全草，洗净泥土，除去杂质，加水稍蒸，上气后取出熏干，切段备用。临用时取马齿苋50克，加开水300毫升，浸泡10分钟，再煎煮10分钟，滤渣浓缩至100毫升，加白糖适量，以微甜为度，分早、中、晚及睡前4次服用，频频含服。

曾治张某，男，8岁。发热，咽痛，不欲进食，面红，呼吸急促。诊为急性扁桃体炎。遵上法服药，嘱进稀粥，忌辛辣油腻。第二天症状明显减轻，可进食。再服2天而愈。

指月按：马齿苋非专治肠炎，整条消化道炎火上攻皆可消，所以不管是扁桃体炎、食管炎、慢性胃炎，还是阑尾炎、肛周囊肿发炎，马齿苋都能从上往下肃清道路，降浊阴出肛肠，自然热退炎消，获取良效。

李浩儒经验

李某，男，24岁。反复腹泻黏液便半年。病人平素喜食辛辣厚味，常感左下腹不适。春节期间食肥腊肉等物过多，当晚觉腹部不适，嗳气频作，胁痛，大便黑色。经中药、针刺缓解。1个月后因食辣椒炒扁豆，腹泻发作，日渐加重，日行黏液便十余次。舌质红，苔黄白腻，脉弦。以湿热郁结大肠而治之。用新鲜马齿苋500克，取尖嫩部分做菜，放少许食盐及酱油，每天晚上食用。其余部分煎汤代茶饮。加强饮食护理，禁食辛辣之品。1周后大便成形，1个月后大便正常。随访5年未复发。

指月按：此病人两次肠炎发作都是饮食肥甘辛辣诱发，所以食必淡节才是防病治病上举，用药已落下乘。虽然马齿苋乃各类痢疾、肠炎特效药，民间作为一种野菜，可以开胃除湿，但也不能因为有了金刚钻，饮食就无所顾忌。用马齿苋入药或做菜，有些已经结了种子，要淘洗掉，因为种子坚硬不好吸收，反而会刺激胃肠道。

41、鸦胆子

◎治痢疾又能腐蚀鸡眼的鸦胆子

《吉云旅钞》治里急后重，鸦胆去壳留肉，包龙眼肉，每岁一粒，白滚水下。

小指月说，爷爷，像白头翁、马齿苋、鸦胆子都可以清热解毒、治痢，都是下痢要药，有何不同呢？爷爷说，白头翁治的是热毒痢，肛门灼热，便脓血；马齿苋偏于治的是湿热痢，力量较弱；而鸦胆子主要是治时轻时重、时好时坏的休息痢。不过鸦胆子治痢疾有特殊的服法。

小指月说，什么特殊服法呢？爷爷说，鸦胆子有毒，一般不入汤剂，需要用龙眼肉、大枣肉或胶囊包裹吞服，而且味道极苦，如果不小心咬破，或吞得不够快，就容易恶心呕吐。所以这种服法是防止食管、胃损伤，直接到达肠道去发挥治痢疾的效果。

小指月说，那内服也一定要严格控制剂量哦。爷爷说，一般12粒以上就有中毒的危险。内服剂量，一般要控制在2克以内。

小指月说，我看爷爷用这鸦胆子来治疗鸡眼。爷爷说，没错，鸦胆子可以直接腐蚀赘疣。这鸡眼就是人体的一种赘疣，鸦胆子仁捣烂，直接敷在鸡眼处，就能够把这鸡眼赘疣腐蚀掉。

随后小指月在小笔记本中记道：

《医学衷中参西录》记载，鸦胆子，俗名鸭蛋子，味极苦，性凉。为凉血解毒之要药，善治热性赤痢（赤痢间有凉者），二便因热下血，最能清血分之热及肠中之热，防腐生肌，诚有奇效。愚生平用此药治愈至险之赤痢不胜记，用时去皮，每服二十五粒，极多至五十粒，白糖水送下。鸭蛋子味甚苦，服时若嚼破，即不能下咽。若去皮时破者，亦不宜服。恐服后若下行不速，或作恶心呕吐。故方书

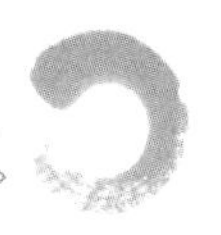

用此药，恒以龙眼肉包之，一颗龙眼肉包七数，以七七之数为剂。然病重身强者，犹可多服，常以八八之粒为剂。然亦不必甚拘。鸭蛋子连皮捣细，醋调，敷疔毒甚效，立能止疼。其仁捣如泥，可以点痣。拙拟毒淋汤又尝重用之，以治花柳毒淋。其化瘀解毒之力如此，治痢所以有奇效也。

42、地锦草、委陵菜、翻白草

◎会流白色乳汁的地锦草

《福建中草药》记载，治胃肠炎，鲜地锦草 30～60 克，水煎服。

《刘长春经验方》记载，治小便血淋，血风草（地锦草），井水擂服。

小指月跟爷爷在田边采地锦草，这地锦草铺得满地都是，真的像铺在地上的锦一样。小指月拗断一根地锦草，流出很多白色乳汁。真是太奇怪了，草药里头能流白色乳汁的还真不多。

爷爷说，这地锦草因为能流白色乳汁，所以民间又叫它奶汁草。小指月说，奶汁草是不是可以通乳啊？

爷爷说，产后乳汁不通，用这地锦草炖猪蹄，很快就能下乳。小指月说，既然可以通乳，那么就应该可以流通血脉？

爷爷说，是啊，跌打损伤，痈疽疔疮，都可以用它。

小指月又看这地锦草，长得极其低矮，像是铺在地上一样。一般长得比较低矮的草，大都清利湿热。如果没有这本事，它很容易就被低洼的湿气所腐蚀。

爷爷说，对啊，所以地锦草常用于治疗湿热黄疸，或者湿热肠炎、拉肚子，或者尿道炎。小指月说，这地锦草也是痢疾的良药啊！

爷爷说，这可不是一般的良药。《嘉祐本草》记载，地锦草主流通血脉，亦可用治气。你看既能调气，又能和血，还可以清热解毒的药物，这不是和痢疾的治法思路（行气则后重自愈，调血则便脓自除）不谋而合吗？真是天生治痢良药啊！

小指月听后点点头，就在采药过程中，这一番谈医论药，便从药物的生长环境和特点里头，就把药物大致的功用学活了。难怪爷爷常跟指月说，古代的医生一定是一个采药师，只有身临其境，到大自然中去学习中药，才能够很快地学到真正的中药。

随后小指月在小笔记本中记道：

《经验方》记载，治脏毒赤白，地锦草采得后洗，暴干为末，米饮服 3 克。

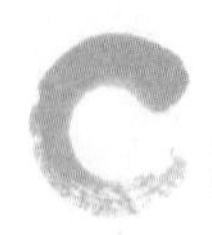

《乾坤生意》记载，治血痢不止，地锦草晒研，每服 6 克，空心米饮下。

《世医得效方》记载，治金疮出血不止，血见愁（地锦草）草研烂涂之。

《江西民间草药》记载，治湿热黄疸，地锦全草 15 克，水煎服。

治奶汁不通，地锦草 21 克，用公猪前蹄一只炖汤，以汤煎药，去渣，兑甜酒二两，温服。

◎天青地白与龙牙虎爪的委陵菜

爷爷说，指月啊，今天带你去看天青地白，龙牙虎爪。小指月说，爷爷，什么天青地白、龙牙虎爪啊？我从没听过这么威武的药名呢。

在一片草地里，爷爷指着一片看似不太惹人注目的草药。小指月说，爷爷，这不是委陵菜吗？爷爷说，你再仔细看它的叶子。

小指月凑上前去，把叶子翻上翻下地看，说，奇怪，这叶子怎么上面是青绿的，下面却是白的？爷爷说，这不是天青地白吗？

小指月说，那可以升清降浊吗？是不是可以治肠道泻痢清浊升降失调啊？

爷爷又说，你再看它叶子的特点。小指月摸着这些呈现针形，像锯齿一样的叶子，便说，这叶子像尖牙。爷爷说，这不是龙牙虎爪吗？

小指月说，原来是这样，这叶边尖锐，应该有开破作用，可以消肿。爷爷说，所以单味委陵菜可以治疗疮肿毒。

小指月说，带着像毛针一样的绒毛，应该能透，所以痢疾腹痛可以用。爷爷又说，你想知道它是什么味道吗？尝一尝吧！

小指月放在嘴里一尝，这味药微微带点苦，又有微微的一点辣。《救荒本草》记载，委陵菜味苦、味辣。

爷爷点点头说，苦能够降浊阴，泻湿热，微微带点辣，可以加强行散的效果。

小指月说，那它治疗风湿痹证就理所当然了，辣通气血，苦降湿浊，所以气血不通，湿热壅阻，筋骨疼痛，应该可以用它。

爷爷说，为什么叫龙牙虎爪？这里头如果不是微微带点辣，它又如何体现它善于行散走窜的通筋骨、止痹痛之力呢！

小指月豁然开朗，经过爷爷这么一讲，这药物形象和功效，还有味道，完全牢记于心。天青地白善于升清降浊治痢疾；龙牙虎爪有一股威猛之气，善于开通经脉，把浊毒排出来，所以可以用于痈肿疮毒、风湿痹证。微辣能够行散升清，味苦能降浊排毒。但总的而言，苦味是胜于微辣的，所以这委陵菜解热毒之功要

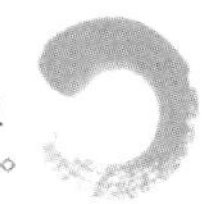

胜过它的祛风湿之力，因此治痢疾肠炎排第一，治风湿筋骨疼痛排第二。

这样不需要再去背诵，小指月已经牢牢地记住委陵菜的功效特点了。这就是爷爷经常教小指月要善于取象悟药，到大自然去观察药物形态，品尝药物味道的道理。因为这样你才可以真正和自然界草药零距离接触，可以无障碍地读懂它们。

随后小指月在小笔记本中记道：

《贵阳民间草药》记载，治痢疾，天青地白根15克，水煎服，每日三四次，服二三日。

治久痢不止，天青地白、白木槿花各15克，水煎服。

治赤痢腹痛，天青地白细末1.5克，开水吞服，饭前服用。

治风湿麻木瘫痪，筋骨久痛，天青地白、大风藤、五香血藤、兔耳风各半斤，泡酒连续服用，每日早晚各服一两。

治风瘫，天青地白（鲜）一斤，泡酒二斤，每次服一二两。第二次用量同样。另加何首乌30克（痛加指甲花根60克）。

治疔疮初起，天青地白根30克，水煎服。

刀伤止血生肌，天青地白叶（干）研末外敷，或鲜根捣烂外敷。

治癫痫，天青地白根（去心）30克，白矾9克，加酒浸泡，温热内服，连发连服，服后再服白矾粉3克。

◎药理背后是人体之理

《江西民间草药验方》记载，治创伤出血，新翻白草叶揉碎敷伤处。

《湖南药物志》记载，治咳嗽，翻白草根煮猪肺食。治痰喘，翻白草全草煮冰糖服。

爷爷说，很多地方把委陵菜当作翻白草用，它们的功效其实很相似。小指月说，我尝过翻白草，味道更甜一些，没有那么苦，更平和。

爷爷说，所以翻白草通利肠胃，还带点小小补益，推陈浊，还能生新。故《福建民间草药》中说，翻白草祛瘀生新，散郁止血。

小指月说，单用翻白草30~60克，浓煎汤，可以治各类湿热痢疾便脓血。

爷爷说，没错，《草木便方》中说翻白草善清利肠胃，治赤白久痢成痔，这翻白草治疗痢疾肠炎的机制还是通因通用。

小指月又说，爷爷，为什么《湖南药物志》中单用翻白草煮水，冰糖调服，就可以治疗肺热痰喘？我看这翻白草只是归胃、肠经，没有看它归肺经啊。

爷爷笑笑说，马齿苋也只是归肝、肠经，为什么也可以治肺部痰壅？《本草经疏》中说，马齿苋能散肺家之热，这是什么道理？

小指月想了下说，我明白了，爷爷，这肺与大肠相表里，大肠的传导变化和肺的肃降是相关的。所以马齿苋治大肠，助排浊，有助于肺中痰壅的肃降。而翻白草应该也是这个道理，它在清除肠道赤白浊热的同时，肺部的浊阴也能很快下移，并且通过肠道推陈排出体外，所以肺部就能获得新鲜的气血。

爷爷听后点点头说，没错，所以对于常规的痰壅阻肺，单味翻白草煎汤就是特效药，也可以和猪肺同煮。

爷爷总是善于借助药物去发掘人体之理，只有把人体之理搞通了，药物的药理才能够很快地理顺。所以小指月虽然在学习草药，但这里头更考验他的中医基础理论，如果基础理论不够扎实，即使知道功效，也不知其所以然，所以难免死记硬背，却不受用。而一旦基础理论扎实，不仅知道功效，还能够推出功效，甚至马上就能活用这味草药，读懂古籍古方。随后小指月在小笔记本中记道：

《南京地区常用中草药》记载，治细菌性痢疾、阿米巴痢疾，鲜翻白草、干全草或根 30～60 克，浓煎，每日分 2～3 次服。

《本草纲目》记载，治疔毒初起，不拘已或未成，翻白草十棵，酒煎服。治浑身疥癣，翻白草，每用一握，煎水洗之。

43、半边莲、白花蛇舌草、山慈菇

◎不怕蛇的半边莲

有人识得半边莲，夜半可以伴蛇眠。
识得千里光，全家能治疮。
家有地榆皮，不怕烧脱皮。
家有地榆炭，不怕皮烧烂。
识得八角莲，可与蛇共眠。
身藏杠板归，吓得蛇倒退。
屋有七叶一枝花，毒蛇不进家。
不怕全身痛得凶，吃了元胡就要松。
家有刘寄奴，不怕刀砍头。
穿山甲，王不留，妇人吃了乳长流。

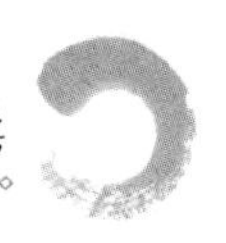

打得满地爬，快寻祖师麻。

铁脚威灵仙，砂糖加醋煎，一口咽入喉，鲠骨软如绵。

诸花皆升，旋覆独降。

一味丹参，功同四物。

宁得一把五加，金玉再多不拿，补肾祛风除湿，强身保健最佳。

知母贝母款冬花，止咳化痰一把抓。

若要睡眠好，常服灵芝草。

经常吃山楂，降脂减肥又降压。

若要皮肤好，煮粥加红枣。

血虚夜不眠，米粥煨桂圆。

……

小指月背着朗朗上口的草药俗谚，爷爷在他小的时候，经常在他耳边唱诵的就是这些俗谚，所以他接触中医中药知识，都是从这些俗谚开始的。

有一年夏天蛇特别多，小指月到外面玩，踩到草丛里，被一条蛇咬到脚了，他吓得哇哇大哭。这时爷爷看到旁边有半边莲，随手采了一把，揉烂成泥状，就像鸡蛋那么大，敷在伤口上。

爷爷笑着对小指月说，小指月，志气大，什么困难都不怕。小指月边哭边说，爷爷，我被蛇咬到了。

爷爷说，识得半边莲，不怕伴蛇眠。我有解药，你看这脚是不是好些了？

不知道是不是爷爷的安慰，还是草药的效果，脚上没那么疼了，几天后就好了。以后小指月碰到蛇咬伤，或者蜜蜂蜇到，还是蝎子、蜈蚣伤人，他都不怕了，第一时间就想到了这味解毒的药。不怕问题大，就怕没办法！

后来爷爷又教指月用半边莲治疗疮、乳腺炎、扁桃体发炎，甚至各类无名肿毒。小指月奇怪地说，这一味半边莲，怎么有如此多的作用，有这么大的本事？

爷爷说，它连蛇虫这些毒物咬伤都可以治好，何况是一般的无名肿毒呢！

后来小指月学了中医基础理论后，才知道蛇咬伤是一团疮毒，各类无名肿毒疔疮也是一团气血凝滞的产物，只要是阳热型的，都可以用一味半边莲解之。

后来爷爷还把半边莲清热解毒消肿的功用广泛运用于各类热毒癌症的治疗。

爷爷说，只要脾胃不虚寒，不是阴疮，这半边莲都可以放胆使用。唯独手脚平时冰凉怕冷的人，要少服。这条注意事项不仅适应于半边莲，一切清热解毒药都适宜。随后小指月在小笔记本上记道：

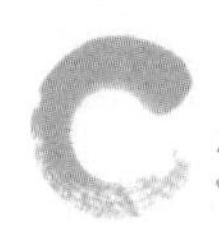

《岭南草药志》记载，治毒蛇咬伤，半边莲浸烧酒搽之。治无名肿毒，半边莲叶捣烂加酒敷患处。

《江西民间草药验方》记载，治毒蛇咬伤，鲜半边莲 30～60 克，捣烂绞汁，加甜酒一两调服，服后盖被入睡，以便出微汗。毒重的每天服两次。并用捣烂的鲜半边莲敷于伤口周围。治疔疮，一切阳性肿毒，鲜半边莲适量，加食盐数粒同捣烂敷患处，有黄水渗出，渐愈。

《福建中草药》记载，治乳腺炎，鲜半边莲适量，捣烂敷患处。治喉蛾，鲜半边莲如鸡蛋大一团，放在瓷碗内，加好烧酒三两，同擂极烂，绞取药汁，分三次口含，每次含一二十分钟吐出。

◎就缺一把金刚钻

有个盆腔炎的妇人，还有尿道炎，宫颈炎，经常尿短赤，腹中痛。一出现这种情况，她自己就买消炎药吃，但肚子还是不舒服，总觉得有团东西堵在那里。后来她听人家说，可以用白花蛇舌草清热解毒利尿，治疗各类盆腔炎、附件炎、尿道炎，便每次用 60 克新鲜的白花蛇舌草煎汤喝。喝了 5 天后，明显感到肚子那团不适感减轻了一半，但另外一半却消不去。于是她便来问爷爷。

爷爷说，用白花蛇舌草没有错，你尿黄赤、脉数，可以解毒清热利水。小指月便说，爷爷，这白花蛇舌草和半边莲可以说是相通的，都是蛇毒要药，都是各类炎症肿毒的妙品。为什么这么好的药，吃下去还不能把这炎肿消了呢？

爷爷笑笑说，寻常一样窗前月，才有梅花便不同。小指月有些听不懂。

爷爷便又说，像白花蛇舌草或半边莲，对于一般的炎症肿毒，比如咽炎、食管炎、胃炎、肠炎、阑尾炎、乳腺炎、盆腔炎、附件炎、尿道炎，它们能够把上越的肺热降到下面膀胱、肠道，然后通过利水排便，排出体外。

小指月说，为什么这例病人的炎症肿毒排不出体外呢？爷爷笑笑说，这就是用药的技巧，要知其常，更要达其变。你用常规的思路，可以治疗平常的盆腔炎、附件炎，可如果这盆腔炎、附件炎有所变化，用药就要稍作变化。

小指月说，有什么变化呢？爷爷说，她这盆腔炎、附件炎有一定时间了，而且吃了不少消炎药，大量消炎药下去，是把炎症肿毒压住了，但只是压住而已，并没有清除。中医治疗炎症肿毒不是要去压住它们，而是要把它们清出体外，不然的话越是压，局部炎症肿毒越是难化。就像秋冬天天气越冷，水管就会被冻得越硬，甚至结成冰疙瘩。

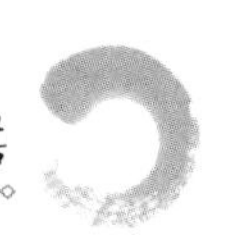

小指月说，那该怎么办呢？爷爷说，对于炎火，用白花蛇舌草或半边莲有效，但对于硬结肿包，就要用点金刚钻。像这些长期久治难愈的炎症，其实在体内已经形成一些硬结肿包，你看为什么疮痈初起就肿硬，用解毒的金银花还嫌不够，还得用一些破刺的金刚钻，如皂角刺、穿破石或两面针。

小指月说，爷爷，我明白了，仙方活命饮就是清热加破刺。叶边有刺皆消肿，没有这些带刺的药，肿硬消破不开，就像没有金刚钻钻不进去一样。钻不进去，清热解毒之药在炎症肿毒的门外徘徊，也只能无奈地摇头。

爷爷说，对，不清热，炎火下不去，不破刺，这药不能进到炎症肿毒里头去发挥作用。小指月说，我知道了，爷爷，在白花蛇舌草基础上加点两面针，或者穿破石，或者皂角刺，不就行了。

爷爷笑笑说，这就是金刚钻，这就是一点梅花，这就是画龙点睛。

随后这妇人再吃这汤药，腹中胀满感就像冰消瓦解一样，不复存在。

随后小指月在小笔记本中记道：

《中药大辞典》记载，治疗盆腔炎、附件炎，用白花蛇舌草45克，配以入地金牛（两面针）9克，或再加穿破石9克，水煎服，每日1剂。治疗77例，4例无效，余均痊愈。

《福建中草药》记载，治痢疾、尿道炎，白花蛇舌草30克，水煎服。治黄疸，白花蛇舌草30～60克，取汁和蜂蜜服。

治毒蛇咬伤，鲜白花蛇舌草30～60克，捣烂绞汁，或水煎服，渣敷伤口。

广东《中草药处方选编》记载，治急性阑尾炎，白花蛇舌草60～120克，羊蹄草30～60克，两面针根9克，水煎服。

《闽南民间草药》记载，治小儿惊热，不能入睡，鲜白花蛇舌草打汁，服一汤匙。

治疮肿热痛，鲜白花蛇舌草洗净，捣烂敷之，干即更换。

◎学活白花蛇舌草

爷爷跟小指月说，白花蛇舌草能够主一切岩肿、疫毒、热毒、郁热、食积。

小指月说，那是不是单用一味白花蛇舌草就行了？爷爷说，张仲景没有这样教我们，他都是辨某某病脉证并治，这里面已经教我们先要辨病脉证，再来确立治法、遣方用药，这叫未议药先议病。

小指月说，我明白了，首先，白花蛇舌草是甘凉的，能清热解毒，利湿通淋，所以在脉势上一般要带有数热之象，病症一般要具有水热互结的特点。

爷爷又说，还要看疾病的特点，比如热毒咽炎，可以配热毒咽炎三药，山豆根、马勃、射干。又比如肺部痈热，可以加肺痈要药鱼腥草、金荞麦。从肺往下我们来慢慢说。小指月接着说，肺下面有肝胆啊。

爷爷说，肝胆有郁热，比如胆囊炎、胆囊壁毛糙，胆结石，就可以加三金：金钱草、鸡内金、海金沙，可以帮助肝胆排浊，缓解胁肋炎热胀痛。

小指月又说，肺下面还有心，心主火，心火上炎，容易导致口腔溃疡，小便赤，失眠烦躁。爷爷说，这时就可以在导赤散（竹叶、木通、生地黄、甘草）里加白花蛇舌草，可以加强炎热从水道下排。

小指月又说，肺下来是胃肠。爷爷说，没错，急性胃肠道炎症选白花蛇舌草的时候很多，因为白花蛇舌草专入胃肠，可以配合平和的蒲公英、败酱草、马齿苋，就可以很快地把胃肠道的浊热排出体外。

小指月说，如果是阑尾方面的炎症呢？爷爷说，肠痈的妙药，你就要想到了，像红藤等都是少不了的。

小指月又说，肠道可以排浊滓，膀胱可以排浊水，如果水液过于浑浊，是因为有热。诸水液浑浊，皆属于热。这些水热就会造成各类急性尿道炎、膀胱炎、前列腺炎。爷爷说，你可以配合萆薢、薏苡仁、车前子，清热利湿排小便，分清泌浊消炎热。

小指月又说，如果是盆腔炎、附件炎，妇科常见炎症包块呢？爷爷便说，这时需要一些开破之品才能够消肿破结，你可以配穿破石、皂角刺，甚至鬼针草，这些带点针锋麦芒般刺角的草药，它带有一股锐利开破的气势，能够辅助白花蛇舌草把炎肿包结刺开，排出体外。

小指月又说，如果是常见的乳腺增生、急性乳腺炎呢？爷爷说，这个简单，把乳痈要药漏芦或蒲公英加上去就行了，如果顽固硬结不通，还可以加王不留行、穿山甲。凡是炎肿，久用清热解毒药，效果不理想，一方面因为正气不足，一方面因为寒凉过度，导致经脉不通不展，就像秋冬天的河流流不动一样，所以垃圾腐败物冲不走，这时就要适当加点补气通经络之品，比如黄芪、丝瓜络、穿破石等，这样清热消炎的效果就加强了。

小指月又说，如果是筋骨肢节热痹肿痛呢？爷爷说，那很简单，你找一味既能祛风湿，又能通经络，还可以解热毒的药不就行了。

小指月说，我想想，这肯定是一味藤类药，治风湿怎么能少得了藤类药呢？非藤类药不足以通经达络，但藤类药大都偏温通，对于风湿热来说，要找一些能

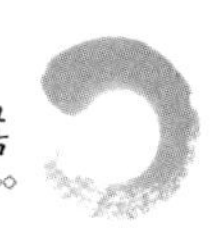

清热解毒的藤类药，我想到了，爷爷，是金银花的藤，又叫忍冬藤。

爷爷点点头说，你如果用好白花蛇舌草，还可以在很多肿瘤包块里大显身手，但不是单靠一味白花蛇舌草，必须灵活配伍。肿瘤包块一般不是单纯热毒，它还有痰结、瘀血、气滞等。所以常配山慈菇、黄药子等治甲状腺肿瘤。配川续断、薏苡仁治宫颈癌。不过这都要因人因病而论。

这里从头到脚跟你讲的，加减活用白花蛇舌草，只不过是一个帮助你发散思维的模板，临证治病是不能按这个模板来的。

小指月一下子从头到脚把白花蛇舌草的各种加减变化思路理顺，于是高兴地在小笔记本中记道：

最先用白花蛇舌草治癌症的人，是马来西亚的一位华裔中学教师。他在20世纪50年代即用当地产的白花蛇舌草治疗数例癌症取得成功，这消息登在1960年10月31日中国香港《文汇报》上。以勤求博采著称的叶橘泉先生看到这则报道后，即详加考订，确定白花蛇舌草即华南民间草药“蛇舌癀”，也就是日本人所称的“二月葎”或“二叶葎”，他把上述内容以及那则报道都写进了他的《本草推陈续编》(江苏人民出版社，1963)。何绍奇先生1993年在马来西亚森美兰州芙蓉城工作时，发现该市郊区颇多白花蛇舌草。更令人惊喜的是，有位叫梁美的病人朋友告诉何老，那位中学教师他认识，八十多岁了，尚健在。他还约何老一起去拜访那位老人，可惜因为当时何老在泰安堂坐堂行医，身不由己而作罢。

白花蛇舌草治疗急性阑尾炎有特效，但用量要大，常用量90克，单用或配合其他药使用均可。何老曾治颐和园邮局职工廉某，怀孕期间患急性阑尾炎，单用白花蛇舌草90克，令其水煎服，连用几天，很快见效，血象也恢复到正常。何老在大马居銮市治一陈姓老华侨，用了两三天即获痊愈。叶橘泉先生认为，如用鲜草绞汁，效果更佳。

近年来，何老用白花蛇舌草治疗疮疡脓肿、肺部感染、肠炎，效果也不错。泰安堂有自制的白花蛇舌草冲剂，治疗疮疡、粉刺，效果甚好。后来何老仿此而用白花蛇舌草30克、生甘草3克作茶泡剂，每日一服，连用20天为1个疗程，颇有效，且其价甚廉，无毒副作用。此方如加桑白皮、山楂、丹参、黄芩、野菊花、决明子等作茶泡剂，疗效更好。

◎耳鼻喉科医生的疑惑

《本草新编》记载，山慈菇，玉枢丹中为君，可治怪病。大约怪病多起于痰，山慈菇正消痰之药，治痰而怪病自除也。或疑山慈菇非消痰之药，乃散毒之药也。不知毒之未成者为痰，而痰之已结者为毒，是痰与毒，正未可二视也。

《本草正义》记载，山慈菇之名，始见于《嘉祐本草》，然陈藏器《拾遗》已有之，则名金灯，即其花也。能散坚消结，化痰解毒，其力颇峻，故诸家以为有小毒，并不以为内服之药。

有位耳鼻喉科医生，脖子长了瘰疬包块，先用消炎药、抗生素，瘰疬包块虽然没有继续长大，但还是坚硬难消。他便向爷爷请教。

爷爷说，瘰疬包块非独火毒，还有痰肿，一般的抗生素、消炎药可以解决火毒的问题，但这些痰肿不容易消散。他问，那该怎么办呢？

爷爷说，要查古籍，找一味既可以解其热毒，还可以化其痰肿，更能够消散郁结的药，这样毒解痰化郁结消，这瘰疬包块才有可能消散掉。

然后这耳鼻喉科医生便查阅诸家本草，发现《本草纲目拾遗》记载，山慈菇疗痈肿疮漏、瘰疬结核等，醋磨敷之；又看中药书里记载山慈菇可以清热解毒，又以它微带辛味，能消痈散结，把痰结破解开，便觉得找对药了。他便找到含有山慈菇的中成药玉枢丹，内服加上外敷，脖子上的瘰疬包块软了，也消了一大半，但为何还有一小半消不去呢？他又带着疑惑来问爷爷。

爷爷笑笑说，这山慈菇力量峻猛，可以消除痰积化热，但为何很多疾病依法炮制去对治，发现效果并没有想象中那么好？这喉科医生也有此疑惑。

爷爷便说，山慈菇力量虽峻，但它不能旁行，只是像电梯一样直下，所以此物没有宣通经络、旁达细小络脉之功，更不能持久地作用于上焦。所以你必须配伍一些旁达肢体、脉络之品辅佐之，才能把浊阴清下去。

小指月在旁边点点头说，原来这样，难怪爷爷用山慈菇治疗痈结、瘰疬包块时，常配合丝瓜络来通行脉络。如果把山慈菇比喻成电梯下降，丝瓜络这些善于横行细小经络的药物，就相当于把各个楼层的垃圾通通收集到电梯中来。这样横行加上下达，那么楼房各处的垃圾败浊就能通通被清理走了。

爷爷点点头说，纯用丝瓜络横行，痰浊降不下去，纯用山慈菇直下，不能旁行，力量虽峻，但很多拐弯抹角处的痰瘀不能被剔出来排走。

这回耳鼻喉科医生恍然大悟说，原来如此，中药里头还有这般巧妙用法，我读了这么多书都没有读到这点啊！难怪以前我屡用山慈菇治喉部瘰疬包块，总是治好个七八成，还有两三成难以根除，就像钻木钻到七八分，总有两三分钻不透，不是药力不够，而是对医道的领悟还不够。

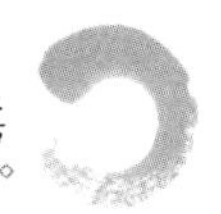

他回去后便选用一些横行肢络之品，如桑枝、威灵仙、丝瓜络，配合山慈菇再用，脖子周围的残浊垢积一并便被搜刮剔去，彻底消除了。

从此他治疗各类疑难怪病、痰浊壅热的肿结包块的水平又提高了不少，临床疗效直线上升，这都源于心中的那点疑惑被化解开了。

爷爷接着说，临证不能治，皆因少读书。临证之余，一定要多花心思去读书，反复地阅读参究古籍，反复地临床实践，才能够在医道大路上大步向前走，而不会被一般的疑难怪病这些绊脚石拦住。

这耳鼻喉科医生非常感慨地拜谢爷爷说，老先生，你让我看到了学医的出路，疑难杂病不是拦路的，而是来成就我们的。问题出现总有解决问题的办法。看似久思不得其解的绊脚石，一朝突破迈过去，却能成为上进的垫脚石。

古籍中记载的经验自己实践了，效果不太理想，大多不是因为古人说的不对，更多的是因为我们没有把这些经验研究透、灵活运用好。所以很多老中医治疗一些别人久治不愈的疾患，往往就在那些已经用过的汤方里头随手加减变化一两味药，便取得好的疗效。

不是方子不行，药物不灵，而是因为我们灵活变通的功夫还不够。不是因为中医治病效果不好，而是因为我们传承发扬得还不够。

然后小指月在小笔记本中记道：

王璆《百一选方》有太乙紫金丹，亦名玉枢丹，即今通行之紫金锭也，外证可敷，内证可服，其效最捷。以合大戟、千金子霜、麝香，皆通利迅疾之品，所以行驶极速，取效眉睫。而病重者连服之，则必利下，是以攻逐恶物为专职，药力之猛烈可知。此皆用以荡涤肠胃，驱除积垢，以减邪毒凭陵之势，亦非能通行百脉，消除皮里膜外之坚积也。且气味俱淡，以质为用。所以古来未入煎剂，近人有用入煎方，以为消积攻坚之法，如瘰疬痞积之类皆喜用之，而不能取效者，则以此物体坚质重，独棵无枝，止能直下，而不能旁行，其力虽峻，而无宣络通经之性，何能行于肢体脉络？且瘰疬结核，病在上部，而此物又专于下趋，更无气味熏蒸而上，又属背道而驰，何能中病？肠胃之病，如食积气滞，胸脘不舒，服玉枢丹少许，则顷刻即效。此中微义，亦可深长思矣。

◎白花蛇舌草、山慈菇拾珍

李尼威经验 山慈菇散治乳腺炎

山慈菇 6 克，研末，每服 1.5 克，每日服 2 次。此方为李氏家传秘方，凡遇哺乳期乳腺炎都用此散。此方在乳腺炎初起时用之，可以消退炎肿；如有发热、乳房肿痛之候者，亦可配合荆防牛蒡汤使用，并外敷冲和膏（紫荆皮 15 克，香独活 9 克，香白芷 9 克，京赤芍 6 克，石菖蒲 4.5 克，晒干研细，蜜糖调敷）。

如治岳某，女，24 岁。患外吹乳症，左乳房外侧隐痛 2 天。用山慈菇散连服 2 天即愈。吴某，女，24 岁。患外吹乳症，右乳房有块、肿痛，未发寒热。内服山慈菇散，每日服 2 次，并外敷冲和膏，3 日即愈。

指月按：治乳腺炎的招法太多了，特别是乳腺炎初起，用山慈菇作散剂，取它散者散也，局部炎肿很快就能消散。它连瘰疬结核都可以溃破消散，何况是区区的乳腺炎。当然，也可以重用陈皮，或者用橘叶泡茶，以行气药消除肿结炎症。气行结散，也是郁者达之、结者散之的意思。甚至单用蒲公英也很快能将此病治好。所以治病的思路要灵活，不为病名所缚，更不为特效药所拘。

吴春林经验

吴氏随父行医，得祖传治疗痄腮验方一首，每用效验。此方还对化脓性腮腺炎、颈及耳后淋巴结炎、甲状腺肿大等颈部疾患亦有很好的疗效。组成：昆布 10 克，赤芍 15 克，夏枯草 12 克，山慈菇 10 克。每日 1 剂，水煎，适寒温服。

翟某，男，5 岁。双侧腮腺肿大而硬 2 日，以耳垂为中心，局部皮肤发亮紧张，不红，边缘不清，胀痛拒按，张口、咀嚼、吞咽时疼痛加剧，倦怠，头痛，身热，咽喉红肿，口渴烦躁，尿少，舌红苔黄，脉滑数。发病 2 天来曾服用板蓝根冲剂等中西药罔效。给予上方 2 剂后，病人热退身凉，腮肿胀痛完全消失。

指月按：山慈菇是各类热痈血肿的专药，而各种瘰疬包块、痄腮咽痹，它们的病机大都有局部痈热，所以山慈菇能消痈散结，清热解毒。如再配合海藻、昆布软坚，赤芍、当归尾活血，夏枯草、板蓝根清热，效果就更迅速。要透过病名看到病机实质，那么治疗腮腺炎发热和癌肿发热用药思路大同小异。

倪寄兰经验

将白花蛇舌草与其他药物配合经验介绍如下：

配龙葵可以增强清热利咽的作用，能治疗咽炎。

配鱼腥草可以增强清肃肺金、止咳化痰的作用，用以治疗急性支气管炎。

配桑白皮有清泻肺热、化痰平喘作用，可以治疗肺炎。

配金钱草能清肝利胆，渗利湿邪，治疗胆囊炎。

配垂盆草有清肝解毒、利湿化浊之效，用以治疗急性肝炎，效果良好。

配石韦能清利膀胱湿热，常常用以治疗泌尿系感染。

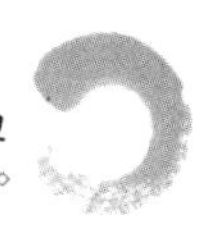

配葎草有清热利湿化浊的作用，常用于治疗肾小球肾炎。

配牡丹皮、玄明粉可以清热凉血，通腑泻下，能治疗急性阑尾炎。

配萆薢、莪术能清热利湿，活血消肿，可以治疗急性前列腺炎。

配漏芦、穿山甲能清热解毒，活血止痛，治疗急性乳腺炎。

配穿破石、薏苡仁可清热利湿，散瘀止痛，用以治疗盆腔炎。

配草河车、芙蓉叶能清热解毒，散瘀凉血，多用于治疗急性淋巴管炎。

配蝉蜕、苦参以清利湿热，散风止痒，用以治疗各种痒疹。

配生石膏、知母清热解毒，生津止渴，共奏退热之功。

配芦根、葛根能清热解毒，疏风解表，可以治疗病毒性感冒。

配急性子、威灵仙能清热解毒，抗癌利膈，用以治疗食管癌。

配砂仁、蜈蚣能解毒抗癌，行气止痛，可治疗胃癌。

配鳖甲、水红花子有解毒抗癌、软坚散结之功，可以治疗肝癌。

配紫苏子、地龙能解毒抗癌，降逆平喘，可以治疗肺癌。

配薏苡仁、白蔹以解毒抗癌，渗湿散结，用以治疗宫颈癌。

配黄药子、山慈菇能清热解毒，散结消瘿，可以治疗甲状腺肿瘤。

指月按：三个臭皮匠，胜过一个诸葛亮。有时良好的药物配伍，就像几个人联手创业一样，容易将事情干好。白花蛇舌草本身已经是非常厉害的民间草药，能够治疗各种热毒炎肿、食积化热、瘟疫毒邪，甚至癌肿化热。它虽然寒凉，却不容易伤胃，再加上配伍得当，往往能够指哪儿打哪儿。加不同引药、佐助药，更能够显示它的神奇功效。它能够降周身热毒通过小便排出体外，量小往往效果不显，量大 30 ~ 60 克，方能建其功。但虚寒之人宜慎服，以免有雪上加霜之忧。

44、熊胆

◎不得已才用的熊胆

《食疗本草》治小儿惊痫、瘛疭，熊胆二大豆许，和乳汁及竹沥服。并得去心中涎。

《齐东野语》中熊胆丸治目赤障翳，熊胆少许化开，入冰片一二片，铜器点之。或泪痒，加生姜粉些许。

爷爷说，指月啊，你看熊胆在哪个科里最常用？小指月说，我看爷爷很少用熊胆，除非碰到一些小孩高热抽搐，热势不退，发热很厉害的，不得已才用它。

爷爷说，没错，大凡动物之药，我们都用得少，迫不得已才用之，能用草木类药代替，就尽量用草木类药代替。你想想为什么熊胆在小儿科里用得最多呢？

小指月想不出来，爷爷便说，小儿是什么体质呢？小指月说，小儿是少阳体质，就像刚吐出地面的嫩芽尖。

爷爷点点说，没错，是少阳体质，少阳胆最容易瘀堵，这肝胆有余之气稍微疏泄不利，就会化热化火，甚至生风动血，造成高热抽风神昏。

小指月说，小儿的体质是肝常有余，脾常不足。不足的脾胃可以用黄芪四君子汤补托之，有余的肝胆之气可以用小柴胡汤疏泄之，如果肝胆有余化热化火太厉害，就会用一些动物药，比如熊胆。

爷爷说，为什么是熊胆呢？小指月说，凡胆皆极苦寒，善走肝、胆二经，同气相求，直接泻其有余之热，肝胆经上开窍于目，所以目内生翳障者，是肝胆邪热壅滞闭塞所致，用这熊胆泻肝胆之热，则内邪清而外障去也。

爷爷点点头说，没错，熊胆是有清肝明目退翳之功，熊胆配合冰片，制成眼药水，也可以把肝热目赤平降下来。但这种功用其他药物都可以替代，黄连配冰片就有效果，无需劳驾熊胆。还有其他的呢？

小指月又说，《摄生众妙方》治风虫牙痛，用熊胆三钱，片脑（冰片）四分。上为末，用猪胆汁调搽患处。肝胆经也循咽喉，所以常见的咽喉热毒疮痈也可以用这熊胆冰片来调敷。

爷爷说，可以，而这种咽喉热毒肿痛，有一大把的药物都可以治疗，也不是什么太危急的病，也不用劳驾到熊胆。那还有呢？

小指月说，肝热容易生风，诸风掉眩，皆属于肝。所以热极生风抽搐，可以用熊胆配合竹沥水来治小儿痰热抽搐。

爷爷听后点点头说，没错，熊胆最重要的用途就在这里。热极生风，惊痫抽搐，这时一般草木药难以速见功效，用上这熊胆，肝火热极也能够很快地退下来。所以若非小儿急症危症，不轻易用此药。

小指月听后点点头，便在小笔记本中记道：

《大医精诚》记载，自古名贤治病，多用生命以济危急，虽曰贱畜贵人，至于爱命，人畜一也，损彼益己，物情同患，况于人乎。夫杀生求生，去生更远。吾今此方，所以不用生命为药者，良由此也。其虻虫、水蛭之属，市有先死者，则市而用之，不在此例。只如鸡卵一物，以其混沌未分，必有大段要急之处，不得已隐忍而用之。能不用者，斯为大哲亦所不及也。

45. 千里光

◎有人识得千里光，全家一世不生疮

乡村里有个善治无名肿毒疮痈的土郎中，大家身上长了疮疡疖肿便去找他。他就给你采把药，叫你煎水洗澡，或者喝点药汤，再把药渣捣烂，敷在疮患处，一般几天就好了。后来各种水火烫伤、癣毒湿疮、皮肤杂病，人们也都去找他，大部分也都被他治好了。

奇怪的是，土郎中就这三板斧，外洗，内服，加上用药敷，而且他用的方法、药物都大同小异。

他为什么能够凭借这三板斧，把常见的疮毒治好呢？小指月看了几个病人从他那里拿回来的药，都是同样的一味药，一鉴别，发现是千里光。

一个风火眼疮的病人，眼睛肿得张不开，就按他说的用千里光二两煎水熏洗，第二天就好了。

另外一个屁股长毒疮的病人，坐卧不得，除了用新鲜的千里光煎汤外洗，还另外用一两千里光煎汤内服，还用千里光捣烂外敷，这样三管齐下，这么厉害的屁股毒疮，结果 3 天也消退了。可见这千里光有极强的清热解毒功用，善于治疗热毒壅聚之疮痈肿毒。

还有一例，完全跟疮不搭边，脚趾长癣，肛周湿痒，也按他的方法用千里光熬水洗好了。甚至有一例阴囊流黄水、奇痒的病人，就用千里光熬炼成膏，调敷患处，用了 3 天就治好了。还有一个小孩脚被热水烫伤，用千里光和白及熬膏外敷，不仅烫伤好了，而且不留任何瘢痕……

种种千里光的神奇，小指月都一一目睹了。他问爷爷，为何千里光这么厉害？

爷爷说，这千里光又叫眼明草，专门清肝明目，治疗眼部热毒。但你如果仅仅把它的作用局限于眼科，就小瞧了千里光，这千里光志在千里，用途极广。

小指月说，我看了这么多治好的疮痈、皮肤病案例就知道了。

爷爷笑笑说，这不是土郎中的秘传，而是民间中医智慧的结晶。俗谚说，有人识得千里光，全家一世不生疮。何止是全家呢，只要识得这千里光良草，现在就不会有那么多久对电脑目涩热痛的病人，就不会有那么多久治不愈的疮肿病人。大家都能够传承这一宝贵民间经验，天下将少无数受疮痛折磨的病人。

随后小指月在小笔记本中记道：

《江西民间草药》记载，治风火眼痛，千里光二两，煎水熏洗。治脚趾间湿痒、肛门痒、阴道痒，千里光适量，煎水洗患处。

《江西草药》记载，治痈疽疮毒，鲜千里光一两，水煎服；另用鲜千里光适量，水煎外洗；再用鲜千里光适量，捣烂外敷。治烫火伤，千里光八份，白及二份，水煎浓汁外搽。

《浙江民间常用草药》记载，治阴囊流水奇痒，千里光捣烂，水煎去渣，再用文火煎成稠膏状，调乌桕油，涂患处。治疥疮肿毒，千里光水煎浓外敷，另取千里光一两，水煎服。

46、白蔹

◎带有秋金收敛的疮痈外用良药

爷爷说，最常见的敛疮生肌，有助于疮肿消脓长肉的是什么药呢？小指月说，白蔹和白及，特别是白蔹，能清热解毒，消痈散结，敛疮生肌。

《本草衍义》里说，白蔹、白及，古今服饵方中少有用者，多见于敛疮方中，二物多相须而行。所以《鸡峰普济方》中有个白蔹散，专主敛疮，用白蔹、白及、络石藤各半两，晒干打粉，洒在疮上。

爷爷又说，为什么叫白蔹呢？小指月说，采药时发现白蔹皮虽然赤黑，但肉却如同芍药，根如白芷，这是草木药中极善于收敛疮肿的，所以白蔹，顾名思义就是行秋金敛收之性，让疮肿结散毒清，肌肉收敛，得以生长。所以《本草经疏》称白蔹乃疗肿痈疽外用要药。

爷爷又说，指月，要多从草药的地方别名去思考，比如这白蔹又叫见肿消，为什么呢？小指月说，我明白了，各类无名肿痛或跌打损伤瘀肿，用这白蔹捣烂外敷，能够让疮肿收敛平复。外科方中有个治扭伤瘀肿方，就用两个白蔹，拌点食盐捣烂外敷。

爷爷又说，毕竟白蔹是清热解毒之品，所以阴疽疮疡塌陷不起的要少用。

小指月说，知道了，爷爷，像阴疽塌陷的，我们把它托扶起来都来不及，怎么会再用这些凉利药，把它消敛下去呢！

然后小指月在小笔记本中记道：

李东垣说，白蔹涂一切肿毒，敷疔疮。

《肘后备急方》记载，烫火灼烂，用白蔹粉敷之。

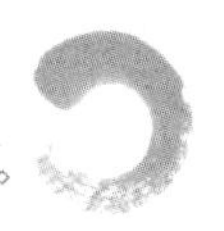

47、绿豆

◎解暑第一汤——绿豆汤

《遵生八笺》记载，绿豆汤解暑。绿豆淘净，下锅加水，大火一滚，取汤停冷色碧食之。如多滚则色浊，不堪食矣。

暑热炎炎，小指月从山下背药材回来，口中大渴，真希望有一碗清凉的汤水来解解渴。这念头才刚一动，他发现爷爷好像料定自己想要什么一样，一碗碧绿色的汤水被爷爷端了出来。小指月一看，高兴地叫道，解暑妙品绿豆汤，我的最爱，哈哈！爷爷还没把碗放在桌上，小指月就抢着迎上去，从爷爷手中端过来，咕咚咕咚，就边喝便嚼起来，一下子就喝光了大半碗，因喝得快，还被呛了几口，太爽口了，也不管那么多，一口气又把剩下的喝完。

爷爷说，慢点慢点，别呛着了。爷爷给你讲个故事。小指月说，真好喝啊！

爷爷说，你是想听故事，还是想继续喝绿豆汤呢？小指月说，都想。

爷爷说，以前有个旅客长途赶路，到了一家客栈，渴得要死，他就给老板娘要一碗水，老板娘把水倒好后，又顺便从旁边袋子里抓了一把麦壳子，丢在碗里，递给他喝。这旅客心中一阵怒火，我向你要碗水，你犯得着这样吗，不给水喝就算了，为什么还要这样捉弄人，把麦壳子丢到水里，这怎么喝呢？

但他看老板娘又没有瞧不起他的样子，便也不再问，反正过了这村就没这店，不喝又往哪里去找水喝呢？这样他边喝边用嘴吹开那些麦壳子，每次只能喝一小口，不能爽快地牛饮，不过还好有点耐心，过了一阵子，终于喝完解渴了。

这旅客愤愤不平地离开了，他心头一直记挂着这件事。后来有一次跟一个见多识广的朋友提起这件事。这个朋友竖起大拇指，说这家客栈的老板娘高明，这家客栈懂得医道。这旅客大惑不解。

小指月听到这里，也是大惑不解，把麦壳子丢在水里，让人不能痛快地喝水，而且水看起来也没那么干净了，还要边喝边吹，这样搞得人怪心烦的。凭什么说老板娘懂医道，又凭什么说这家客栈的待客之道高明呢？

这时爷爷笑笑说，你刚才没被呛坏吧？小指月似乎明白了点，但还是没想通。

这时爷爷接着说，这见多识广的朋友就对这旅客讲了这里头的道理。原来很多赶路的行人，或者心急的旅客，因为烦渴在喉，恨不得牛饮，一口气喝干，所以一不小心就会呛着，严重的呛伤了气管，或者咳伤了肺，这样就得不偿失了。另一方面，这凉冷之水一下灌到胃里，对胃不太好的人来说，又经过舟车劳顿，很容易就肚子痛，甚至会腹泻。第三方面，真正解渴的饮水之法是千口一杯饮，应该慢慢地去品，而不是大口地去吞。同样一杯水，慢慢地品，更能解烦渴，心急火燎地灌进去，就没什么感觉。比如瓢盆大雨只能把地面淋湿，不能滋润深处，水很快就流走了，而牛毛细雨却可以淋湿地面，滋润深处。所以真正饮水解渴之法，应该像喝茶那样去品。所以老板娘用这种方法，让焦急的旅客每次只能喝一小口，又得停下来把水面的麦壳吹走，这样无形中帮助焦急的旅客免除了很多喝伤、饮伤的病痛，使他们能够在旅途中保持一个健康的身体。

这旅客听后恍然大悟，觉得自己错怪了老板娘。看来很多无知便会造就偏见。

小指月听后，知道爷爷又在教育他，叫他即使行住坐卧，再饥再渴，饮食也要从容安详，不要焦急，这样才不会伤了身体。

小指月又说，爷爷，照这样说，解暑第一汤应该是绿豆汤了？爷爷说，没错，暑热炎炎，尿赤多汗，烦渴难忍，来碗绿豆汤，就可以清热消暑，通利小便，除烦止渴。所以绿豆汤乃暑热烦渴尿赤最好的食疗之品。

◎绿豆与扁平疣

有个 18 岁的中学生，几个月前，脸上忽然出现像小米粒那样的扁平状丘疹，到医院里去看，医生说是扁平疣。吃了半个月的抗病毒药物，丘疹数目非但没退，还与日俱增，脸上长得越来越多，都不敢上学了，同学们看到他都远离三尺。他父母便带他来找爷爷。

爷爷说，中医不管扁平疣，还是皮肤湿疹，身体里有湿热熏蒸，才会发出这种东西，如果湿热清解，从小便利出，这些东西就不会有了。于是爷爷便建议他每天熬上两碗绿豆汤，白天喝一次，睡前喝一次。

他们刚开始并不相信绿豆汤能够治好这么厉害的扁平疣。想不到最平常的食疗之品，却发挥着最神奇、令人难以相信的作用。喝了绿豆汤后，脸部的丘疹数目天天减少，喝了半个多月，脸部光洁，比以前的皮肤还好看。难怪《本草纲目》里记载，绿豆有清热解毒、滋养皮肤的功效。

小指月说，爷爷，为什么用这么平常的绿豆来治疗扁平疣呢？爷爷说，天下无神奇之法，只有平常之法。平常之品用到极处，便是神奇。

随后小指月在小笔记本中记道：

绿豆甘寒，善于清热解毒、利水除湿。扁平疣大都是风湿热之邪客于皮肤，

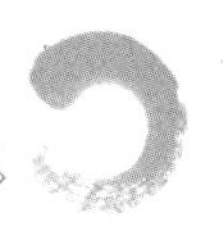

风热外束肺表，湿热内蒸脾胃，这样肌表湿毒留恋不去，便会长成各类疣体。用清热解毒之绿豆汤，直接导湿热下行，使这些病毒没有生长的环境，它们便纷纷消失了。中医不是去治病菌，而是治湿热的环境。湿热环境去，病菌自然去。所以有人用薏苡仁治扁平疣也有效果，这都是同样的道理。

《本草经疏》记载，绿豆甘寒，能除热下气解毒。阳明客热则发出风疹，以胃主肌肉，热极生风故也，解阳明之热，则风疹自除。胀满者，湿热侵于脾胃也，热气奔豚者，湿热客于肾经也，除湿则肿消，压热则气下，益脾胃而肾邪亦自平也。

◎解百毒的绿豆

《本草纲目》记载，绿豆解金石、砒霜、草木一切诸毒。

《本经逢原》记载，绿豆明目。解附子、砒石、诸石药毒。

今天有一个喝农药的病人。原来这个人家庭压力大，买股票又赔了钱，他还想再搏一把，就把自己的房子拿去抵押，最后连房子也赔进去了。他一时想不开，便喝了半瓶农药。家人看到后四处请人来急救。爷孙俩正好采药路过，听到惊呼声、哭泣声，连忙赶过来。一边叫大伙儿熬绿豆和甘草，一边把绿豆捣烂，用冷开水浸泡一下，过滤出碧绿色的汤汁，便往病人嘴里灌。刚开始很难灌下去，后来慢慢灌进去一些。幸好这人中毒不深，而且这农药毒性也不是太致命，这样咳嗽了几声，居然慢慢清醒了过来。那边已经把绿豆甘草汤熬好了，端过来后又让他喝下去，排了很多小便，整个人虽然没力气，但总算转危为安，捡回一条命来。

这人醒来后，还是很郁闷，说，为什么要救我呢？爷爷说，如果你走了，你把苦难都留给你的家人了。这人愣了，他以为自己走了，就一了百了。

他说，我现在压力这么大，这一败下来，怎么可能还爬得起来呢？爷爷指着庭院里草地上的一只屎壳虫，叫他看那屎壳虫。这屎壳虫推着一团比它还大几倍的庞然大物，真是使尽浑身解数，能用上的力气都用上了，终于推动了。这推动了还只是开始，后面还要推上坡，这挑战才大。这往前推的每一步都耗费了屎壳虫的九牛二虎之力。看来这屎壳虫虫小志气大，天生就是挑战困难极限的高手，它似乎压根儿不看前面的坡有多陡，只是一股劲地埋头努力往上推。

好不容易推到半坡，一个不小心，连虫带物都滑落下来，重重地栽了个大跟斗，大家都为它捏了把汗，以为它肯定会知难而退。想不到这屎壳虫非但没有丝毫退却之意，反而再接再厉，又推了起来。这次好不容易快推到坡顶了，由于这坡度实在太陡，一不小心又连虫带物滚了下来，所谓爬得高就摔得重，这下摔得

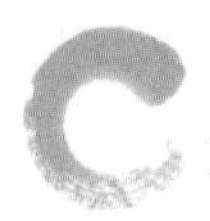

够呛，四脚朝天，好半天没动静。大家在想，这屎壳虫应该另外去找一块小一点的食物来推，殊不知屎壳虫就这股犟脾气，不达目的，誓不罢休，结果又重新推起来，经过多次的努力，终于把这东西推到窝里去了。

这个人看了后，似乎有所触动。爷爷说，物犹如此，人何以堪。只要有一线的生机，就要自强不息下去，人难道还比这昆虫脆弱？

这人听后幡然醒悟说，我明白了，老先生，我这是一时想不开，现在想开了。即使我没有了一切，我还有我的身体，有手有脚，还有我的家人，即使我所有东西没了，我还可以从头再来，重新开始。爷爷看后笑笑说，这屋里开始有了片阳光，年轻人不怕念起，只怕觉迟。你只要觉醒了，再做任何事情都不嫌迟；只要觉醒了，面对任何苦难，都可以解决它，攻克它！

随后小指月在小笔记本中记道：

《证治准绳》记载，绿豆甘寒，善解热毒，为附子、巴豆、砒霜等辛热毒烈之剂中毒及食物中毒等的解毒良药。可用生品研末加冷开水滤汁顿服，或浓煎频服，或配伍黄连、葛根、甘草同用，如绿豆饮。

《本草汇言》记载，治金石丹火药毒，并酒毒、烟毒、煤毒为病，绿豆一升，生捣末，豆腐浆二碗调服。一时无豆腐浆，用糯米泔顿服亦可。

《上海常用中草药》记载，解乌头毒，绿豆200克，生甘草100克，煎服。解附子、巴豆毒，可用绿豆200克，生甘草100克，煎汁候冷，频频饮服。

48、生地黄

◎水箱缺水车发热

《外台秘要》记载，骨蒸劳热，生地一斤，捣三度，绞汁尽，分再服。若利，即减之，以凉为度。

当今时代，物质生活越来越丰富。很多人追随着工作、生活的快节奏，为了所谓的事业而奋斗，熬夜成为常事，享受着丰富多彩的娱乐生活，大口喝酒，大口吃肉，好不快活，有些人还温饱思淫欲。看起来某些人的生活一派红红火火。

爷爷说，红红火火背后你看到什么？小指月说，火盛则伤精，红红火火背后燃烧的是人体的精油。

爷爷说，消耗身体的精油，会出现什么情况呢？小指月说，就像灯火燃烧灯油，就像汽车消耗汽油，就会蒸蒸发热。

爷爷说，发热是表象，里面阴油被燃烧是实质。小指月说，我知道了，治热不要只看到火盛去降火，还要看到水不足，要去滋养阴水。

这个货车司机有一份不错的收入，他帮建筑工地拉砖和沙子，活儿很多，白天干不完，夜里加班干，经常没法按时吃饭。有时他干脆不吃饭，把吃饭时间都用来拉货。这样收入翻倍，盖起了楼房，过上了在别人眼中很丰裕的生活。

这样一两年下来，还没觉得什么，就是偶尔容易上火，喉咙痛，几瓶凉茶灌下去就好些。第三年他发现，以前睡眠很好，现在干活再累，躺在床上也心烦热睡不着，隐隐感到好像骨头里都蒸热。他便找来竹篱茅舍。

爷爷看他双脉细数，明显阴虚劳热，又见舌红少苔，便笑笑说，你这好似阴虚火旺发热，不是一般凉茶清热药能把热退下来的。

这司机听后点点头说，没错，老先生你说对了，我就是反复喝凉茶没降下来才上你这里来。为什么我整晚都好像汽车那样，从里到外都发热呢？

爷爷笑笑说，汽车发热，你首先会看什么？这司机说，当然要看水箱了，水箱里的水不够，不能很好地散热，这发动机就会被烧坏。爷爷说，是啊，人体肾主水，当过度透支肾水，消耗肾精，劳累过度，暗耗阴血，肾水就会日日减少，肾水一减少，脏腑里的阳火得不到涵养，就会蒸蒸发热，晚上就没法睡好觉。

这司机一听，恍然大悟，说，是啊，我这几年就像上紧发条的钟表一样，压根儿没停下来，只有不断地加速前行，没有休止。爷爷说，你身体壮，说明你有资本，但有资本并不意味着可以肆无忌惮地消耗。生活要有张有弛才能幸福，工作要有松有紧才能快乐，身体要有动有静才能健康。

这司机听后若有所悟地点了点头。爷爷说，你想想，你也是开车的人，长途车能一直开下去吗，高速路上每隔不远为什么要设服务休息区？

这司机说，人疲累了可以松口气，即使人不松口气，也要给汽车加加水，补补油，散散热，没完没了地开下去，伤人又伤车。爷爷点点头说，赚钱不是人生的第一位，要保证身心健康，然后再去赚钱。就像你开长途车一样，先要保证车子不要被烧坏，人不要疲劳驾驶，这样不出事故，便是最大的收入。

这司机听后，恍然大悟，说，老先生，我知道了，我回去后一定注意休息，不能再这么拼命了。再这样长期透支下去，再壮的身体也会吃不消啊！

爷爷听后点点头，知道他找到了阴虚劳热的真正原因。然后叫他用生地黄煎汤服，单味生地黄，重用 100 克。喝了 3 天，烦热解，骨蒸劳热消失，安然入睡。

小指月说，爷爷，这生地黄怎么滋阴补水这么快啊？爷爷说，生地黄又叫什

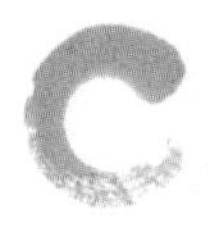

么呢？小指月说，叫地髓。

爷爷说，没错，是土地的精髓。凡是种过生地黄的地方，3 年中不能够再种。

小指月说，这是为什么呢？爷爷说，这块土地的精髓都被地黄吸纳了，所以得用两三年时间来恢复土气。

小指月说，我明白了，肾主骨生髓，又主水，这地黄地髓，就直接补益肾中精髓，对于身体长期劳伤，阴水不足，热火上炎的，这生地黄直接滋阴降火，把人体的阴精水液补足，这样一派炎炎上蒸的火热之象就退掉了。

爷爷笑笑说，水箱缺水车发热，把水加够，蒸蒸发热就减轻了。人体长时间没完没了地干活，又不能得到充足的休息，就会心中烦热，腰酸，肾水不足。这时不是去清火泻火，而是要懂得休息，肾水一养足，烦热骨蒸之象就像退潮一样退下去了。随后小指月在小笔记本中记道：

《本草乘雅半偈》记载，种植地黄之后，其土便苦，次年只可种牛膝，再二年可种山药，足十年土味转甜，始可复种地黄，否则味苦形瘦，不堪药也。

◎增水行舟之大义

《张氏医通》记载，失血后烦渴，大便不通，一味生地黄捣汁服之。若血枯燥竭，用熟地黄蜜煎常服，或熬膏亦佳。

有个计程车司机，长期疲劳驾驶，一次跟货车相撞，大出血，腿骨骨折，血虽然止住了，骨折也复位了，身体也在慢慢康复之中。唯独遗留一个问题，就是经常心烦口渴，大便不通，三五天一行，有时不用开塞露就排不出大便。

他便找来竹篱茅舍。爷爷看后，跟指月说，为什么很多交通事故或手术，或骨折、脚崴伤的病人，他们大都伴随大便干燥难通？

小指月说，是啊，我也发现这一现象。所以很多跌打损伤的名方里都会加一味大黄，一方面为活血化瘀而设，另一方面还可以让大便通畅，推陈出新，有助于伤后修复，比如复元活血汤。

爷爷说，伤后出血必伴随血虚，伤患处需要大量津液去修复，必定伴随津液不足，五脏六腑都要向胃肠要气血津液，特别是伤后修复，这种气血津液的需求量就大为增加。于是脏腑便拼命地向肠胃索取津血，这样肠胃津血很容易就干涸了，津干就容易向上化燥烦渴，向下大便不通，艰涩难行。

小指月说，爷爷，我还想到一点，液为血之余，津液是气血多余后化生的，当气血不充足时肠道就不可能有多余的津液。爷爷点点头说，所以大出血后，不

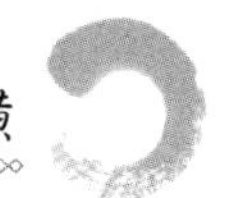

要说肠道气血不足，周身气血都显得缺乏，这样肠道就更加干涸了。所以伤后的病人应该多喝些汤粥之品，来补充缺失的津液。

小指月说，爷爷，这病人心烦口渴，大便不通，也是伤后失血，骨折修复，从气血津液辨证看来，他这身体应该是失去水液的濡养，津液不足所致。

爷爷点点头说，没错，哪味药大补阴水，清热生津，解除烦渴？小指月说，肾者主水，受五脏六腑之精而藏之。肾水充足，五脏水液都充足。一味地黄饮，专滋养五脏六腑津水。《医学启源》说，地黄饮内专凉血滋阴，外润皮肤荣泽。

爷爷说，就用一味生地黄捣汁服用。这计程车司机第一天吃后烦渴就减，第二天大便顺畅，神清气爽，以后每天大便都通畅，身体恢复正常。

爷爷说，其实用地黄非独为增水行舟、滋润大便而设。小指月说，那还有什么道理呢？

爷爷说，你看《神农本草经》中怎么说地黄的？小指月说，《神农本草经》记载，地黄主折跌绝筋，伤中，主血痹，添骨髓，长肌肉。

爷爷说，你看，为什么伤科修复往往少不了地黄，它能从骨髓里头，长到外面筋脉、肌肉，甚至皮肤，由里到外，把津水补足后，血脉通畅，痹痛消除，局部修复加快。

小指月点点头说，我明白了，爷爷，这主血痹和主肠道秘结是一个道理。

爷爷说，是什么道理呢？小指月说，是增水行舟的道理。

爷爷说，何以见得呢？小指月说，你可以把肠道秘结看成舟，也可以把血脉瘀堵这些血瘀块看成舟，只要把阴水补足，不仅肠道通畅，血脉也通畅，这些代谢产物或病理产物，都纷纷像河里的船只或垃圾一样被水冲走了。

爷爷哈哈一笑说，这样想倒有点新意。这样增水行舟，不独增肠道水，行大便之搁浅，更能够增血脉里的阴血津液，来行血脉经络里的血瘀滞塞。这样你就懂得四物汤为何成为血家百病共同推崇的方子，里头用到地黄的道理也洞然明了。

小指月又说，爷爷，《名医别录》里确实说生地黄可以通脉散血，《本经逢原》里又说，生地黄能统领它药，共奏破宿生新之功。

爷爷点点头说，人体气血能够得以鼓动，必须依赖阴津作为资粮。汽车能够跑起来，必依赖汽油作为燃料。地黄滋补肾阴，补充燃料，则一身之活力因此而振奋，百脉之动力因此而加强。如同河流水足，自然血脉通利，邪去正安。

小指月高兴地说，爷爷，这才是增水行舟的大意，而仅仅把增水行舟只用于大便不通，这就小看了增水行舟大法。河流通畅，不仅垃圾被冲走，所有泥沙瘀堵、舟船都通通能冲开。人体津液充足，不仅大便润通，周身百脉、五脏六腑皆得到灌通，如此循环不已，生生不息。

然后小指月在小笔记本中记道：

梁庆森经验：猪蹄生地汤治便秘。梁氏得一民间验方猪蹄生地汤，经多位便秘病人服后效果满意。取猪蹄一个斩碎，入锅煎至快熟透时，加入生地黄 50～60 克，再煎沸 20 分钟左右，加盐少许，喝汤吃猪蹄，每天分 2 次吃完。一般服 1～2 天可愈。服后感药效不高时，可适当增加生地黄分量，或再加玄参 10 克。对于久患便秘而体虚者，此方再加熟地黄 6～9 克，以防腹泻。猪蹄生地汤，不论寒热虚实，统治一切便秘症，男女老小皆宜。方内生地黄性寒味甘，滋阴清热凉血，导肠胃之郁火而不伤正，配以猪蹄扶正润肠，故大便自通。

◎重用生地黄治阴虚阳狂

《金匮要略》记载，防己地黄汤，治病如狂状，妄行，独语不休，无寒热，脉浮。

有个读书人，喜好深思，但长期用脑过度，神不守舍。有一次受了点精神刺激，烦躁不眠，兴奋异常，自己控制不住自己，喃喃自语，说话声音忽高忽低。医院诊断为“精神病”，服用氯丙嗪等控制精神药。一旦不服，烦躁难安，诸症蜂起。给他吃药，他就说，我没病，为什么要吃药呢？你们有病才要吃药。甚至把药片丢在地上，拼命用脚去踩。

家人看了非常担忧，于是家人带他一起来找爷爷，还故意骗他说，找中医调调胃口，这样吃饭香些。他才肯一起来。

爷爷说，脉弦细而数，舌红少苔，大便又干结，这是什么证呢？

小指月说，阴虚阳亢，肝郁气滞。爷爷点点头说，阴虚则脉细，阳亢则脉数，弦主肝胆病，肝郁气滞，那该怎么办呢？

小指月说，应该滋阴潜阳。爷爷说，为什么呢？小指月说，《内经》说，阴不胜其阳，则脉流薄疾，并乃狂。又说，阳盛不能入阴，阴虚故目不瞑。

爷爷点点头说，那就用防己地黄汤，重用地黄，清热养阴，寒降阳亢。防己地黄汤治癫狂，语无伦次，烦躁不眠，属于阴虚阳亢的，地黄的用量必须要大。取它量大能滋阴清热，引亢阳能下收之意。这样阳潜于下，精神就不会狂躁。

这读书人吃了几剂后，很快能够安睡，睡眠好了，精神就不浮躁了，大便也通畅了，胃口很快就开了。然后又调了几次方子，并叫他少钻到书堆里过用心脑，最好把书本抛掉，这样身体才慢慢恢复过来。

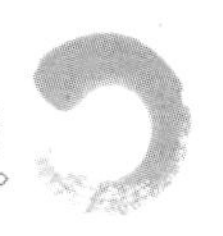

家人都非常不解，都以为读书是一种优秀的品质，很多父母想尽招法让孩子多读书，哪有医生劝病人少读书，甚至把书丢掉呢？

爷爷笑笑说，读书也要因人而异，凡事都有个度。饭吃多了会伤脾胃，水喝多了会伤肾。读书如果过度了，会暗耗心血。心为五脏六腑之大主，专门控制周身的元神所在。小指月说，我明白了，心动则五脏六腑皆摇。

爷爷又说，心为什么会像地震那样波动呢？因为思虑过度，劳伤心脾，暗耗阴血，心失所养。失去阴血的滋养，人的精神就会容易失控。所以身体差时要锻炼身体，而不是拼命地读书消耗。没有强大的身体后盾，革命都没有本钱，何况是读书呢？这家人听后都点点头。

爷爷说，像这种思虑过度、劳伤阴血之人，导致神志失控，要当成虚劳看待，虚劳就有虚劳的保养之法。

然后小指月便找出明朝名医汪绮石所著的《理虚元鉴》，书里有段话："如初发病尚轻浅，亦有不药而但以静养安乐而自愈。稍重者，治需百日或一年，煎百剂……便可断除病根。至于再发便须三年为期。此三年间，起于色者节欲，起于气者慎怒，起于文艺者抛书，起于劳倦者安逸，起于忧思者遣怀，起于悲观者达观，如是方得除根。至于三发，则不可救矣。"

起于文艺者抛书，原来爷爷不是无中生有，而是言出有据。然后小指月在小笔记本中记道：

《本经逢原》记载，干地黄，内专凉血滋阴，外润皮肤荣泽，病人虚而有热者宜加用之。戴元礼曰：阴微阳盛，相火炽强，来乘阴位，日渐煎熬，阴虚火旺之症，宜生地黄以滋阴退阳。浙产者，专于凉血润燥，病人元气本亏，因热邪闭结，而舌干焦黑，大小便秘，不胜攻下者，用此于清热药中，通其秘结最佳，以其有润燥之功，而无滋腻之患也。

◎地黄拾珍

黄继祖经验

曾治一妇，吾妹之乡邻也。全身瘙痒，不红不肿，无疹无斑，屡治罔效。吾思风则肿、热则红，今无疹无斑，恐为内虚，试令其以生地黄煲瘦肉，不拘其量，或以作汤或以佐膳。越一月，来函致谢，并谓按尊法服后，今已瘙痒全无矣。

指月按：血脉经络不通会痒，所以搔之即通，便感舒服；不荣也会痒，气血不能充分供应局部，身体也会通过痒来发出信号自救。而不红不肿的痒大都属于局部得不到滋养，重用生地黄滋阴，作为食疗，令血脉充盈，其痒自息。

李灿辉经验

师授镇衄汤方，专治阴虚诸衄，颇有良验。镇衄汤方由生地黄 30 克、桑白皮 30 克、白茅根 30 克、党参 10 克组成。本方药味少而量大力专，功能滋阴降火，清热凉血。可加入三七粉、阿胶、牡丹皮、赤芍等药，可加强滋阴凉血之功及活血止血之效，使新衄不起，旧衄得除。故鼻衄、齿衄、目衄、耳衄、舌衄、唇衄、肌衄、乳衄、脐衄、腰衄、诸经吐衄等属脏腑阴虚者，用之无不效验。

指月按：阴虚火旺、血溢脉外或血热妄行者，重用生地黄以滋其阴，又能凉血不妄动，用桑白皮、白茅根，二白能降金，正如天气炎热，降一场甘霖雨露，热势下停，则血不外越妄行，配党参益气统脾，使脾能统血。

王子坪经验 生地黄治热痹

生地黄治热痹，早在《圣济总录》里就指出，风寒湿痹之外，另立热痹一门，治疗上多用生地黄、石膏、大黄之类。姜春华指出："痹证见急性发作、见红肿热甚为热痹""治疗用生地黄为主，每次 50～150 克。"几年来大剂量生地黄用于治疗热痹，收效颇佳。

指月按：《神农本草经》记载"地黄除痹"，由于地黄甘、苦、寒，能滋阴清热，凉血消肿，所以它除的必是热痹为主，或者局部经脉不通，痹痛化热。这种热痹，一般局部红肿热痛，病势较急。生地黄量大方能建功，每每配进忍冬藤 30～60 克，更能加强除热痹通络止痛之效。

刘炳凡经验 重用生地黄治疗虚狂

赵某，男，40 岁。临湘人。因受刺激患精神病，虚性兴奋，语言失常，目不交睫，烦躁不眠。当地医院诊断为"精神病"，服氯丙嗪等药，始终不效，乃专程监护来长沙就诊。虽呆视而目光炯炯，食少便结，舌红无苔而干，脉弦细而数。属思虑过度，阴虚阳亢所致，治以滋阴潜阳。药用：制何首乌 24 克，丹参 20 克，生地黄 30 克，白芍 15 克，怀山药 15 克，女贞子 18 克，墨旱莲 12 克，龟甲 15 克，龙齿 15 克，生牡蛎 15 克，甘草 6 克，龙眼肉 15 克，大枣 5 个，炙远志 3 克，石菖蒲 3 克。服上方 7 剂，夜能入睡 3 小时，便通，思食。原方继服 20 剂，症状逐渐消失，能睡 7 小时，语言对答不误，食纳增加，握手称谢，带药回乡。即原方以生地黄易熟地黄，再服 10 剂，已举止正常。因思眠食获安则病不反复，乃予叶氏养胃汤善后。休息 1 个月后已上班工作。

指月按：《内经》说："阴不胜其阳，则脉流薄疾，并乃狂""阳盛不能入阴，

阴虚故目不瞑。”可见阴不涵阳，就容易焦虑躁狂，失眠难安。正如池塘里水少了，鱼就纷纷跳出水面，躁而不宁。人也一样，当真阴亏少，必定阳亢为患，所以峻补真阴，重用生地黄，直接生肾水，便可涵养其阳，乃治其狂。故张仲景防己地黄汤重用生地黄“治病如狂状，妄行，独语不休”便是此理。

49、玄参

◎风热头痛从哪里来的呢

甄权说，玄参主热风头痛。小指月看了下中药书，发现并无这种功效，也不知道这里头的机制何在。

正好有个妇人，头痛烦热，游走不定，爷爷叫她指出具体哪个地方疼痛。这妇人说，好像有时左边，有时右边。

爷爷问小指月，这是为什么呢？小指月说，这是风，风者善行而数变也。

爷爷又问，晚上睡觉怎么样啊？这妇人说，经常渴醒，烦热，喝水也不解渴。

爷爷说，这是为什么呢？小指月说，热盛伤津，烦渴欲饮。

爷爷又问，大便怎么样呢？这妇人说，有时一两天，有时两三天，比较干。

爷爷又说，为何大便干结？小指月说，津伤便结。

然后爷爷就说，风热头痛，单味玄参50克。这妇人煎服了一次，头痛就减半，大便畅通，服了三次后，未再头痛，晚上也没有再渴醒，睡得非常好。

小指月就不解地说，爷爷，明明有风，你不用风药荆芥、防风之品，明明是头痛，头痛离不开川芎，你又没用川芎，明明是失眠烦躁睡不着，你没用一味酸枣仁、合欢皮这些安神助眠的药。

爷爷笑了笑说，这是什么头痛呢？小指月说，是风热头痛啊，肯定没有错，按道理最起码要用些治风热头痛的菊花、蔓荆子之类的药啊！

爷爷接着说，如果纯是外感风热头痛，一剂银翘散就搞定了。小指月说，难道风热还有内生的吗？

这时爷爷没有正面回答指月，他叫小指月往窗外望，看着那草木摇摆的样子，便问，指月，你看到什么了？小指月说，我看到了树枝在摇动。

爷爷又说，树枝为什么摇动？小指月说，因为有风。

爷爷又说，风从哪里来的呢？小指月说，风为阳邪，阳主动，阳主热，中医说热极生风，应该是热气起来后，才鼓动风的流通，就像电风扇，如果没有电是

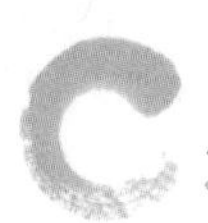

鼓不起来风的。

爷爷点点头说，那热又从哪里来的呢，为什么热火会蒸蒸往上走呢？小指月说，阴阳是对立统一的，它们相互平衡，如果一方面不足，就会引起另一方面的亢盛，就像天平一样，两边要平衡，才能阴平阳秘，精神乃治。如果一边失去平衡，另一边肯定翘起来。

爷爷又说，那是什么失去平衡导致热火上蒸呢？小指月说，热火属于阳，阳火上达，必因为下面的阴水镇不住，所以阴液亏乏，才会化燥上火，火性上炎，一派热盛，便容易鼓动风。就像烧柴时，还没点火的时候，柴灶下纹丝不动，火一点，热一起来，周围空气就流动得快，开始生风了。

爷爷笑笑说，那你怎么知道她阴水不足呢？小指月说，口总烦渴干燥，大便干结难通，都是缺乏阴水滋养的表现。喝水又不解渴，津伤得比较厉害。

爷爷说，那这时该用什么药呢？既能够滋阴水，又能够润肠便，还能够化燥渴，最好还可以把上面浮游升散的风火给引下来。这时小指月一拍脑袋说，爷爷，不用说了，我全明白了，我知道为什么一味玄参可以治风热头痛了。

爷爷说，那说来听听。小指月说，头痛，耳鸣，九窍不利，肠胃之所生也，这是《内经》里说的。

爷爷说，头痛怎么又扯到肠胃去了呢？小指月说，我看爷爷问她大便怎么样，她说大便干结，现在再想爷爷用玄参的道理，我就想通了。

爷爷说，你想通什么了？小指月说，玄参色黑多汁，能滋阴养肾，苦咸微寒，可以降火热下行。这样肾中阴水得到滋养，阳火就跑不上来，再加上这些火热得到清降，就不会出现热盛生风之象。不生风了，这风热就不能上扰头目，风热不上扰头目，自然忽左忽右、游移不定的头痛烦热都消失了。

爷爷听后笑笑说，《神农本草经百种录》说，玄参色黑属肾而性寒，故能除肾浮游上升之火，又由于它多汁，能够滋润肠道干结之便秘。你能读懂这句话吗？

小指月说，我现在读明白了。玄参治干结便秘是增水行舟，它除肾中浮游上升之火热，是滋阴涵阳，只要阳不亢，不化风，头痛自然消除。而且大便润通，风火也会下来，这叫上病下取。所以爷爷不用一味风药，却治好了风热头痛，就像不用一味平肝降压之药，通过滋阴养肾，却可以治疗阴虚阳亢之高血压。

这时爷爷说，没错，指月，学医就要善于刨根问底，透过现象看本质。《伤寒论》教我们要见病知源，《内经》示后世以法度要治病必求于本，本立则道生。

随后小指月马上在小笔记本中记道：

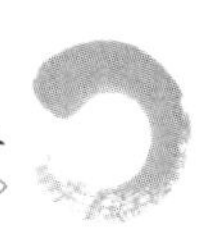

彭静山经验：一味玄参治风热头痛。玄参性寒，入心、胃、肺、肾经，能清热滋阴，泻火解毒。既可祛外感之风，又可祛内脏之热，寒而能补。玄参一味，每取50克，煎浓汁500毫升温饮，一次内服，对风热头痛，屡用皆效。卢长澜医师从1990年始用彭静山老师的一味玄参治风热头痛方，在临床中试用治疗50例均获良效。

蒋某，女，35岁。1990年3月20日诊。病人3月15日以头痛、鼻衄、小便黄、大便结来我所就诊，以安痛定肌内注射，口服APC、穿心莲等药效果不佳。3月20日上午8时又来就诊，病人觉头痛如裂，发热，口渴，欲饮凉水，舌尖红苔黄，脉浮数。用玄参60克，煎浓汁500毫升，温饮，每日3次。晚上病人前来告症状基本消失。

王某，男，30岁，干部。于1990年7月发病，以头痛、发热、咳嗽、咽喉痛就诊，经对症治疗症状减轻，但1个月多来头痛时作，近期头痛加重，夜做恶梦，失眠，口苦口干，口腔溃疡，小便黄。于1990年9月3日来就诊，舌苔黄，脉细数有力。玄参60克，煎汁500毫升，温饮，2天而愈。

玄参既可祛外感之风，亦可去内脏之热，寒而能补。张氏等用单味中药玄参50～60克，水煎浓汁500～600毫升温饮，一次内服，治疗风热头痛多例，屡用皆效。

◎瘰疬是什么

《名医别录》记载，玄参能止烦渴，散颈下结核、痈肿。

《医学心悟》记载，消瘰丸治瘰疬初起，玄参（蒸）、牡蛎（醋煅，研）、浙贝母（去心，蒸）各四两，共为末，炼蜜为丸，每服三钱，开水下，日二服。

这个病人颈下一粒粒的淋巴结核，心烦口渴。他说，大夫，我这脖子下的包块是什么呢？爷爷说，在中医看来是痰结。

这病人不解地问，痰？我平时很少吐痰啊，好像没什么痰，怎么有痰结呢？

爷爷便跟他解释说，身体的痰是津液所化，分为有形之痰和无形之痰，能够咳吐出来的是明显看得见的痰，体内还有很多咳吐不出来的黏痰胶痰，附着在脏腑经络，成为包块。他听后点点头说，那为什么这痰会在脖子上长成包块呢？

爷爷说，痰随气升降，无处不到。气火往上冲的人，脖子容易得炎症或包块。这人听后，点点头说，我平时是比较着急，比较容易发脾气。

爷爷说，你看熬粥的时候用猛火急火，清粥很快就被炼化成黏稠的浆液，甚

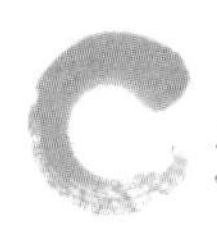

至最后板结成块状的饭团。

小指月说，爷爷意思是人体津液应该像清粥那样流通，如果经常生气着急上火，津液就会黏稠，对应人体血脉的话，血液黏稠度就高，就容易多痰。如果再不注意养生，仍然熬夜、发脾气，吃辛辣烧烤，这样进一步加把火，黏稠的津液就会开始变成瘀血痰浊，痰瘀交阻，就会板结成像饭团那样的包块。

这病人听后，觉得中医把病理机制说得很通俗易懂。然后爷爷说，这颈下结核该怎么去解散呢？小指月说，就用爷爷常用的消瘰丸。

爷爷点点头说，这脉势数热，也符合消瘰丸的治疗范畴。这样玄参、浙贝母、牡蛎三味药组成的消瘰丸就开出来了。

这病人吃了 5 天，就感觉咽喉部的包结软化了、松动了，吃到第十天，肿痛感完全消失了，咽喉部也摸不到明显突起的包状物了。而且这段时间也听从爷爷的建议，有意识地早睡，少发脾气，少着急。这样气降痰火自然往下导，包块渐消，再配上这消瘰疬痰结的药物，疾病就像抽丝剥茧那样慢慢地消退了。

小指月说，为什么仅用三味药的消瘰丸，就把这看得见的包块消退了呢？爷爷说，你都已经知道了这痰核瘰疬是痰火搏结的产物，知道了疾病形成的机制，药理作用也应该能够明白。

小指月说，牡蛎可以软坚散结，浙贝母可以清热化痰，玄参可以滋阴降火。爷爷说，这就行了，就这样痰火结块还不散掉吗？

小指月说，怎么散掉的呢？爷爷说，你看玄参，它一方面滋阴增水，凡黏稠的东西，必须要靠水才能够稀释，包括黏稠的瘀血、黏稠的痰结。黏稠的粥，加了水就清稀了。小指月点点头。

爷爷又说，但仅去稀释，只是治其标，你还要撤火，才能疗其本。小指月说，撤火，难道用玄参来泻火解毒？

爷爷说，玄参除了味甘多汁液、可以滋阴外，它还苦微寒，可以清热泻火解毒，把下面的火调小，锅中的津液就不容易被火炼化得黏稠。

小指月说，我明白了，《药性赋》里说，玄参治结热毒痈，清利咽膈。《药性本草》说，玄参可以散瘿瘤瘰疬。原来是一边通过滋阴，一边通过降火啊！

爷爷听后笑笑说，这还不够，滋阴降火的药很多，像生地黄、墨旱莲、女贞子都可以，为什么不选它们而选玄参呢？小指月就想不明白了。

爷爷说，玄参还带有一股咸味，咸能软坚散结，它可以软化痰火坚结的瘰疬、项下结核，这是一般滋阴降火药所难以企及的。小指月听后才真正明白了，原来

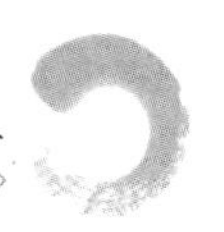

如此，这样配上浙贝母和牡蛎，软散坚结的功力就更强了。

爷爷点点头说，这消瘰丸降火化痰、软坚散结，再往体内一增液，局部的痰结包块就很容易软化消散。只要疾病初起，病情不太重，用了这汤药，多能迅速取得疗效。如果疾病日久，就要加些扶正之品，毕竟久病伤正，扶足正气，才能够真正把积聚磨化，元气足则包块瘰疬自化。

小指月听后，掌握了瘰疬的形成机制，知道它怎么形成的，也就知道为何含有玄参的消瘰丸能把这颈下的结核消散掉。

然后小指月在小笔记本中记道：

《本草纲目》记载，肾水受伤，真阴失守，孤阳无根，发为火病，法宜壮水以制火，故玄参与地黄同功。其消瘰疬亦是散火，刘守真言结核是火病。

《本草正》记载，玄参，此物味苦而甘，苦能清火，甘能滋阴，以其味甘，故降性亦缓。《本草》言其唯入肾经，而不知其尤走肺脏，故能退无根浮游之火，散周身痰结热痈。

◎玄参拾珍

成荣生经验　重用玄参治疗产后发热

王某，女，32岁。产后发热3天。病人于3天前顺产一女婴，后出现发热，伴小腹隐痛，恶露色紫暗有块、无异味，多汗，咽干，便秘，尿黄。舌暗红，苔薄黄。其余未见异常。诊断：产后发热。处方：玄参100克，当归30克，川芎6克，桃仁6克，生甘草6克，蒲黄10克，五灵脂10克，水煎频饮。1剂后体温即降至正常，原方继服1剂愈，追访无复发。

指月按：《医学衷中参西录》说玄参性凉而不寒，又善滋阴，且兼有补性，故产后血虚生热及产后寒温诸症、热入阳明者，用之最宜。张锡纯治产后外感实热，其重者用白虎加人参汤，以玄参代方中知母；其轻者用自拟滋阴清胃汤，亦可治愈。诚以产后忌用凉药，而既有外感实热，又不得不以凉药清之，唯石膏与玄参，《神农本草经》皆明载治产乳，故敢放胆用之。然用石膏又必加人参以辅之，又不敢与知母并用，至滋阴清胃汤中重用玄参，亦必以四物汤中归、芍辅之，此所谓小心、放胆并行不悖也。

罗新南经验　玄参治疗眼底出血

刘某，男，32岁。眼底多次出血，只能看到一米左右距离的人或物的形状。经多次消炎止血治疗，效果不理想。后求诊于中医，辨其舌红，脉沉弦，乃阴虚有热，经脉瘀堵。处方：独活 15 克，骨碎补 10 克，玄参 60 克。服药 3 剂后，视力明显改善，在一米的距离内可以看出物品。守方继服 20 剂后，视力恢复。

指月按：《神农本草经》称玄参能明目，因为玄参通过壮水可以涵木，而肝又开窍于目，目能观天地，是因为肾水充足，诚如灯盏明亮是因为灯油丰富。所以过用眼目，容易导致阴液亏耗，火热上扰，灼伤脉络，而致眼目充血，甚则出血。耗伤之阴血宜滋养之，有余之出血宜消散之，所以用补肝肾，配合疏散伏风之法，有助于眼部出血恢复。

50、牡丹皮

◎女人斑与洗杯子

《诸证辨疑》记载，治妇人恶血攻聚上面，多怒，牡丹皮半两，干漆（烧烟尽）半两，水二盅，煎一盅服。

有个妇人，40 岁不到，脸上长了很多斑。每次跟老公吵架后，脸上的斑就加重，这几个月月经量也越来越少。本来月经来 5 天的，现在 3 天就没有了，腰也酸，心也烦，晚上还睡不着觉，这样脸上的斑色就越来越深。她上美容院做了半个多月的面部美容，脸上的斑虽然浅了些，但还隐隐可见。于是她找到了爷爷。

爷爷说，指月啊，为什么脸上的斑做了这么多次美容也没能退掉呢？指月说，五脏六腑的气血都上于面，所以脸上长的斑是五脏六腑失调的反应，不单纯是脸上的问题。

这妇人听后也点点头，确实她脸上以前没长过斑，这一两年来不是乳腺增生，就是胃痛，反正不舒服的事情一个接一个，这斑才慢慢长出来的。

她说，大夫，这斑要怎么样才能清除掉呢？爷爷说，你看这个杯子如果脏了，你说要洗外面的杯壁，还是要洗杯子内壁呢？

这妇人说，当然要里外一起洗，这样才能洗干净，洗得透明啊！爷爷笑笑说，没错，你现在天天洗脸，做美容，外面洗的功夫已经够了，现在就差从里面洗了。

这种说法真有意思，让人一听就懂。这妇人笑笑说，是这样的，我还从来没听说过要从里面洗斑的，怎么洗呢？

爷爷说，第一要清淡饮食，第二要少发脾气，第三就要吃活血化瘀的药了。她说，清淡饮食我做得到，可这脾气江山易改，本性难移，估计做不到啊。

爷爷说，你脸上的斑，其实在中医看来就是肝斑。你双关脉弦硬带数，脾气

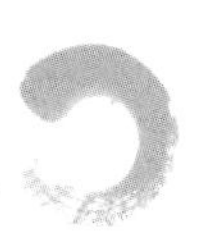

刚得很，不大服人，所以肝郁化火，伤了肾水。化火的话，心中经常烦躁，火热扰心就失眠，火伤津液就口干渴；伤了肾水，就容易腰酸，平时月经量少，严重的还会闭经。这妇人听后点点头说，是这样的，我苦恼的就是你说的这些问题。

爷爷说，你如果不改改脾气，将来苦恼的事情会更多。这妇人听后，点点头，确实她也意识到，每发一次脾气，几天都平复不了，饭也吃不香，觉也睡不好，看来真的要好好改改脾气了。

人就是这样，不到病痛危难关头，都很难真正反思、反省自己的不是。

然后爷爷说，指月，有哪个汤方，既能理肝血，也能补肾水？小指月说，当然是妇科第一方——四物汤了。妇人百病此方宗。

爷爷说，单四物汤还不够，虽然能活血祛斑，滋养肾水，除腰脊痛，治月经量少。但这气郁化火之象还缺乏一味药去解决，如果不解决气郁化火，她这心烦口渴、失眠急躁就很难平复下来。

小指月说，既要能够解除气郁，又要能够清热凉血降火，这样的药应该既带有辛散的味道，又还可以苦寒凉降，有了，爷爷，就牡丹皮这味药!

爷爷说，没错，牡丹皮就是牡丹的根皮，以香气浓郁者为佳。这牡丹皮辛散之气可以冲开郁滞，而味苦微寒之性却可以降火凉血热，这样郁结化火之象单凭牡丹皮一味药就能解开了。

小指月马上写上四物汤加牡丹皮。这妇人服完 5 剂后，脸上的斑消得干干净净，月经量也比以前多了。真是血化下行不作劳，这身上的瘀血被四物汤化开，气热被牡丹皮凉降，这样降本流末，所以晚上烦热消除，口渴得解，睡眠安稳。

然后小指月在小笔记本中写道：

《本草汇言》记载，牡丹皮气香味辛，可以调气而行血，又味苦性凉，可以下气而降火，这样就可以推陈血而致新血，所以甄权方治女人血因热而将枯，腰脊疼痛，夜热烦渴，用四物汤重加牡丹皮最验，又可以治相火攻冲，阴虚发热。

◎痈疮是怎么形成的

《本草经疏》记载，痈疮者，热壅血瘀而成也。丹皮凉血行血，故疗痈疮。辛能散血，苦能泻热，故能除血分邪气及癥坚瘀血留舍肠胃。

有个病人大腿上长了个核桃大小的疮，红肿热痛，疮口迟迟愈合不了。爷爷说，你就用牡丹皮打粉，每天服用吧。吃了一个多星期，疮居然消散平复，疮口也收敛了。如此简单的一味药，把这快一个月的疮就这么治好了。

小指月说，爷爷，你为什么不用蒲公英、马齿苋这些清热解毒的药呢？

爷爷说，痈疮是怎么形成的呢？小指月说，痈疮者，热壅血瘀而成也。

爷爷说，像蒲公英、马齿苋可以很快地解除热痈，可如果血分有瘀堵，日久不散，它们就难以把这瘀堵化开。这痈疮日久，就是一团血水包着热火，所以既要选一味药能辛散行血，把瘀滞壅阻之证解散开，又要能够把热火伏降下来，你说是什么药呢？

小指月说，就是爷爷用的牡丹皮。牡丹皮香气浓郁，可以调气行血，解开气壅血瘀，而牡丹皮性是凉的，味是苦的，凉能降热，苦能泻火，所以血分中热火，牡丹皮能降泻下来，痈疮里的毒热就可以清解。

然后爷爷说，没错，《本草经疏》说，血中伏火非丹皮不除。因为牡丹皮辛可以散血中瘀结，苦可以凉降血中热火，所以牡丹皮乃凉血散血之要药也，正符合热壅血瘀的疮痈本质。

小指月说，爷爷，我明白了，难怪内脏的疮痈，如肠痈，张仲景用大黄牡丹皮汤，而腰肾中的郁火，张仲景肾气丸中用牡丹皮，当然还有治疗妇人子宫肌瘤的桂枝茯苓丸里也用到牡丹皮，来透散包块里的伏火，还有后世治疗肝中血瘀化火用的丹栀逍遥散，这里头也用到牡丹皮，这都是利用牡丹皮既能消散气滞血壅，又可以清降血中热火的功用。随后小指月在小笔记本中记道：

《补缺肘后方》记载，丹皮治下部生疮，已决洞者，牡丹方寸匕，日三服。

《滇南本草》记载，丹皮破血行（血），消癥瘕之疾（丹皮行血散血），除血分之热（丹皮凉血）。

◎牡丹皮在跌打损伤中的应用

《日华子本草》记载，丹皮消仆损瘀血。

一个学生在打网球时不小心摔倒，把手腕给伤了，局部血肿乌青，疼痛难忍，而且伤处有蒸蒸发热之感。

爷爷说，只要没有骨折，这血肿很快就可以消散，就用我们的腕伤散吧。然后小指月把专门治疗手腕损伤血肿的腕伤散拿出一包，给他带回去用酒送服。

这腕伤散由虻虫配合牡丹皮两味药组成。这学生吃了几天腕伤散，不仅手腕部不痛了，乌青的血肿也消退了，局部红肿热感随着也好了。

小指月说，爷爷，我知道为什么要用这虫类药虻虫。爷爷说，为什么呢？

小指月说，虫类药破血逐瘀功用更快速，凡跌打损伤局部必有瘀血，瘀血阻

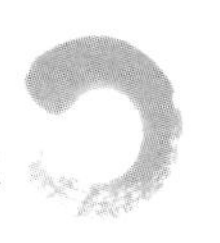

在那里不通则痛，所以瘀不去，痛不除，这才选用能够破血逐瘀的虫类药。

爷爷故意问，那为什么不选水蛭或其他动物药呢？小指月说，虻虫善飞走上肢，水蛭善潜入水走下肢，所以下肢静脉曲张有瘀血，或输卵管不通，就会用到水蛭，而上肢的跌损就用这虻虫。

爷爷说，瘀血伤折为什么用牡丹皮呢？小指月说，《医学入门》中说，牡丹皮能泻伏火，破结蓄。这局部跌打损伤就是一团瘀血蓄血阻在那里，热气热火不得流通，瘀在局部就会发热，既有瘀血，又有热火，这时非用牡丹皮行其瘀血、凉其热火不可。

爷爷说，牡丹皮为何能行瘀血、凉热火呢？小指月说，牡丹皮辛能够散血，苦能够泻火，而且《本草纲目》里说，牡丹皮辛香还可以生新血，苦降可以去旧血。像这样既能推陈又可以生新的药物，正符合骨伤瘀血不去、新血不生的病理性质。然后小指月在小笔记本中记道：

《千金要方》记载，治腕折瘀血，虻虫二十枚，牡丹一两，上二味治下筛，酒服方寸匕。又说，治金疮内漏，血不出，牡丹皮为散，水服三指撮，立尿出血。

牡丹皮生新血，须配合白芍、当归、地黄；去旧血，可配合桃仁、红花、虻虫。一般跌打损伤初起，先要去其旧血，后期恢复，才重视补益新血。

◎牡丹皮拾珍

李文瑞经验 重用牡丹皮治疗皮肤红疹身痒

一男性病人，35 岁。全身皮肤发疹，色红有环状，身热痒甚，遇冷则缓，口干口苦，纳食尚可，大便秘结。舌淡红，苔白黄，脉细滑。证属邪客血分，迫于肌肤。投予归参丸，加牡丹皮 45 克，升麻 10 克，土茯苓 25 克，甘草 3 克等。服 7 剂后皮疹减轻，再进 7 剂后痊愈。

指月按：牡丹皮善于入血凉血，它是牡丹花的根皮，又善于走皮，乃凉降皮肤血热要药。所以舌红苔黄、脉细数的阴伤火旺，血毒弥漫的皮肤病，用之每每应手取效。可以加于二至丸、归参丸中，也可以在犀角地黄汤里重用。

刘同珍等经验 川牛膝配牡丹皮治疗高血压

李某，男，45 岁，干部。平时烦躁易怒，头晕目眩，收缩压高达 180mmHg，常年服用降压药，屡降不下。后因为白睛充血，走路不稳，欲仆于地，急急求治于中医。辨证为肝阳暴张，上扰清宫。急取川牛膝 50 克，牡丹皮 30 克，水煎顿服。药后入寐，服药 4 小时后测血压一次，为 150/95mmHg，病人自觉诸症轻减。

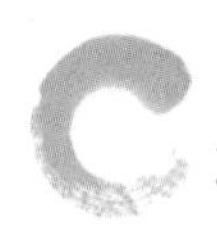

次日续服 1 剂，药后 4 小时血压 140/90mmHg，后以镇肝熄风汤及六味地黄汤变通善后，计服 30 余剂。随访 2 年，血压未超过 160/100mmHg。亦未出现上述诸症，仍坚持常服西药降压。

指月按：川牛膝能引血下行，又能活血化瘀，所以体内阴实挡道，脉压增高的，用上去能够迅速平降下来。对于突发性血压增高，重用川牛膝 30～50 克，效果很好。配合牡丹皮，更能够凉血，防止血溢脉外出血。

朱家宝经验 桑芝大枣牡丹皮汤治疗过敏性紫癜

桑叶 60 克，黑芝麻 60 克，牡丹皮 30 克，大枣 15 枚。上药加水 1500 毫升，煎至 400 毫升，分 2 次服用，每日 1 剂。治疗 10 例，服药 3 天，痊愈 5 例，均为男性；服药 4～7 天，痊愈 4 例，均为女性；另 1 例男性，14 天痊愈。

指月按：过敏性紫癜皮下出血，如果是阴虚血热妄行者，用之效果良。桑叶配黑芝麻，能够降金生水。肺又主皮毛，凉降肺热，则皮毛之血下收。牡丹皮入心、肝，能降木火之气上炎，则血不妄行。大枣补土和中，助脾统血。

51、赤芍

◎瘀热在里用赤芍——开门逐贼

《诸病源候论》记载，血瘀在内，则时时体热而发黄。

《本草纲目》记载，赤芍通顺血脉，散恶血，逐贼血，去水气，利膀胱大小肠，治脏腑壅气。

为什么治疗肝炎黄疸要加活血药呢？小指月有些不解。

有个急性肝炎的病人，身上出现黄疸，面黄身黄，小便黄。

爷爷说，为什么会发黄呢？小指月说，瘀热在里，身必发黄。

爷爷又说，那用什么方呢？小指月又说，脉弦数，体热，用茵陈蒿汤。

爷爷说，茵陈蒿汤治阳热发黄，极有效验。但这发黄还有瘀血阻滞在里面，还需要加上一味善入肝胆，以活血化瘀与凉血之品。小指月说，那就用赤芍。

爷爷说，为什么呢？小指月说，《本草纲目》里说，赤芍散邪，能行血中之滞，《药品化义》中说赤芍专泻肝火，盖肝藏血，因此清热凉血。

爷爷点点头。小指月写赤芍 20 克，爷爷说，普通清热凉血 20 克足矣，但肝炎黄疸非重用赤芍活血凉血不可。小指月说，那用多少克呢？

爷爷说，起码用 60 克，方能疏利肝胆，令瘀去热退，黄疸消散。小指月点点头，把赤芍加到60克。

这病人吃完3剂药，排尿很顺畅，身上发黄消退了一半。效不更方，又吃了5剂，大小便通利，周身色黄和肝区胀满之症尽消。

小指月说，爷爷，为什么你治疗各类肝炎，不仅用清热解毒之品，还要用到赤芍这些活血凉血之品？

爷爷点点头说，不仅黄疸有瘀热在里，各类肝炎，特别是顽固难治的，既有里热炽盛，也有血瘀偏重。徒清其里热，不化去瘀血，里热是清不干净的。著名中医肝病专家关幼波说，治黄必治血，血行黄易却。就像你把门关上，要把垃圾扫出去，是扫不出去的。所以活血凉血之品是把门打开，清热解毒之药是把肝区藏的热毒扫出去，这样就有开门逐贼之利，而无关门留寇之弊。

小指月点点头说，我知道了，只有在肝区血脉非常疏通、循环良好的情况下，那些热毒黄浊才能够畅快地通利下来，这就是凉血散血以治各类肝炎的道理。

随后小指月在小笔记本中写道：

急、慢性肝炎长期高胆红素血症治疗难度很大，甚至病人预后不良。汪承柏老中医认为瘀热胶结为其基本病因病机，血瘀血热为其基本证型，当以凉血活血为治则。创用“凉血活血重用赤芍”的思路。其主方为：赤芍80～100克，葛根30克，丹参30克，茜草30克，牡丹皮15克，生地黄15克。

◎善治急性乳腺炎的赤芍甘草汤

《本草经疏》记载，营气不和，则逆于肉理，结为痈肿，行血凉血则痈肿自消。

急性乳腺炎在中医看来是乳痈，痈是什么呢？就是局部包裹着一团血热，说白了就是血壅气热。血壅不通则痛，气热局部，触着灼手。

这个妇人突发急性乳腺炎，右乳上方有一红肿硬块，明显胀痛不已，伴随着身体发热。

爷爷说，治疗乳房方面的疾患，首先要明白乳房的脏腑经络归属。小指月说，乳头属于足厥阴肝经所主，乳房属于足阳明胃经所主，而且整个胸胁都为肝经所布，所以肝郁胃热最容易形成乳房方面的疾患。

爷爷说，如何得知他是肝郁胃热呢？小指月说，双关脉郁结，左关主肝，右关主脾胃，双关郁代表肝郁脾滞，脉象又带数，说明郁滞化火。

爷爷点点头说，所以要散其郁滞，降其火气。小指月说，那用香附、郁金、橘叶之品来散其郁滞，用蒲公英来降其火气。

爷爷说，像这种一般的急性乳腺炎，可当乳痈看，用单味蒲公英就管用。而局部已经形成硬块郁结了，凡无形之阻滞称之气聚，有形之郁结称之为血瘀。有血瘀的话，需要用活血散血之品。小指月说，但她身上还有热毒？

爷爷说，所以要用活血散血之品，又要带有凉血解毒之用的，你想想是哪个汤方呢？小指月说，我想到了，是赤芍甘草汤。

爷爷说，为什么呢？小指月说，赤芍可以活血凉血，治厥阴肝血瘀结，而生甘草可以清热解毒，治阳明胃肠毒热，这样肝经之郁结血积得散，胃经之毒热炎火得降，所以双关脉郁数可解，乳房内的肿块也可消。

爷爷点点头，便交代这妇人回去要吃素，少吃鸡蛋、牛奶这些黏滞厚味之品，以防膏粱厚味，足生大疔。这样就用赤芍、生甘草各 60 克，1 剂下去，乳房胀痛消失，局部不发热了。3 剂下去，乳房周围的硬结居然软化变小。再服用 3 剂，硬结消弭，如同瓜熟蒂落。

随后小指月在小笔记本中记道：

赤芍甘草汤治疗急性乳腺炎初起特效，若局部瘙痒红热者，可加地肤子、白鲜皮；若局部硬结肿热顽固者，可加漏芦、王不留行；若迁延日久，局部脓肿已形成，反复难愈，脓性分泌物偏多，必加黄芪、皂角刺。

皂角刺少用则促托，多用则促消。皂角刺配赤芍乃痈肿常用药对，消散之力量甚大，乃活血消肿溃坚之黄金搭档。

《单方验方调查资料选编》记载，治疗急性乳腺炎，赤芍 50～100 克，生甘草 10 克，水煎服。如发热加黄芩，另用白蔹根、食盐少许捣敷患处。

◎刚柔并济之道

《药性赋》记载，赤芍药破瘀血而疗腹痛，烦热亦解；白芍药补虚而生新血，退热尤良。

小指月说，爷爷，芍药要分为赤芍、白芍，好像不容易分啊！爷爷说，你采药时不容易分，但挖起下面的根一看就好分了。红的为赤芍，白的为白芍。

小指月说，赤芍、白芍有什么差别呢？古代不是赤芍、白芍不分吗？爷爷说，白补赤泻，白的芍药偏于柔缓，滋养阴血；赤的芍药偏于活血，破除瘀血。所以《本草求真》里说，赤芍与白芍主治略同，但白则有敛阴益营之力，赤则只有散邪行血之意；白则能于土中泻木，赤则能于血中活滞。故凡腹痛坚积，血瘕疝痹，经闭目赤，因于积热而成者，用此则能凉血逐瘀，与白芍主补无泻，大相远耳。

小指月说，原来这样，难怪爷爷碰到瘀血腹痛多用赤芍，如少腹逐瘀汤；性急胁痛多用白芍，如逍遥散。

有个妇人胃痛、腹痛，医生给她用延胡索，非常刚猛的行气止痛药，气行疼痛则减，但一旦不吃药，疼痛又加重。然后医生又给她用失笑散来活血化瘀止痛，也是用药时减轻，不用药时加重。爷爷便给她用四物汤，重用赤芍，想不到一剂知，二剂已，一两个月都没有再胃痛、腹痛。

小指月说，为何前面大量疏肝行气、活血化瘀之品都没有治好腹痛，爷爷却用养血柔润之品治好了腹痛。爷爷说，芍药专治腹痛。张仲景在《伤寒论》里已经垂训后世，也是医家代代相传之法，夫肝木禀刚强之性，如果没有阴液去滋养它，那么肝气就会暴戾横逆五脏六腑，一发不可收拾。其中首当其冲的是谁呢？

小指月说，木克土，脾胃应该是首当其冲。爷爷说，没错，肝气横逆，脾胃先伤。所以凡心胃腹痛，胸胁刺痛，烦热胀满，无一不是刚强之木欺凌脾胃弱土。

小指月说，我明白了，爷爷治疗心胃腹痛，都会问病人的脾气性格。如果脉象弦硬，脾气刚强，爱跟人较劲的病人，爷爷就很少用这些香燥的气药去行气活血止痛。爷爷笑笑说，没错，宋元以来治疗心胃腹痛大都崇尚香燥的气药，以刚制刚，这样气脉畅通，一时不痛了，但只是眼前暂时稍安而已，随后越是香燥，阴液耗伤越厉害。肝失去涵养，就越发横逆暴戾，所以随后疼痛必加重。

小指月点点头说，是啊，爷爷治好的几例顽固心腹痛，都是吃了香燥行气药好转，但不久又发作得更厉害。这时再用这些药，不仅没有效果，反而会让病人觉得烦躁不适。爷爷说，是这样的，香燥行气药可以暂图一时，但久用必以耗伤周身阴血为代价，这就是为何张仲景要以芍药来治腹痛的道理。

小指月说，我明白这道理了，这不叫以刚制刚，而叫以柔克刚。爷爷笑笑说，没错，治肝中郁结有两条路子，一是以刚猛行气之药，直接助肝疏泄，当然这要耗散肝中阴血；另一方面就是以柔缓滋养之品，如芍药、当归、地黄来收敛阴血，涵养肝木，使肝木调柔，则不刚强暴戾。

小指月说，有个名方叫一贯煎，专门治疗肝胃气痛。它用五味柔肝养阴之品，如沙参、麦冬、当归、生地黄、枸杞子，唯独配上一味川楝子稍稍疏泄肝之气机，则肝胃气痛逐步向愈。

爷爷说，治肝就要懂得崇尚这大法，必须阴阳相济，其病乃愈。用滋养阴血的地黄、芍药、当归，使肝柔而弦硬之脉象自然调和，再稍佐以川芎或柴胡、香附之品，令气机条达舒畅，郁结自散，这样阳主动之，阴主润之。正如既给车子

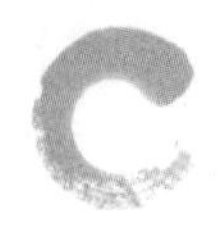

加油，又给车子启动，那么周身留滞之气机便转动运行起来了。

小指月说，难怪爷爷反对一味刚猛地用药，只是给车子启动，用各路疏泄行气之品，如香附、柴胡、川芎，而不懂得给车子加油，那势必越疏泄，阴分耗散越厉害，最后即使启动发动机，也因为没有油可以用，车子动不了。身体气机郁结不通，必然疼痛久治难愈。

爷爷点点头说，这就是张仲景把芍药列为腹痛之主药的道理。

随后小指月在小笔记本中写道：

张山雷在《本草正义》中说，仲圣之法，实即秦汉以前历圣相传之法。说者每谓腹痛是肝木凌脾，芍能助脾土而克肝木，故为腹痛之主药。要知肝秉刚强之性，非藉阴液以涵濡之，则暴戾恣睢，一发而不可制，当其冲者，厥唯脾胃先蒙其害，凡心胃痛、腹满痛、胸胁刺痛、支撑胀闷，无一非刚木凌脾之病。宋元以来，治此者多尚香燥气药，以刚济刚，气行而通则不痛。非不暂图目前之效，然愈燥而阴愈耗，肝愈横，频发加剧，卒至肝脾之阴两竭，而燥药且不可复施，此行气伐肝，适以变本加厉，非徒无益，而火害之矣。仲圣以芍药治腹痛，一以益脾阴而摄纳至阴耗散之气，一以养肝阴而柔刚木桀骜之威，与行气之药，直折肝家悍气者，截然两途。此泻肝与柔肝之辨。而芍药所以能治腹痛胀满、心胃刺痛、胸胁胀痛者，其全体大用，即此是法，必不可与伐肝之剂作一例观也。

◎赤芍拾珍

俞尚德经验

芍药甘草汤治腹痛如神，治胆病宜选生甘草与赤芍。盖肝胆属木，郁则化火，发病较急，《丹溪心法》云："火急甚重者，必缓之以生甘草。"此谓甘草缓急迫也。赤芍治血涩作痛，《名医别录》言其"通顺血脉，缓中"，《药品化义》言其"泻肝火"。通过临床治案，古人经验可资信服。而白芍则适用于"肝胆气浮，恣肆横逆"之证，以其酸摄，非胆病通剂所宜。

指月按：白补赤破，但芍药皆能缓急止痛，腹痛用芍药是一个经验。

胡慧明经验　赤芍配皂角刺消痈肿

痈肿是外科常见病，多由经络阻塞、气血凝滞而成，治疗贵在消散于无形。赤芍活血通络而消瘀，皂角刺散结通络为消肿溃坚之要药，胡老认为皂角刺少用则促托，多用则促消。皂角刺配赤芍，消散之力甚宏，验之临床，每获良效。

指月按：透刺加上活血，能够使痈肿消散得更快。如果懂得这个大法，你可

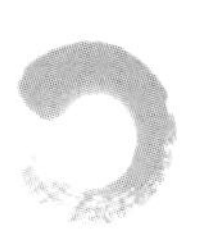

以选皂角刺配赤芍，也可以选穿破石、两面针配乳香、没药，都是一样的道理。

郭占和经验

郭氏使用赤芍甘草汤治疗急性乳腺炎40例，均在2～4天内治愈。处方：生赤芍90克，生甘草60克，加水500毫升。煎取150毫升，为头煎，再以同样方法煎取第二煎。相隔2～3小时服下，每日1剂。少者服1剂，多则3剂，即告治愈。投药时机必须掌握在急性乳腺炎早期，即有寒战发热等全身症状，乳房内肿块界限不明显，表面皮肤或为正常，或略带红色，有疼痛及压痛者。倘使乳腺炎已到后期，炎性浸润较广泛，或已有脓肿形成时，则不适于服用本方。

指月按：治疗乳痈、急性乳腺炎，招法很多，有用清热解毒法如蒲公英、山慈菇，有用行气法如陈皮、橘叶，有用活血法赤芍，但最终目的是让气通血和，痈肿消散。像这些单方、专方，药简效宏，不可轻视。

52、紫草

◎一味紫草乃血毒清也

《仁斋直指方》记载，治痈疽便闭，紫草、瓜蒌等份，新水煎服。

《千金翼方》记载，治小便卒淋，紫草一两，为散，每食前用井华水服二钱。

为什么叫紫草？《本草纲目》中说，紫草花紫，根紫，可以染紫，故名紫草。

最近不少孩子患了麻疹和水痘，父母们纷纷担忧，学校的老师们更是担忧，便上山请教爷爷有什么汤药可以预防麻疹和水痘。

古代把麻、痘、惊、疳看成是儿科四大证。如果不及时采取措施，一旦痘疹蔓延起来，必定会造成大面积流行。所以国家就采取打疫苗的方式，而中医采取解毒、扶正气的方法。爷爷就叫他们熬紫草甘草汤用来预防麻疹、水痘。

在流行期间，凡是1岁以上的、12岁以下的儿童都可以早、晚各服用一次，学校用大锅煮，给孩子们服用了半个多月，收到良好的效果。除了刚开始的三四例麻疹，后面再也没有发现麻疹流行，今年也没有再看到有水痘出现。

小指月说，爷爷，这紫草真是儿科麻痘专药啊！爷爷说，这紫草为何能成为预防麻痘的专药呢？

小指月说，这些麻痘应该跟血分里的毒热外发分不开，如果提前把毒热排出体外就发不起来。爷爷说，紫草如何能把毒热排出体外？

小指月说，紫草气味苦寒，色紫入血，《本草正义》说它善清理血分之热。爷爷说，善清理血分之热的凉血之品一大把，比如赤芍、牡丹皮，还有生地黄，为什么偏偏要选用紫草呢？

小指月说，清理身体的毒热，只治好了一半，如果不排出体外，这毒热还会死灰复燃，所以再给邪以出路，才算完成整个过程。像牡丹皮、生地黄、赤芍，能够把血分毒热清除了，但它们把毒热排出体外的作用不如紫草。

爷爷说，紫草为何能把毒热排出体外呢？它是通过哪种途径？小指月说，毒热属于浊阴，浊阴出下窍，这些毒热排出体外的通道要靠膀胱、肠道，人体下窍就是膀胱和大小肠。

爷爷说，紫草能否把毒热通过大小便排出体外呢？教材里很少说紫草利尿，也没有说它通便啊！小指月说，教材里是没有说，但古籍里早有记载。《神农本草经》说紫草通水道。《本草纲目》说紫草利大小肠。所以一味紫草就是血毒清。

爷爷哈哈一笑说，读古籍能读到这一点，就算是吹尽狂沙见到金了。世人大都只知道紫草败毒、凉血、清热，但不知道紫草还有通利膀胱、肠道的本事，能够引血热毒盛通通归于膀胱、肠道六腑，排出体外。

小指月说，爷爷，以前看不懂治疗血热毒盛的各类古方，不知道为什么都以紫草为首，比如紫草快斑汤治血毒发斑，紫草消毒饮治血毒麻疹不透，紫草解肌汤治血毒麻疹出来不畅，现在我都能理解了，紫草在这里是让血毒下排不外发。

爷爷又说，这紫草凭什么能降血毒于膀胱、肠道而出呢？小指月说，紫草甘咸气寒，色紫质滑，咸寒可以清热凉血，所以紫草乃解毒消斑之妙品。血得到寒，就不会往上沸腾，能静下来；得到咸就能往下降，而不会往外冒；加上色紫，善走血分，质地又比较滑，可以滑通二便，利大小肠。故周身毒热皆得以通降下排。这样血脉不鼎沸了，斑疹自退。

爷爷又说，不是所有的痘疹都一味用凉血之法，色红赤的，二便不够畅快，可以用紫草。但色如果偏白，陷下去的，为有里寒，这时就不能单执紫草一法，必须灵活变通之。小指月说，我明白了，爷爷，红白辨寒热，不为病名拘。

爷爷点点头，引《本草崇原集说》说，时法每以紫草配为凉剂，解痘毒，率多寒中变证。唯士宗先用桂枝汤化太阳之气，气化则毒不留。又有桂枝汤加金银花、紫草等法。

随后小指月在小笔记本中记道：

《吉林中草药》报道，预防麻疹，紫草9克，甘草3克，水煎，每日服2次。

紫草治便秘尿血，但见血热毒盛者皆可用之，以紫草能清利膀胱、肠道也。

《仁斋直指方》记载，紫草治痘，能导大便，使发出减轻。

◎紫草在身体里的走向

《神农本草经》记载，紫草主心腹邪气。紫草是怎么主心腹邪气的呢？

《神农本草经》又说，紫草通水道，利九窍。九窍包括前后二阴，因为紫草滑利，善于通开孔窍故也。所以这心腹上下的邪气都会随着紫草在身体里往下滑利的走向，而排出体外。

爷爷说，指月啊，如果仅仅把紫草当成治疗斑疹的专药，那就小看了紫草。小指月说，我先是以为紫草是皮科热毒的良药，后来发现紫草远不止于此。

爷爷说，那紫草还能治什么呢？小指月说，《本草正义》里提到，一切血热妄行之实火病，或血痢血尿，痔疮出血，但见气壮邪实者，皆在运用之例。

爷爷笑笑说，没错，治疗血热斑疹，只是紫草的一个小小发挥而已。后人却专用紫草治痘疮，而古人却用紫草治脏腑热结。如此便知，古人重以脏腑寒热为本，后人大都依病名来取草药功效之枝末也。

小指月不解地问，爷爷，我看你治疗慢性胃炎，脾虚倦怠，用六君子汤加紫草，效果很好。爷爷说，六君子汤是治其脾虚之本，紫草可以治胃黏膜溃烂出血肿热之标，这样标本兼治，其效必速。现在已经把紫草作为各类炎症、烫伤烧伤的重要药物，还制成了紫云膏或紫草润肌膏，即紫草配当归，治烫伤烧伤极效。

小指月说，这跟治疗胃溃疡有什么关系呢？爷爷说，关系大得很呢！现代研究指出，紫草能够很好地止血和修复肌肉黏膜，你想想脾主肌肉，它不仅主胃里的肌肉，还主肌表的肌肉，所以用健脾加上修复肌肉黏膜的紫草，可以加快各类慢性胃炎、胃溃疡的愈合。

小指月说，原来如此，《神农本草经》里说紫草主心腹结气，便是这个道理啊！它能导心腹邪气顺利从下面排出，以达到通水道、利大肠之功。

爷爷又说，《内经》说，智者察同，愚者察异。不要被形形色色的病名所迷惑。利用紫草的药理机制，以及在身体里的走向，引血毒下行的共同作用，那就远远不局限于治疗某些具体疾病。对很多疑难怪病，都可以有一些思维性的突破。有一种新思路，就有一种治病的新出路。换一个角度来思考疾病，完全可以柳暗花明又一村。听完爷爷的这席话，小指月一下子从紫草治疗皮肤疾患跳到治疗脏腑的高度上。

他说，爷爷，我上次看你治疗一个小学老师，咽喉干燥，咽喉炎症，风一吹就痒，吃点烧烤之物就疼痛，甚至稍微熬夜批改作业也咽喉不舒服，这样反复十多年了。你用玄麦甘桔汤加了紫草 30 克，当时我不是很明白。

爷爷说，你有什么不明白的？小指月说，那个老师皮肤好得很，并没有任何血毒斑疹，凭什么依据用紫草呢？爷爷说，现在想通了没有啊？

小指月说，我完全想通了。爷爷说，那你说说看，为什么紫草可以广泛运用于慢性咽炎呢？小指月说，皮肤红疹发斑，是看得见的，这咽喉炎症也是红肿，也像发斑，只是从外面看不见。这皮肤是肺之表，咽喉是肺之里，甚至整条消化道溃疡红肿糜烂，都可以看成是在里的斑疹。

爷爷笑笑说，这个我可没有跟你说哦，你自己是这样理解的，不过这也不愧是一种灵活领悟医理之思维。小指月又接着说，把咽喉肿热看成咽喉内壁发斑，这样用紫草就得心应手了。

爷爷又笑笑说，内治之药即外治之药，内治之理即外治之理。为何紫草能够快速消退咽喉部的红肿炎症呢？小指月说，这跟紫草清肠道、通膀胱的作用是分不开的。

爷爷说，紫草是如何清肠道、通膀胱的？小指月说，紫草凉润滑利，不仅能润肠通大便，用于治疗便秘，还可以清热利小便，小便淋涩疼痛亦可以润滑凉利之，可以用以治急性尿路感染、前列腺炎。

爷爷又说，它是如何发挥作用的？小指月说，大肠与肺相表里，膀胱与肺相别通，肺又和咽喉同系，和皮肤相连，所以肠道、膀胱通降，六腑浊热下行，就等于肺金清肃下降，肺金一下降，咽喉部的肿热便随之气降而往下撤。所以慢性咽炎可愈，皮肤红疹可消，甚至整条消化道的炎症充血都可减轻，这才是《神农本草经》里讲紫草能主心腹结气的真正道理所在。

爷爷再次点点头说，能够把药物领悟到这个层面，从医理升降、脏腑寒热去治病时，你就已经抓住了千叶的那根枝干，握住了满架葡萄的那根藤。

小指月哈哈一笑说，爷爷，我现在对《内经》这句话领悟更深了。

爷爷说，哪句话呢？小指月说，知其要者，一言而终，不知其要者，流散无穷。

◎紫草拾珍

邹良材经验　清化瘀毒常用紫草、土茯苓

邹老常谓：乙型肝炎多系湿热蕴结日久，瘀毒留恋，血分不清所致。治疗应在辨证施治基础上选加土茯苓、紫草、虎杖、败酱草、大黄、黄柏、板蓝根等清

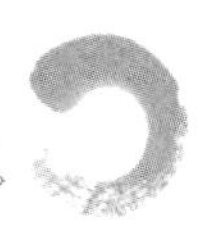

热除湿、化瘀解毒之品2~4味，其中土茯苓、紫草两味，老师最为习用。土茯苓甘淡气平，历代医家多谓之能除湿消水，分清泄浊，解杨梅疮毒。邹老取其除湿解毒之力，用以清除乙型肝炎湿热瘀毒，收到良好效果。

指月按:《本草备要》言血热则毒闭，得紫草凉之，则血行而毒出。为什么血中热毒盛便会闭塞呢？就像电脑CPU过热，电脑就会死机。这时就需要找一味能入血凉血、清热解毒的药。而紫草入厥阴血分，凉血活血，清热解毒，正是专门为肝区湿热毒瘀而设，配合土茯苓通利关节，除湿下行。这样肝区血热毒邪得凉降，湿浊黏滞得排泄，浊去新生，肝部压力就能明显减轻。

方欣荣等经验　紫草润肠

郑某，男，68岁。患高血压、习惯性便秘10余年，常服麻子仁丸、清宁丸等通便药一泻为快，近年来用量日增而效验日减。常因大便秘结、心急烦躁而致血压升高，临厕努挣又恐脑血管破裂，终日惶惶，苦不堪言。舌苔薄黄，脉象弦数。属肝阳偏亢、热结便秘之证。先拟决明子150克，每日30克，泡饮代茶。药后大便转润，但仍觉不畅。因思《本草纲目》谓紫草能活血凉血，利大肠，即加紫草15克，嘱其先用冷水浸泡半小时，然后煮沸2~3分钟，待凉饮服。每剂煎2次。服药后大便通畅，血压也趋于正常。为巩固疗效，后隔日1剂，共服药1月余，追访1年，大便正常。近2年来用此方治疗习惯性便秘18例，除反馈口味欠佳外，皆取得良好的润肠通便效果。

指月按：紫草入血分，凉润活血，能够让血脉压力向肠道下移。长期便秘引起粪毒入血，导致烦躁易怒，失眠难安，甚至血压增高者，用上紫草，可以令大便软通，血毒出下窍。这就是《本草纲目》里说紫草能凉血利大肠的道理。把血热移入大肠，排出体外，浊去身轻，诸症自愈。

方欣荣等经验　紫草治小便不利

紫草30克为散，每次6克，饭前用水送服。《产宝》用上方治产后小便淋沥。近年治疗以小便不利、淋沥涩痛为主症的尿路感染、前列腺炎、前列腺增生等33例，在辨证处方中加紫草皆取得明显效果。

马某，女，38岁。下尿路感染反复1年余。近1周发病，小便频数，淋沥涩痛，曾服西药抗生素及中成药尿感冲剂等，症状未能缓解。舌质暗，苔薄黄，脉弦数。证属热淋。湿热蕴结膀胱日久，波及血分，故单纯清热消炎疗效不够满意。拟八正散加紫草治疗。处方：瞿麦、萹蓄、车前子、紫草各10克，木通、炒栀子各9克，飞滑石15克，大黄、甘草各6克，灯心草2克。每日1剂，水煎2次分服。服药 3 剂，所苦悉除。继服知柏地黄丸半个月以巩固疗效。

指月按：紫草凉润滑利之性，不仅能润肠通大便，而且能清热利小便。《千金要方》用以治小便突发淋沥涩痛。血毒可以从尿路排出，紫草配合利尿之品，能迅速减轻偾张亢盛的血脉压力。所以下焦湿热入血，导致血毒周身弥漫，用紫草配合通利膀胱之品，能迅速把弥漫周身的血毒收回膀胱，浊降身安。

53、水牛角

◎一味水牛角治狂躁

诸躁狂越，皆属于火。这是《内经》病机十九条之一。

有个妇人严重失眠，脾气也大，经常睡不好觉，见人就想骂，总觉得自己快控制不住自己了，如果不是碍于道德礼仪，几次跟邻居发生口角，都想动手打架。

爷爷看她说话之间烦躁不宁，看起来还没有狂躁，但言行举止之间居然有微狂躁之意，与人交流格格不入。爷爷说，晚上做什么梦了吧？

她说，到处火烧山。爷爷说，指月，就用单味水牛角打粉，先吃一周看看。

这病人说，就这么简单？爷爷说，就这么简单，你这病本来就没什么复杂的。

她也不多问，便喝了一周的水牛角粉，每次喝一两钱，一天喝三次。结果情绪一天比一天好转，睡眠一天比一天舒服。

她觉得喝了舒服，便一直喝了半个月。心也不烦了，睡觉也安稳了，见到邻居也没那么大火气了，以前晚上梦到到处起火的怪现象都一一消失了。

小指月说，爷爷，你怎么只问她做什么梦，就给她开药，都没有详细地四诊合参啊？爷爷笑笑说，粗守形，上守神。

小指月说，我知道这是《内经》里讲的，但这是什么意思呢？爷爷说，如果这个病人，形体长包块壅滞，或脂肪瘤，或结石，又有气机郁滞，你是先调其形体，还是气机？

小指月说，当然先调其气机了。《此事难知》说，凡治病，先调其气，次疗诸疾。爷爷又说，如果这个病人，既有气机上的亢盛，又有神志的不安，你是先调其气机，还是先调其神志呢？

小指月说，《大医精诚》说，凡大医治病，必先安神定志。气为血之帅，神为气之导。气虽然重要，但神更重要。所以应该先调其神。爷爷说，粗守形、上守神就是这个道理。

小指月说，原来是这样，我明白爷爷为什么只用水牛角了。第一，这病人来时声音高亢，烦躁；第二，她睡眠不好；第三，她舌尖红；第四，她心脉数；第五，她晚上做梦梦到四处起火，如果不是心宅不安，心火亢盛，如何会做这种带有火象烦热的梦呢？

爷爷听后点点头说，你如果再问下去，她小便还是赤的，口也是干渴的，这些都是心火上炎导致的种种病象。你只要见到这几个症状就可以确定这个大的病机，就像三点可以确定一个平面一样。所以我们只需要把握几个主症，诊断出心火上亢，神志失常，再用药先把心火降下来，其他的症状自然就缓解了。

小指月说，难怪爷爷用一味水牛角粉，专门治疗热盛神志失控。这水牛角苦寒味咸，能够入心降火，可以凉血清热解毒。这样心火得降，神志便清宁。

爷爷说，以前还可以用犀角，效果更是神奇快捷。而且每次只用一点点，治疗这种心火上炎的症状极效，不管是高热，还是狂躁。但现在犀牛已经列为国家保护动物，犀角不再入药了，所以碰到各类心火上炎之症，可以用水牛角或者玳瑁来代替。

只要能把心火引导下来，你用导赤散加朱砂可能也有效，用蚤休配灯心草或许也管用，但总的都离不开诸躁狂越皆属于火这条大病机。只要把心火引下来，心神就安宁，心神安宁，五脏就平静，心神不定，五脏就动摇。这就是为何抓主证，即使五脏杂症纷起，你也要直接去抓心神这一点，这才是传统中医上工守神的道理。

54、青蒿

◎治疟要药青蒿

《肘后备急方》记载，治疟疾寒热，青蒿一握，以水二升渍，绞取汁，尽服之。

有个疟疾病人，每隔几天就会在下午固定发一阵热，非常难受。他遍查中药书籍，发现青蒿是公认最好的治疟良药，古方也用得最多。于是就用青蒿煎汤喝，从三钱、五钱喝到三两都没有反应。他就愤愤不平地说，这古籍记载也未必是真的，我验证这么多次，非但没有像古书里记载的神效，就连一点改善好转都没有。我用的可是同仁堂最好的药，喝了这么多天，如果有效果，早就应该看得到了。

他把这种不平跟爷爷说，爷爷听后笑了笑说，你这样用药当然没效果了。小指月也疑惑，难道他用了没效果，爷爷用了就有效果吗？

爷爷说，你是怎么用青蒿的？他说，我就拿一大把青蒿熬水喝。

爷爷说，青蒿治疟，用鲜品特效，若煮热后，功效尽散。

他听后说，我怎么不知道呢？爷爷便把《肘后方》翻给他看，书里说青蒿治疟疾寒热，就是用新鲜的青蒿捣汁，叫绞取汁，尽服之。

这时小指月哈哈大笑，这人看后也觉得无地自容，自己粗心，没有按照古籍的方法来服用青蒿，却自作主张去煎煮，这不是自作聪明，聪明反被聪明误吗！

随后这人又回去按照古法，采集新鲜青蒿捣汁来服，这下吃一次就见效，好久都没有再发寒热。他高兴地说，青蒿治疟，真是神奇啊！

爷爷跟指月说，指月啊，现在很多人说中医不好，传统医学落后，中药疗效不行，你知道这是什么问题吗？小指月说，用不好的人当然说不好了，用得好的人自然说好。

爷爷笑笑说，看来中医要发扬光大，不仅靠药材，还得靠人啊。如果人学不到这用药的本事，即使用同仁堂最好的药，一样治不好病，甚至对着古籍去用药，你还会发现用错了。随后小指月在小笔记本中记道：

青蒿治疟，虽为要药，必须新鲜绞汁服用，效果最佳。

◎一味青蒿煎水洗澡治小儿感冒

地之湿气，感则害人皮肉筋骨。正逢夏暑之季，地面潮湿一熏蒸，很多孩子都感冒了，头晕发热，胃口不开。父母纷纷把孩子送去打吊瓶，有些很快好了，也有些打完吊瓶后，头晕加重，胃口更加不佳，甚至晚上哭闹不安。

他们便转过头来问中医，如果不是消炎药搞不定，他们不会轻易来找中医，因为一方面煎药麻烦，另一方面很多中药确实很苦，孩子一般不太爱喝。

这个母亲带着孩子前来竹篱茅舍，前后已经打吊瓶打了 5 天，还是经常发热，晚上睡不好。

爷爷看了说，舌苔白腻，为湿邪感冒。这种湿邪感冒，越是输液，湿气越重。那该怎么办呢？小指月说，应该用微汗法，使风湿俱去也。

爷爷说，怎么用微汗法，使孩子既能接受药物治疗，又可以避免草药苦涩难喝？小指月说，可以用中药熏蒸或泡脚洗澡。

爷爷点点头说，可以，本身泡脚熏蒸就是一种微汗法，但要选择一味中药，既能够芳香化其湿浊，又可以由内到外，宣通气机，透热外出。你看看有什么药具备这种条件？小指月说，就青蒿一味药。

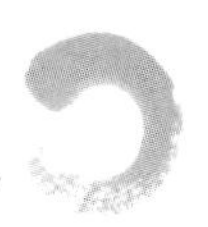

爷爷说，为什么呢？小指月说，青蒿能解暑季湿热，因为它芳香而散，苦寒清热，清凉涤暑法里就用它。

爷爷又说，还有呢？小指月说，青蒿还善于清透虚热伏热，所以各类热病后期，或者感冒后反复低热不退，用青蒿辛香透散，可以把伏热透发出来。

爷爷听后点点头说，就用一味青蒿煎水给孩子洗澡。这孩子只用了两次，头晕、发热就消失了，而且胃口也开了，晚上不再闹了。

这样既避免了吃药之苦，又不用打针，而且只花了几块钱，就轻轻松松地把病给治好了，这中医真是简验便廉啊！

随后小指月在小笔记本中记道：

王鉴钧经验：青蒿浴治小儿感冒发热。小儿感冒，无论是外感风寒或风热，都容易发热。治疗大多以内服为给药途径，但常因中药煎剂的浓烈味道或苦涩，不易被小儿接受而哭闹不安。如不及时治疗，往往又会导致病情加重或他病。王氏世代相传一种药物煎水沐浴法，其父王幼臣治疗小儿感冒发热，只用青蒿一味，煎水给小儿洗澡，疗效显著。常令王氏注意采集以备其用。王氏从医临证40多年，每遇小儿感冒发热者，继承其父的这一方法，3岁以内幼儿用青蒿100克，3岁以上小儿用200～250克，先将洗澡用的水烧开，加入青蒿，盖上锅盖再煮沸1～2分钟，将锅离火，焖出药味，待药汤热度适宜时倒入盆中，温洗患儿全身，洗后穿衣盖被片刻，令出微汗，热退而安，屡获良效。对成人感冒发热亦效。用青蒿浴治疗小儿感冒发热，方法简便，小儿易于接受，疗效明显，无副作用，而且药源丰富易得，王氏三代行医均喜用此法。

◎青蒿拾珍

江明全医师常用青蒿治疗发热性疾病，使用经验是发热伴舌苔白腻或稍黄或黄腻、舌质红或暗红，亦可结合辨证用药，取得明显效果。

徐某，男，40岁，干部。以“高热待查”收入住院。发热、头痛20天。因田间劳累过度，感受暑热而发热，同时伴头痛如裂，午后至夜间尤甚，心烦易怒，口渴喜冷饮，面色黄赤而垢，时而微汗出，大便稍结，溲黄，舌质红，苔薄白稍黄，脉弦数。体温40℃，心率120次/分，呼吸30次/分，血压135/90mmHg。西医诊断为原因不明高热。经我院会诊，诊断属湿热，为暑温病，气分热炽，有热入营分之势。经用王氏清暑益气汤或白虎汤、蒿芩清胆汤，无效，后换清瘟败毒饮也罔然。尔后，采集大量鲜青蒿，每日以鲜青蒿约500克，煎沸5～6分钟，频频饮之。服药2天后即感发热、头痛逐步减轻。继服3日，发热、头痛等症若失。停药观察2天，病情未反复，病愈出院。

指月按：青蒿芳香能化浊辟秽，气清可以由内向外透达，宣通少阳枢机，使伏热由营血、骨髓透出肌表，所以对于各种顽固发热，特别是低热、劳热，往往用之效果较好。但青蒿用时，鲜品比干品效果好，而且量大，绞汁服用，退热效果更良。这也是新鲜草药治病的优势。热病的治疗往往不在于单纯发汗，而是在于能否令表里气机通畅，给邪以出路。内在气机宣通，肌表能透热，那么顽固发热就能由里达表，渐渐退去。

55、白薇

◎如何治疗骨蒸低热

《内经》说，热淫于内，治以咸寒，佐以苦甘。

爷爷说，为什么要以咸寒来治热呢？小指月说，咸能下，寒能清能降，这热邪是往上往外越的，通过咸寒可以往下往内收，所以以咸寒来治热火。

有个病人做过肺结核手术后，一直低热，晚上身不由己地出汗，甚至感觉这汗像是从骨头里蒸发出来一样。他不解地问，为什么手术前没有这种现象，术后反而虚热难眠？

爷爷说，一般手术都会伤到阴液精血，阴液精血不足，身体阳热便会起来，特别是晚上睡觉时阳入于阴，阴分不能涵阳，便会烦热汗出。

这病人又说，有没有药可以尽快把我这低热退下来，天天这样烧，我觉得很耗气、很累？爷爷说，有啊，就用白薇配地骨皮，把这两味药拿回去煎水喝。

小指月说，爷爷，为何选用白薇呢？爷爷说，白薇咸寒偏苦，咸寒能够治热淫于内，偏苦可以降气，但苦寒之药多偏于燥，唯独白薇虽然味苦性寒，但不躁伤阴液精血，又可以清除血分热邪。所以阴伤有热汗出者，或者病后手术后阴液未复，而见余热未清，这白薇都是不可缺少的好药。

小指月又说，既然这样，为什么还要加一味地骨皮？爷爷说，《内经》说，热淫于内，治以咸寒，佐以苦甘。为什么要佐以甘味之品？

小指月说，一般甘寒甘凉之药都能养阴生津。爷爷听后说，正是如此，像这些阴分缺失而见骨蒸劳热者，大都容易干渴，毕竟汗出伤津，所以需要稍微加点甘寒之品，比如地骨皮，能够清热凉血养阴，还可以清除皮肤蒸热。

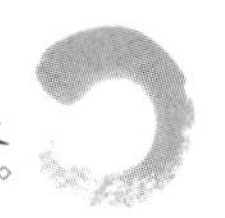

小指月说，肺主皮毛，地骨皮以皮入肺，以其味甘性寒能清肺降火，降金生水，所以上除蒸热，下养阴水，我明白用这味药的道理了。

这病人就用这两味药煎服，晚上就不发低热了，也没有那种蒸蒸出汗的感觉了，睡得安稳了，就像烦热的酷暑突然转向微微的秋凉一样。

小指月说，白薇配地骨皮就是给病人蒸蒸发热的酷暑状态转向微微清凉的金秋的感觉，所以热退汗止，睡眠安稳。

随后小指月在小笔记本中记道：

《河北中药手册》记载，体虚低热，夜眠出汗，白薇、地骨皮各四钱，水煎服。

南京《常用中草药》记载，治肺结核潮热，白薇三钱，葎草果实三钱，地骨皮四钱，水煎服。

◎白薇拾珍

何炎燊经验

广东省名老中医何炎燊数十年来用白薇煎治疗肢体痛之痹证，疗效卓著。他在《珍本医书集成》里始见此方。白薇煎原方：白薇 12 克，泽兰 15 克，炙山甲片 9 克。酒水各半煎服，不能饮酒者，水煎亦可。原书用以治箭风痛，并说此痛乃辛苦劳力之人，气血不足，适受外感风邪，壅郁脉络不通，自当作痛，此方专行血络，通瘀透邪，一服则愈，永不再发。何老说其组方巧妙，颇为可取，其中白薇微寒凉血而清虚热，泽兰微温芳香利气而善行血，两者合用，则药性平和，无苦寒损胃、温燥助火及峻猛伤正之弊。尤妙在穿山甲一味，张锡纯说：山甲，气腥味淡性平，其走窜之性无微不至，故能直达脏腑，贯彻经络，凡气凝血聚之病皆能开之。《蠢子医》用穿山甲治愈许多疑难疾病，称为“和平将军”。三药协同，确有通络透邪止痛之效。20 世纪 60 年代初，刘石坚医师从师学习时曾见何老治一肩周炎病人，左肩剧痛，臂不能举，项背拘挛，经中西药及针灸治疗 1 周而未愈，师用白薇煎加葛根、忍冬藤，1 剂痛减过半，3 剂痊愈。

指月按：何老经过多年临床体会，认为运用本方时应随病位加引经药，可增加疗效。痛在项肩部加葛根 18 克；背部加防风 9 克；胸部加全瓜蒌 12 克，薤白 9 克；胁腹部加柴胡 12 克，芍药 18 克；上肢加姜黄 9 克；下肢加牛膝 12 克。

何老善于化裁古方而为今用，著有《临证试效方》一书，古籍里的无数宝贝，何老临证试效后，发现确有实效，马上转为自己的经验。正如把优良的枝条嫁接过来，就能迅速结成硕果。所以学医者，要以古籍为师，便能不断提高。正所谓临证不能治，皆因少读书，正是此意。

孙旭升经验 白薇苍术汤治红丝疔

白薇苍术汤系一民间验方，主治红丝疔，具有清热凉血、消肿止痛之效。孙氏用此方治红丝疔 24 例，全部治愈，无一例走黄。用药后 1～2 天止痛，随后红肿消退。方取白薇 30 克，苍术 10 克，加水两碗，煎成一碗，一次顿服，药渣捣碎敷患处，每日 1 剂，连服 2 日。

刘某，男，24 岁，劳动时左足底被扎伤，后足底疼痛难忍，足背红肿，有一条红丝迅速上走腘窝，腹股沟淋巴结红肿疼痛，行走不便，且感发热头痛，脉弦数。诊为红丝疔。予白薇苍术汤，当晚痛止神安，第二天肿消热退。

指月按：红丝疔发于皮肉间，往往湿热多见。苍术除湿，白薇凉血清热，能够把肌肉湿热毒浊透散清除，所以可以遏止病势。

56、地骨皮

◎妇人更年期骨蒸潮热怎么办

《内经》说，女子七七任脉虚，太冲脉衰少，天癸竭，地道不通，故形坏而无子。

有个女的正逢更年期，脾气大，容易心烦，晚上辗转反侧，难以入睡，更甚者，经常不明原因突发一阵热，随后又退了，这热好像从骨头里蒸出来的一样。医生跟她说，这是更年期常见的症状，一般不需要治疗。她以为一两年就会过去，想不到 3 年了，还是这样子，这让她不得不引起重视。于是找中医治疗。

爷爷说，为什么更年期容易发骨蒸潮热？小指月说，天癸竭，天癸就相当于肾水，当肾水不足以滋养骨髓时，肾主骨功能减退，所以更年期的妇人就容易骨质疏松，感觉到骨头里发出热来。

爷爷点点头说，水能克火，阴可以涵阳，治疗上还是要注重滋养阴血，特别是脉细数的妇人，更要注重滋阴降火，这样才可以消退潮热骨蒸、烦躁失眠。

小指月说，要退骨蒸之热，书上说用地骨皮配牡丹皮最好。牡丹皮是治疗无汗骨蒸之要药，地骨皮是治疗有汗骨蒸之要药。两味药相须为用，共退骨蒸劳热。

爷爷说，女人以血为用，以肝为先天，还要把四物汤加进去治其本，这样血水得到滋养，身体蒸蒸之热就会有所收敛。

小指月说，我明白了，爷爷，就像锅中的水正沸腾，蒸发得厉害，这时往锅里加勺水，它就平静了，也不蒸蒸发热了。所以爷爷常用滋水的方法，来治疗骨

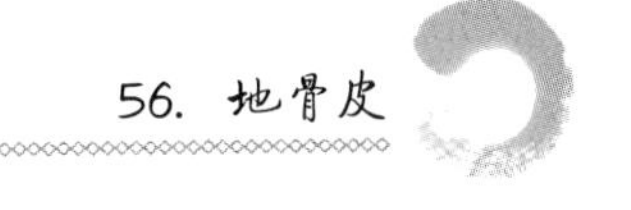

髓里蒸发出来的热，这是因为骨头里缺乏阴水所致。

随后这妇人就服用这四物汤加地骨皮、牡丹皮，连服用 7 剂，身体发潮热之感彻底消失，失眠好转，容易烦躁发怒也好些了。她说，如果早知道就这几味药能治我的病，我就不用受 3 年骨蒸潮热的苦了，也不用烦心这么久的失眠易怒了。

随后小指月在小笔记本中记道：

李东垣说，四物汤加地骨皮、牡丹皮治妇人骨蒸最妙。

◎一味地骨皮治阴虚火旺牙痛

《肘后方》记载，治风虫牙痛，用地骨皮煎醋漱口或用水煎汤饮服亦可。

有个建筑商，晚上经常出去应酬。应酬有三大弊端，第一，熬夜；第二，食肥甘厚腻；第三，喝酒。这样他便隔三岔五牙痛，只要稍微疲劳些，牙齿疼痛就加重，刚开始吃些止痛药管用，后来连止痛药都不管用了。他便不得不找中医看看，毕竟才三十多岁就去拔牙，未免太早了。

爷爷说，你这得把应酬减减啊。他说，为什么呢？

爷爷说，你这身体一派虚火上炎，不仅牙痛，还腰膝酸软。他点点头说，是这样的。爷爷说，熬夜应酬，首先伤了阴分，再加上肥甘厚腻和饮酒，很快就把火给点起来了，这就是你为何容易虚火上炎的道理。

他说，有没有可以补补的中药，比如六味地黄丸？爷爷笑笑说，看来你也懂点中医常识，但半懂不懂最容易误人。

他说，为什么呢？我听朋友说，男人肾虚就吃六味地黄丸，吃了就会好些。爷爷说，不能老依靠药物，药物拿来应急一时可以，你如果长时间依赖药物，身体就会越来越差。

他点点头，因为这几年他的生意做得越来越大，钱也赚得越来越多，事业一帆风顺，唯一不尽如人意的就是自己的身体。只要听到有什么好的补药，他都毫不吝啬地买来吃。但确实感到自己身体就像爷爷所说的那样，吃了这么多的药品，反而不如以前吃得平平淡淡。

爷爷说，想要治好牙痛也简单，就是要早睡。没有一种灵丹妙药可以代替你晚上早睡，也没有任何一个中成药补益阴血的作用能比得上安心睡眠。

这建筑商听后点点头，确实这么多年他从未好好早睡过，而是做惯了夜猫子。如果不是这几个月牙痛反复折腾，搞得饭都吃不了，消炎针、止痛药，结果都治不好，他才不找中医喝苦药，更不会重视自己的作息生活。

然后爷爷给他开了单味地骨皮，开了 50 克，叫他每天煎水泡茶喝。第一天喝完就早早去睡觉，第二天醒来，好像牙齿就没有再痛。然后他又喝了几天，觉得身体没那么疲劳了，火也没有那么大了。

小指月不解地问，爷爷，为何一味地骨皮就能治牙痛？爷爷笑笑说，严格来说，是一味地骨皮治阴虚火旺，骨中有伏热的牙痛，效果特好。

小指月问，为什么叫地骨皮呢？爷爷说，地骨皮是枸杞子的根皮，枸杞树的根，善于下钻，深入地髓，汲取黄泉水，所以很少看到枸杞树会枯萎。这地为阴，骨为里，服此地骨皮，能够治疗里热炽盛，阴水不足，所以古人用地骨皮退骨蒸劳热，我们可以用地骨皮退阴虚牙中伏火。

随后小指月在小笔记本中记道：

傅美青医师用单味地骨皮治牙痛，每获良效。方法：地骨皮 50 克，煎水代茶饮，一般 1～2 天便愈。如治刘某，男，36 岁。近日饮酒、食肥甘之味致牙龈肿痛甚剧，此属实热。服药 1 天，痛止肿减。又治李某，男，53 岁。因出差疲劳而致牙痛，不肿，腰酸软，辨为虚火上炎。服药 1 天，痛止如常人。

齿为骨之余，火性上炎，故牙痛多因骨中伏热。《脏腑药式补正》云：“地骨皮能清骨中之热，泄火下行。”本药妙用，正因于此。

地骨皮性寒，有凉血清热除蒸等功效。《本草纲目》载：“风虫牙痛，枸杞根白皮煎醋漱之，虫即出。”谷杰法医师受其启迪，以地骨皮 50～100 克加水煎液 500～1000 毫升，放于阴凉处或冰箱内冷却，频频含漱，治疗牙痛，疗效甚佳，尤其适合只有含冷水方可缓解的牙痛。本品甘淡，无毒，含漱期间若佐以口服本煎液 30～50 毫升，每日 3 次内服，则疗效更佳。

谭家齐医师试用家传秘方地骨皮汤局部使用治疗牙髓炎所引起的疼痛，效佳。方法：地骨皮 30 克，加水 500 毫升，煎至 50 毫升，过滤后置入瓶中备用。使用时以棉球蘸此液，填入已清洁窝洞内即可。经 11 例试用，均达到立即止痛的目的，并连续止痛数日之久。

57、银柴胡

◎银柴胡与鳖甲是退虚热好搭档

《温症指归》记载，银甲散，治温证潮热，身体枯瘦，皮肤甲错，消索而不润泽者。银柴胡二钱，鳖甲三钱。

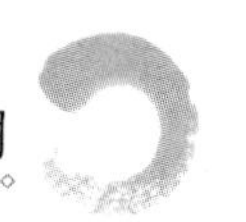

小指月说，爷爷，柴胡和银柴胡都能退热，它们有何不同呢？爷爷说，它们大不相同。热在骨髓，非银柴胡莫能疗，所以银柴胡退的是虚劳骨蒸潮热，热从骨髓里面出来，或者小儿疳积虚热，而柴胡就不同。

小指月说，有什么不同呢？爷爷说，柴胡禀少阳春生之气，善于发表退热，所以治外感发热或邪在少阳的往来寒热。

小指月听后说，原来银柴胡不是专门解表退热的，柴胡才是解表退热。银柴胡甘寒，主要是入肝、胆经凉血来退热。

爷爷又说，银柴胡退热而不苦泄，理阴而不升腾，诚乃虚热劳热之良药。若碰到阴虚劳损之人，以此清理虚火之燔灼，再稍佐以养阴补脾之品，便可以把热退了，这就不是柴胡之专主发泄升阳可以相比的。

小指月说，爷爷，我知道了。清骨散里用的就是银柴胡，还有大量退虚热的药，比如地骨皮、知母等，专清骨蒸劳热。

爷爷说，指月，你知道为什么清骨散里还要用鳖甲这血肉有情之品吗？小指月说，鳖甲也能育阴涵阳。

爷爷说，这只是一点，鳖甲乃肾主骨功能所化，所以能养肾阴，以潜亢阳，但养阴潜阳之品一大把，为何非选鳖甲？小指月就不清楚了。

这时爷爷又说，同样拿着一只乌龟和一只鳖，把它们放到水里，你看谁跑得更快？小指月说，当然是鳖了，我以前抓过鳖，一不小心它就从水面钻到沙底，很快就潜藏起来，比龟快。

爷爷说，从这里你就可以看出鳖甲攻破之力要大于龟甲，所以肝硬化用鳖甲而不是用龟甲，但这还是其次，你能否看出这鳖甲更善于潜伏下钻？

小指月说，我知道了，这鳖一下子就藏进土里，鳖甲进入体内能把药力带到肝肾，肝主筋，肾主骨，肾又主封藏，所以这鳖甲能够进入到最深处。

爷爷听后说，没错，所以一般只有银柴胡，没有鳖甲，就不能把这银柴胡之力带到骨节深处去治疗虚热，而鳖甲如果没有银柴胡或者青蒿之品，就不能从骨节深处把虚热透出来。

小指月高兴地说，爷爷，原来这方剂里头还有这么多巧妙的搭配，爷爷不说，我还读不到这点。爷爷说，以后学习方剂时，到时再好好琢磨这些方子，看看古人为什么要这么搭配。一个人没有好搭档很难把事干成，一个药物如果没有好搭档，很难尽这药物之妙，以后我们再来看药物搭配之巧妙。

一个小伙子，高热退了，但身体消瘦，晚上一直发潮热，皮肤干燥，颜容憔悴。因为每天晚上按时发热让他睡不好，睡不好就很容易枯瘦。就像树枝一样，老是暴晒，蒸发水分，却又不浇水，很容易就干枯了。这该怎么办呢？

小指月说，我想试试这银柴胡配鳖甲。爷爷说，银柴胡配鳖甲本身就是一个古方，叫银甲散，专治温邪潮热、身体枯瘦的。

这小伙子吃了几次后，晚上定时发热的症状就消失了，身体慢慢好转，皮肤也慢慢润泽了。随后小指月在小笔记本中写道：

《证治准绳》记载，清骨散治骨蒸劳热，银柴胡一钱五分，胡黄连、秦艽、鳖甲（醋炙）、地骨皮、青蒿、知母各一钱，甘草五分。水二钟，煎八分，食远服。

58、胡黄连

◎疳积化热肥儿丸

小指月说，爷爷，这胡黄连和黄连一字之差，怎么差别这么大？爷爷说，它们虽有差别，但都为苦寒清热燥湿之品，善于清除肠胃湿热，都是湿热泻痢良药。

小指月说，但胡黄连是退虚热、除干热之品，而黄连为清热解毒要药，能清心胃之火。爷爷说，这胡黄连为什么叫胡呢？

小指月说，就像胡人来自于异域，称为胡，还有胡椒、胡麻仁等。爷爷说，胡黄连和银柴胡是清虚热的好搭档，我们前面讲清骨散时提到，它们常相须为用，如左右手。而胡黄连还有另外一种功用，善于消除小儿疳积化热。

这时来了一个十来岁的小孩，长得不高，消瘦，肚子有点胀满膨大，黑眼眶都出来了。小指月就奇怪，现在这个社会，物质生活非常好，家家都能吃饱穿暖，怎么还把孩子养得这样形容憔悴、颜色枯槁呢？

这父母说，这样都快半年了，以为肚子有虫，吃了很多打虫的药。又以为脾虚体弱，吃了不少健脾的药，比如参苓白术丸。就是人长不壮，没胃口。

爷爷说，这孩子平时发热吗？这父母听后，点点头说，老先生看病真准，孩子每天晚上都发低热，一阵一阵的。

爷爷说，就是这原因，既不是虫积，也不是脾虚，而是肠道里有疳积发热，积不去热不退，热不退每天就会蒸发津液，人体就会消瘦，长不壮。

小指月接着说，所以健脾、除虫都没用，而是要退虚热，除疳热。爷爷说，就用含有胡黄连的肥儿丸吧！

一听这药名就知道它可以肥壮孩子，但它怎么肥壮孩子呢？消除了积滞，孩

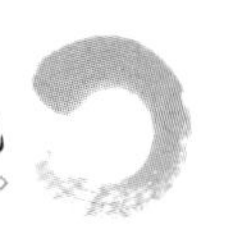

子自然肥壮。这叫陈久去则新血生，积滞排则脾胃健。这孩子吃了一周的肥儿丸，低热渐渐消退，胃口也开了，慢慢身体就壮了。

爷爷说，如果单用胡黄连制成丸子给孩子服用，可以消除疳积化热、肚胀人瘦，效果也非常好。小指月说，胡黄连可以看成是小儿疳积热气要药。

爷爷说，胡黄连治小儿疳积热气，又不止于此，即使大人五心烦热，阴虚潮热，亦可用之，或湿热在肠胃，即火在五脏之间，这胡黄连大寒质苦，极善清热，自肠胃以至于骨，一切湿热、邪热、阴分伏热，所生诸病，莫不消除。唯独阴血亏虚者要配合生地黄、白芍，脾胃气弱者须佐以白术、人参，这样方可以减轻苦寒伤人之弊。

随后小指月在小笔记本中写道：

肥儿丸：肉豆蔻（煨）、木香、六神曲（炒）、麦芽（炒）、胡黄连、槟榔、使君子仁。本品为黑棕色至黑褐色的大蜜丸，味微甜、苦。功能：健胃消积，驱虫。用于小儿消化不良、虫积腹痛、面黄肌瘦、食少腹胀、泄泻。

后　记

两个学子在争吵。一个说，我用菊花可以明目。另一个说，不对，枸杞子才可以明目。俩人争吵不休。

这时老先生走过来说，如果执着于菊花、枸杞子，那两样都不能明目。如果看到风热在眼，目暗不明，用菊花挑灯火即明。如果看到肝肾阴虚，眼目昏花，用枸杞子添灯油亦明。知道如何挑灯火和添灯油，不必执着于菊花、枸杞子，当用则用，都可以明目。

就像天空中的月亮，东边的人说，向西一指才能看到月亮。西边的人说，向东一指才能看到月亮。你是听东边的人的呢，还是听西边的人的呢？那要看你站在哪里。你碰到的是风热的病人，当然选菊花；你碰到的是肝肾阴虚的病人，当然用枸杞子。一个医生不要执着于某某药治某某病，不要认指作月，那么他才能够不断地接近医道。

古人云，如人以手指月示人，彼人因指，当应看月。若复观指，以为月体，此人岂唯亡失月轮，亦亡其指。何以故？以所标指为明月故。意思是说，用手指去指月亮，目的是叫人往月亮上看，而不是盯着手指不放。如果把手指当成月亮，那就永远看不到月亮。

一味味的中药，都只是从不同的角度指向医道本质的手指，手指肯定不是月亮，但如果没有这些手指指引，你又不能快速地看见月亮。

所以学习每一味中药，既要努力地学习它是怎么指向月亮的，又不要拘泥于非得从那个方向才能看到月亮，更不能认定这味中药就是月亮。这样应无所住而见医道这轮月亮，才是真正学好中医的心态！才可以从心所欲而不逾矩！

（《小郎中学医记——爷孙俩的中医故事 2》完结，敬请期待下一部《小郎中学医记——爷孙俩的中医故事3》）